MAIN & PATHOLOGIES PROFESSIONNELLES

Ouvrages précédemment édités à l'occasion des Entretiens de Médecine Physique et Réadaptation de Montpellier

Acquisitions en médecine physique et de réadaptation

La proprioception, 2012, 246 p. *(Sauramps Médical Editeur)*
Neuro-Orthopédie des membres du blessé médullaire adulte, 2012, 134 p. *(Sauramps Médical Editeur)*
Imagerie mentale – Thérapie en Miroir, 2012, 124 p. *(Sauramps Médical Editeur)*

Problèmes en médecine de rééducation

Positionnement au fauteuil roulant, 2011, 125 p. *(Masson-Elsevier Editeur)*
Troubles de l'équilibre d'origine neuro-otogénique et rééducation vestibulaire, 2011, 114 p. *(Masson-Elsevier Editeur)*
Dystrophinopathies de l'enfant et de l'adulte, 2010, 168 p. *(Masson-Elsevier Editeur)*
Rééducation post réanimation, 2010, 152 p. *(Masson-Elsevier Editeur)*
Rééducation et syndrome cérébelleux, 2010, 120 p. *(Masson-Elsevier Editeur)*
Neuro-orthopédie des membres après cérébrolésion grave, 2009, 232 p. *(Masson-Elsevier Editeur)*
Handicap moteur et addiction à l'alcool, 2009, 114 p. *(Masson-Elsevier Editeur)*
Rééducation intrumentalisée après cérébrolésion vasculaire, 2008, 184 p. *(Masson-Elsevier Editeur)*
Eveil de coma et états limites, 2008, 176 p. *(Masson-Elsevier Editeur)*
Prise en charge des traumatisées cranio-encéphaliques, 2007, 248 p. *(Masson-Elsevier Editeur)*
Cancer du sein traité et médecine de rééducation, 2007, 168 p. *(Masson-Elsevier Editeur)*
Blessés médullaires et innovations thérapeutiques, 2006, 176 p. *(Masson-Elsevier Editeur)*
Imagerie cérébrale fonctionnelle et rééducation, 2006,168 p. *(Masson-Elsevier Editeur)*
Coagulation, thrombose et médecine physique, 2005, 128 p. *(Masson-Elsevier Editeur)*

Pathologie locomotrice et médecine orthopédique

Tendon et jonction tendinomusculaire, 2011, 152 p. *(Masson-Elsevier Editeur)*
Fatigue musculaire, 2010, 264 p. *(Masson-Elsevier Editeur)*
Epaule neurologique et médecine de rééducation, 2009, 176 p. *(Masson-Elsevier Editeur)*
Exercice musculaire excentrique, 2009, 208 p. *(Masson-Elsevier Editeur)*
Renforcement musculaire et reprogrammation motrice, 2008, 176 p. *(Masson-Elsevier Editeur)*
Coiffe des rotateurs opérée et rééducation, 2008, 208 p. *(Masson-Elsevier Editeur)*
Instabilité de l'épaule et médecine de rééducation, 2007, 224 p. *(Masson-Elsevier Editeur)*
Spondylolisthésis de l'enfant à l'adulte, 2007, 172 p. *(Masson-Elsevier Editeur)*
Arthrose de l'épaule, prothèse et médecine de rééducation, 2006, 168 p. *(Masson-Elsevier Editeur)*
Le coude microtraumatique, 2006, 256 p. *(Masson-Elsevier Editeur)*
Innovations thérapeutiques et hémiplégie vasculaire, 2005, 144 p. *(Masson-Elsevier Editeur)*
Os, activité physique et ostéoporose, 2005, 168 p. *(Masson-Elsevier Editeur)*
Muscle traumatique et mécanique, 2005, 192 p. *(Masson-Elsevier Editeur)*

Pathologies professionnelles et médecine de réadaptation

Epaule et activités professionnelles, 2012, 122 p. *(Sauramps Médical Editeur)*

Médecine de réadaptation et pathologies professionnelles

Hanche, genou et activités professionnelles, 2011, 89 p. *(Masson-Elsevier Editeur)*
Cervicoscapulalgies professionnelles, 2010, 124 p. *(Masson-Elsevier Editeur)*
Pied, chaussage et pathologies professionnelles, 2009, 144 p. *(Masson-Elsevier Editeur)*
Coude et pathologies professionnelles, 2008, 136 p. *(Masson-Elsevier Editeur)*
Neuropathies et pathologies professionnelles, 2007, 176 p. *(Masson-Elsevier Editeur)*
Vieillissement des salariés et troubles musculo-squelettiques, 2006, 136 p. *(Masson-Elsevier Editeur)*
Santé mentale, appareil locomoteur et pathologies professionnelles, 2005, 184 p. *(Masson-Elsevier Editeur)*
Muscle et pathologies professionnelles. 2004, 156 p. *(Masson-Elsevier Editeur)*
Ceinture scapulaire et pathologies professionnelles. 2003, 144 p. *(Masson-Elsevier Editeur)*
Rachis lombaire et pathologies professionnelles. 2002, 144 p. *(Masson-Elsevier Editeur)*
Membres supérieurs et pathologies professionnelles. 2001, 179 p. *(Masson-Elsevier Editeur)*

Rencontres en rééducation

Calcul et dyscalculies, 2011, 167 p. *(Masson-Elsevier Editeur)*
Handicap et famille – Approche neurosystémique et lésions cérébrales, 2011, 132 p. *(Masson-Elsevier Editeur)*
Trouble Déficit de l'Attention avec Hyperactivité, 2010, 84 p. *(Masson-Elsevier Editeur)*
Les surdités de l'enfant, 2009, 96 p. *(Masson-Elsevier Editeur)*
Trisomie 21, communication et insertion, 2008, 112 p. *(Masson-Elsevier Editeur)*
Aphasie, aphasiques, 2007, 344 p. *(Masson-Elsevier Editeur)*
Fonctions exécutives et rééducation, 2006, 136 p. *(Masson-Elsevier Editeur)*
Les dyspraxies de l'enfant, 2005, 144 p. *(Masson-Elsevier Editeur)*
Autisme et communication. 2004, 144 p. *(Masson-Elsevier Editeur)*
Les dysphasies. 2003, 184 p. *(Masson-Elsevier Editeur)*
Les dyslexies, 2002, 160 p. *(Masson-Elsevier Editeur)*

Echanges en réadaptation

Musique et Cerveau, 2012, 136 p. *(Sauramps Médical Editeur)*
Voie parlée, voix chantée, 2012, 156 p. *(Sauramps Médical Editeur)*

Pathologies professionnelles et médecine de réadaptation

MAIN & PATHOLOGIES PROFESSIONNELLES

Coordonné par

B. FOUQUET, A. ROULET, A. DESCATHA, C. HÉRISSON

avec la collaboration de

A. Aublet-Cuvelier, G. Bacle, G. Bernadac, J. Bodin, L. Bouilleau, B. Bouvier, C. Bughin, F. Cail, M. Chammas, B. Coulet, C. Cyteval, F. Doury-Panchout, M. Goldberg, C. Ha, J. Laulan, A. Leclerc, E. Marteau, J.C. Metivier, A. Petit, A. Petit Le Manac'h, P. Rigouin, Y. Roquelaure, P. Sambuc, A. Savescu, J.M. Valtat

SAURAMPS MEDICAL

11, bd Henri IV - 34000 Montpellier
e-mail : sauramps.medical@wanadoo.fr

Dépôt légal : mars 2013

I.S.B.N. : 978-2-84023-871-3
E.A.N. : 9782840238713

Imprimé en France

AVANT-PROPOS

Les affections de la main en contexte professionnel ont de multiples origines, traumatiques, dégénératives, neurologiques, tendineuses, mais peuvent être aussi dysfonctionnelles. La spécificité des atteintes de la main est liée à la complexité anatomique, à la complexité de l'organisation motrice entièrement dévolue à la réalisation d'un geste. Celle-ci est bien évidemment influencée par les facteurs intrinsèques subjectifs qui viennent se greffer sur la conception du mouvement de base.

Les facteurs d'environnement influent non seulement sur la réalisation du mouvement mais aussi sur les facteurs intrinsèques de réalisation du geste.

La spécificité des atteintes professionnelles de la main est liée à la complexité de l'ensemble de ces interactions, qui peuvent conduire à des modifications structurelles anatomiques, non seulement des structures péri-articulaires mais aussi des structures ostéo-articulaires.

En dehors des atteintes traumatiques qui mettent en jeu à la fois l'aptitude au travail, pouvant parfois nécessiter d'un aménagement du poste du travail et qui peuvent être compliquées de modifications sévères psycho-affectives et comportementales, les syndromes douloureux de la main peuvent prendre des aspects variés allant d'affections très caractérisées (affections spécifiques) à des atteintes fonctionnelles (affections non spécifiques).

L'évaluation clinique de la main est l'élément-clé de l'investigation diagnostique au moment où les investigations les plus fines peuvent permettre le dépistage d'anomalies morphologiques spécifiques mais qui ne sont, peut-être, que des variantes du vieillissement.

L'imagerie médicale a pris une place très importante dans l'exploration des troubles douloureux. Il est important d'en connaître les indications et les limites, en particulier dans ces tableaux douloureux non spécifiques. En revanche, nul doute que ces explorations vont aider à débrouiller une situation intriquant facteurs tendineux, facteurs ostéo-articulaires et ligamentaires, dans la genèse du processus douloureux.

Les suites des traumatismes de la main méritent d'être appréhendées de manière globale des déficiences à la réinsertion. La main amputée pose un problème complexe imposant d'évaluer les capacités restantes et les contraintes mécaniques du geste professionnel, visant à une meilleure réinsertion socio-professionnelle.

Parmi les troubles musculo-squelettiques de la main, le syndrome du canal carpien est le plus fréquent. La chirurgie, clef de voûte thérapeutique, est en augmentation régulière, pour des personnes de plus en plus jeunes, dans nos pratiques quotidiennes. Quelle place faut-il attendre de l'électrophysiologie dans son dépistage ? Quels sont les facteurs de risque de la chirurgie du canal carpien ?

Globalement, les affections professionnelles de la main posent le problème majeur non seulement du maintien du salarié dans une tache spécifique pour laquelle il a été employé et formé, mais aussi la possibilité d'être réinséré dans une autre activité manuelle. Si ces affections ont le plus souvent une évolution favorable, permettant le maintien dans l'emploi, certains salariés vont devoir faire l'objet d'un parcours complexe, multi-disciplinaire, impliquant à la fois des équipes médico-chirurgicales, des équipes de rééducation et des acteurs de santé au travail.

Cet ouvrage a pour objectif de préciser l'état actuel de la connaissance sur l'impact des affections douloureuses de la main dans le contexte de l'activité professionnelle. Nul doute qu'il puisse servir de point de départ à des réflexions et des travaux de recherches ultérieurs aussi bien dans le domaine épidémiologique que dans le domaine de l'évaluation des thérapeutiques avec, pour objectif principal, de permettre aux salariés de poursuivre, dans les meilleures conditions, leur activité professionnelle, le plus longtemps possible.

Bernard FOUQUET, Christian HÉRISSON, Alexis DESCATHA

"Main et pathologies professionnelles" ont été un des thèmes discutés lors des *41° Entretiens de Médecine Physique et de Réadaptation,* à Montpellier le 8 mars 2013.

Coordonnateurs : B. Fouquet, A. Roulet, A. Descatha, C. Hérisson

Cet ouvrage est une publication de l'association
"Entretiens de Rééducation et Réadaptation Fonctionnelles (E.R.R.F.)"
Montpellier

SOMMAIRE

- A -
INTRODUCTION

- B -
EPIDÉMIOLOGIE

- C -
EVALUATION

- D -
TRAUMATOMOGIE

- E -
TMS de la MAIN et du POIGNET
de la prévention aux aspects thérapeutiques

A

INTRODUCTION

ANATOMIE FONCTIONNELLE DU POIGNET

PAR

B. COULET[1], M. CHAMMAS[1]

La biomécanique du poignet et plus particulièrement du carpe est extrêmement complexe car elle associe le déplacement simultané et parfois divergent d'os entre eux guidés par leurs formes et les ligaments les unissant.

Notre objectif dans ce travail est de préciser de façon simple les bases de fonctionnement du carpe afin de comprendre la pathologie de cette articulation.

CAHIER DES CHARGES DU POIGNET

Le cahier des charges du poignet ainsi que du cadre antébrachial auquel il est appendu, est extrêmement précis. Il doit avoir 3 degrés de liberté articulaire pour permettre l'adaptation finale de la position de la main au cours de la préhension, être verrouillable pour autoriser les prises de force, et permettre le passage des tendons des moteurs musculaires positionnés à l'avant-bras pour réduire l'encombrement de la main.

[1] Service de Chirurgie de la Main et du Membre Supérieur - Chirurgie des Paralysies
CHRU Lapeyronie - 34295 Montpellier cedex 5
Bertrand-coulet@wanadoo.fr

Plusieurs options étaient possibles, la première aurait été de faire du poignet une articulation condylienne comme l'a décrit Kapandji [1]. Cette option présente deux écueils principaux, tout d'abord l'encombrement nécessaire à un tel système pour permettre un volant de mobilité de plus de 160° comme cela est nécessaire pour le poignet. Comme nous le voyons sur la figure 1, pour permettre une telle amplitude, un condyle de grande taille est indispensable. On comprend donc ainsi, que le poignet aurait dû avoir une taille importante impactant la dextérité de la main et surtout rendant plus difficile le passage des structures tendineuses. Enfin, une condylienne est une articulation particulièrement difficile à stabiliser et à verrouiller, offrant une résistance limitée aux chocs.

L'option qui a donc été choisie, est de réaliser une structure dont les mobilités sont réparties sur deux rangs articulaires. Ce système est constitué d'un ensemble d'os de morphologies précises et unis entre eux par des ligaments, ainsi le verrouillage de ce "sac de billes" est beaucoup plus facile, le tout avec un encombrement minimum.

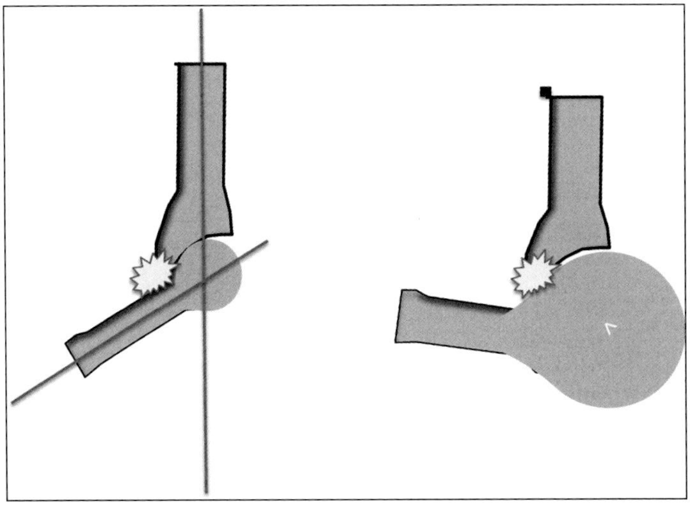

Fig. 1 *: Représentation d'un carpe s'appuyant sur une articulation condylienne nécessitant un rayon de courbure important pour permettre un volant de mobilité d'au moins 160°.*

ANATOMIE DESCRIPTIVE

Sur le plan osseux, le carpe est constitué de deux rangées, la première proximale compte le scaphoïde, le lunatum, et le triquetrum, la seconde plus distale le trapèze, trapézoïde, capitate et hamatum. La première rangée est mobile et sa forme varie en fonction de l'espace entre le radius et la seconde rangée au cours des mouvements, alors que la seconde est fixe et guide les déplacements de la première (fig. 2).

Le déplacement de ces os est guidé par leur forme mais surtout par de nombreux ligaments. L'anatomie de ces derniers est complexe mais nous allons essayer de la décrire de façon simplifiée.

On en distingue deux types selon leur topographie extra ou intra-articulaire.

Les ligaments extrinsèques correspondent à des épaississements de la capsule, ils sont prédominants sur la face palmaire de l'articulation et ont une organisation en "V" centrée sur le capitate. Ils ont comme principale fonction de lutter contre la translation antérieure et ulnaire du carpe s'opposant à l'orientation de l'auvent radial. D'ailleurs, au cours des rhumatismes inflammatoires qui s'attaquent tout particulièrement aux parties molles, on constate une translation ulnaire et palmaire du carpe.

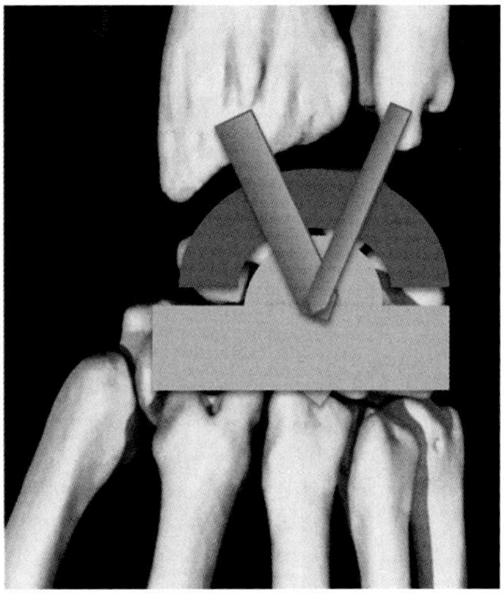

Fig. 2 : *Organisation du carpe en deux rangées. La première mobile à géométrie variable, la seconde fixe qui guide la première.*

Les ligaments intrinsèques, intra-articulaires, unissent les os du carpe entre eux, ils sont dits ligaments interosseux. Extrêmement nombreux, seulement quelques-uns jouent un rôle important en pathologie. Les deux principaux sont les ligaments scapho-lunaires, et lunotriquétral. En effet, ces deux ligaments vont assurer le déplacement des os de la première rangée de façon harmonieuse [2].

CINÉMATIQUE DES OS DU CARPE

La cinétique des os du carpe est très difficile à appréhender, car elle résulte du déplacement simultané de plusieurs pièces osseuses dans les trois plans de l'espace. Néanmoins, au prix d'une simplification, il est possible de comprendre les grandes lignes de ce déplacement, et ainsi de mieux analyser les conséquences cliniques d'une anomalie.

Il n'y a pas au niveau du carpe, de mouvements simples. En effet, les mouvements de flexion/extension, sont constamment associés à des mouvements déclinaison ulnaire et radiale. Pour cette raison, la compréhension de la cinétique de la première rangée des os du carpe est plus facile si l'on ne considère que des mouvements en inclinaison ulnaire et radiale.

Ainsi, lorsque le poignet est en inclinaison radiale, l'espace entre le radius et la deuxième rangée diminue, ainsi le scaphoïde n'a plus suffisamment d'espace pour rester vertical et il va progressivement dans un mouvement de sonnette se coucher (fig. 3). Cette horizontalisation du scaphoïde va conduire, par l'intermédiaire du ligament scapholunaire à une traction sur le lunatum, à son tour ce dernier par traction sur le ligament lunotriquétral va induire l'ascension du triquetrum le long de l'hamatum. Lors d'une inclinaison ulnaire c'est le cheminement inverse qui se produit, on a ainsi une verticalisation du scaphoïde.

Ce mouvement de sonnette peut-être apprécié lors de l'examen clinique en palpant le tubercule distal du scaphoïde à la base du pouce et en imprimant des mouvements d'inclinaison radiale et ulnaire au poignet. En inclinaison radiale,

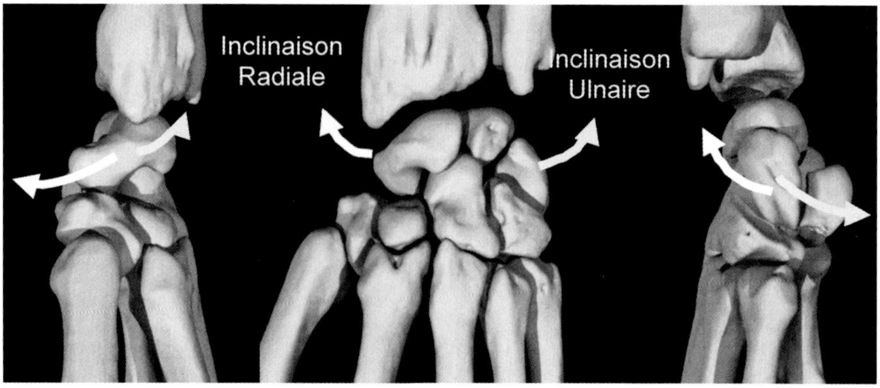

Fig. 3 : *Représentation des déplacements des os de la première rangée en fonction des mouvements d'inclinaison radiale et ulnaire.*

le scaphoïde se couche et le tubercule distal devient saillant. C'est l'inverse qui se produit en inclinaison ulnaire.

En cas de rupture du ligament scapholunaire, l'harmonie de ce déplacement est rompue, ainsi lors de mouvements d'inclinaison radiale, au lieu de se coucher progressivement, retenus par le ligament scapholunaire, le scaphoïde va, sous la pression de l'auvent radial, s'horizontaliser brutalement, occasionnant un ressaut douloureux. C'est exactement ce qui se produit, lorsque l'on réalise la manœuvre de Watson [3].

On comprend ainsi, que les pressions répétées du scaphoïde sur l'auvent radial conduisent à une détérioration du cartilage en regard, et à l'émergence d'arthrose.

L'alignement du lunatum sous l'auvent radial, est un élément fondamental dans l'analyse morphologique du carpe. En effet, sur des clichés de profil strict, la droite passant par les deux cornes du lunatum doit être perpendiculaire à l'axe du radius. Lorsque la face distale du lunatum est orientée dorsalement on parle de *Dorsal Intracaled Segment Instability* (DISI). La cause principale de cette désaxassion est l'absence de traction sur le lunatum par le ligament scapho-lunaire, et à l'opposé une traction excessive du ligament luno-triquetral. Ainsi, le scaphoïde qui s'est couché, réalise une rotation horaire dans le plan sagittal, cette même rotation ne s'appliquant plus sur le lunatum, il bascule en sens inverse, et se met en DISI.

ANALYSE RADIOLOGIQUE DU CARPE

L'analyse radiologique du carpe est un temps essentiel. Elle s'appuie essentiellement sur deux types d'examen, les clichés standards complétés par des incidences dynamiques, et un examen morphologique plus précis qui est l'arthroscanner ou éventuellement IRM.

Clichés standards

Pour pouvoir être interprétables, ces clichés doivent avoir été réalisés dans une incidence parfaite, c'est-à-dire en position de flexion/extension et inclinaison neutre, avec des incidences de face et de profil strictes.

Ainsi, sur la face, le scaphoïde doit être vertical, l'espace entre ce dernier et le lunatum inférieur à 3 mm, le lunatum ayant une forme trapézoïdale régulière. En cas de lésion scapholunaire, le scaphoïde étant couché il aura un aspect arrondi.

Sur le profil, le lunatum est bien axé sous l'auvent radial et fait un angle avec le scaphoïde d'environ 45°.

Les clichés dynamiques ont pour objectif de démasquer ces anomalies, notamment en inclinaison ulnaire dans laquelle le scaphoïde doit être vertical.

ArthroTDM et I.R.M.

Cet examen permet de mettre en évidence des anomalies morphologiques des os du carpe, mais surtout par le temps arthrographique de démasquer des fuites ligamentaires secondaires à une rupture.

Cet examen, ne traduit pas forcément l'inefficacité d'un ligament, en effet le ligament scaphoïde lunaire peut être lésé mais rester efficace pour guider les déplacements des os de la première rangée.

* *
*

En conclusion, le carpe constitue une articulation complexe, dont les os qui la constituent ont des mouvements très précis entre eux guidés par leurs formes et les ligaments qui les unissent. La première rangée très mobile, a ses déplacements guidés par la seconde qui elle est fixe.

La compréhension de la cinétique de ces différents os les uns par rapport aux autres est indispensable pour en analyser la pathologie traumatique du carpe.

BIBLIOGRAPHIE

[1] KAPANDJI A. Le Poignet. In: Maloine, editor. Anatomie fonctionnelle : membre supérieur 1. *Paris : Maloine; 2008. p. 146.* — [2] RYU JY, COONEY WP, 3RD, ASKEW LJ, AN KN, CHAO EY. Functional ranges of motion of the wrist joint. *The Journal of hand surgery. 1991 May; 16(3): 409-19. PubMed PMID: 1861019.* — [3] WATSON HK, BRENNER LH. Degenerative disorders of the wrist. *The Journal of hand surgery. 1985 Nov; 10(6 Pt 2): 1002-6. PubMed PMID: 4078281.*

CLASSIFICATION DES ATTEINTES PROFESSIONNELLES DU POIGNET ET DE LA MAIN

PAR

B. FOUQUET, F. DOURY-PANCHOUT

Les mains sont des organes essentiels au travers de multiples fonctions. La force nécessaire pour la réalisation d'une tâche, leur agilité, leur dextérité sont essentielles pour la majorité des salariés afin de leur permettre de vivre au quotidien.

Beaucoup d'études globales, sur les accidents de travail concernant les mains, montrent un impact majeur avec des incapacités temporaires ou définitives, un impact en terme de qualité de vie, mais aussi un poids économique et social très important de ces accidents [1, 3, 6, 9, 15, 21, 23, 24, 25, 27, 28, 29, 34, 35].

Ces traumatismes et leurs séquelles peuvent, bien sûr, affecter directement le geste professionnel par les modifications articulaires, osseuses, tendineuses, musculaires, cutanées, mais aussi indirectement par les modifications psychomotrices induites par les circonstances du traumatisme.

Le geste comprend en effet 2 composantes : une composante objective que l'on peut appeler le mouvement induit par une tâche mais aussi une composante subjective, intégrant des dimensions affectives, émotionnelles, cognitives et comportementales, que certains regroupent sous le terme de "motivation au travail" mais qui vont sans doute au-delà et qui représentent le geste professionnel.

La main est exposée à de multiples lésions dans le cadre de l'activité professionnelle aussi bien par l'atteinte de la peau que des structures sous-jacentes, aussi bien par l'intermédiaire de traumatismes que d'atteintes non traumatiques.

En dehors des risques des dermites professionnelles, des lésions cancéreuses induites par les ultraviolets dans le cadre d'une exposition au travail, qui ne seront pas abordées ici, les atteintes professionnelles sont tout autant dominées par les traumatismes des mains que les troubles musculo-squelettiques (TMS).

L'une comme l'autre sont capables d'induire des processus douloureux chroniques, lourdement incapacitants, nécessitant une approche multidisciplinaire, bio-psycho-sociologique.

Fédération de Médecine Physique et de Réadaptation - CHU Tours - CHIC Amboise-Château Renault – Hôpital Trousseau - 37044 Tours Cedex - Fouquet@med.univ-tours.fr

LES LÉSIONS TRAUMATIQUES

L'atteinte traumatique des poignets et de la main représente environ 30 % de toutes les sortes d'atteinte traumatique survenant au travail.

La majorité des traumatismes de la main et du poignet sont bénins, conduisant à un arrêt de travail inférieur à 1 semaine, majoritairement ; 25 % seulement entraînant une incapacité de travail supérieur à 10 jours et mais représentant 62 % des journées d'arrêt de travail [34].

Les plaies de la main

La majorité des lésions de la main sont des lésions directes par coupure ou par écrasement, responsable de lésions cutanées, le plus souvent simplement suturées, mais parfois de lésions plus complexes touchant les tendons, les nerfs, les artères distales [8, 15, 21, 33]. A l'extrême, se situent les amputations (tableau 1).

Tableau I : *Classification des plaies de la main*

Gravité	Etiologies
Bénigne	Plaies non transfixiantes Plaies dorsales en amont des métacarpo-phalangiennes (MCP) sans lésion de l'appareil extenseur
Modérée	Plaie des extenseurs au dos de la main
Intermédiaire	Plaies transfixiantes dépassant le derme à la face palmaire et quel que soit le siège à la face dorsale Toute plaie du pouce Les plaies distales par rapport au col des MCP
Extrême gravité	Amputation Injection sous pression Brûlures thermiques et électriques "ring finger" (arrachement cutané et vasculo-nerveux) Lésion cutanée avec perte de substance Plaies nerveuses (réparables jusqu'à l'interphalangienne distale) Plaie des tendons fléchisseurs Plaie des tendons extenseurs distale Plaie articulaire Phelgmons

Les plaies simples sont souvent observées au cours de l'emploi de couteaux, elles sont souvent linéaires mais peuvent être trompeuses car laissant passer des lésions plus profondes. Les plaies par scie ou toupie réalisent des plaies complexes, touchant plusieurs structures, et sont souvent associées à des dilacérations cutanées [13, 14].

A part, sont les lésions cutanées par morsure qui sont toujours à haut niveau septique, et pour lesquelles aucune fermeture n'est indiquée dans un 1er temps.

Différentes études confirment la prédominance des atteintes : chez des sujets masculins, souvent jeunes, peu expérimentés, de niveau socio-éducatif faible [1, 8, 9, 10, 23].

Ceci rejoint les facteurs de risque généraux à tout traumatisme au travail semblant être liés à la présence de multiples facteurs extrinsèques (emploi d'engins pneumatiques, outils manuels vibrants, marteaux, vitesse élevée de travail, charge physique élevée, exposition au bruit, au froid, à la chaleur). Parmi les facteurs de risque intrinsèques, sont habituellement cités : d'un côté chez les salariés de plus de 45 ans l'obésité, le tabagisme, les antécédents musculo-squelettiques, et, chez les salariés de moins de 30 ans, le tabac.

Bien évidemment, la prédominance du sexe masculin est liée au fait qu'il pratique le plus souvent un métier dur physiquement, les exposant à un risque plus élevé. Le lien à la jeunesse et à la présence d'un bas niveau social semble être lié d'un côté au manque d'expérience, au manque de capacité d'apprentissage et d'absence de familiarisation avec la nature du travail.

A l'évidence, cette association du jeune âge et de l'atteinte de la main traumatique semble être observable dans l'ensemble des pays et dans l'ensemble des activités de type industriel. La conjonction des 2 facteurs est sans doute associée à un travail dangereux, mal protégé, une absence de préparation à la tâche, une absence de formation aux procédures de sécurité, voire une exposition à des activités ou les procédures de sécurité sont difficiles à mettre en œuvre [15, 21].

D'autres facteurs intrinsèques ont été rapportés dans le risque de survenue de traumatisme de la main comme dans les autres localisations traumatiques (obésité, déficience cognitive et auditive).

Les salariés ayant un niveau socioculturel plus faible sont à plus haut risque du fait de la nature des travaux auxquels ils peuvent prétendre, travaux qui comportent une forte demande physique et qu'ils combinent souvent des facteurs de risque intrinsèque (alcool, tabac) [1, 15, 18].

Bien évidemment, en fonction de la gravité des lésions, cette population de salariés pose plus de difficultés de réinsertion. Ainsi les actions de prévention pour les accidents de travail de la main, passent par des mesures d'apprentissage beaucoup plus sécurisées.

Des lésions des tendons peuvent être associées à ces plaies. La lésion des extenseurs est en général de bon pronostic fonctionnel contrairement aux plaies des fléchisseurs qui sont dominées par un risque d'adhérence [12]. L'échec du traitement primaire conduit immanquablement à des séquelles définitives en terme d'aptitude au travail.

Les plaies complexes semblent particulièrement à l'origine de délais d'incapacité professionnelle prolongés, en particulier chez les travailleurs manuels comparativement aux autres salariés. Elles touchent pratiquement dans 90 % des cas, le pouce et l'index en cas de plaie par tronçonneuse, et pratiquement toujours 3 doigts dans cette situation. Elles laissent des déficiences sur l'ensemble des prises de force en fonction de l'importance des lésions (*grade I :* lacération par lésion associée ; *grade II :* lacération cutanée avec atteinte neurovasculaire, osseuse ou articulaire ; *grade III :* amputation subtotale, avulsion, amputation) [14]. De plus, ces plaies complexes laissent souvent des troubles de la sensibilité, pouvant être à l'origine de douleurs chroniques survenant pour des activités de préhension (15 %), des paresthésies dans 60 % des cas, une intolérance au froid dans 52 % des cas et une allodynie localisée dans 40 % des cas. Ces atteintes sensitives retentissent sur l'aptitude au travail par les modifications centrales induites par la douleur sur la représentation de la zone lésée dans le cortex moteur et par d'éventuelles stratégies d'évitement anxieux.

La particularité de la main est d'être particulièrement exposée comme prolongement de l'outil et d'interface directe avec la machine ou la manipulation de substance toxique ou d'agents physiques.

L'atteinte des mains représente environ 35 % des lésions induites par des traumatismes électriques [26], l'atteinte électrique étant responsable de brûlure, en particulier pour les courants triphasés. Ces atteintes électriques associent aux manifestations cutanées, des atteintes musculaires et nerveuses [7].

Les plaies par injection sont liées à des activités employant des pistolets. A la plaie s'associent les effets chimiques du produit injecté comportant souvent une atteinte des gaines tendineuses par la diffusion du produit, un œdème par compression. Elles peuvent conduire à un équivalent du syndrome des loges et nécessiter une grande incision de drainage, à la main et à l'avant-bras.

Les brûlures entraînent des lésions variables en fonction de l'agent causal et de la profondeur de la brûlure. Le risque professionnel ultérieur est lié à la survenue de bride commissurale, à des raideurs articulaires imposant une arthrolyse secondaire, voire une arthrodèse ou des plasties cutanées. La durée d'évolution de ces brûlures à la main peut être parfois très longue, sur 12 à 18 mois, parfois plus, imposant des soins prolongés. Les brûlures de la main et du poignet semblent concerner 30 % de l'ensemble des brûlures, en particulier chez les cuisiniers. Le pronostic de retour au travail semble être lié au statut avant l'accident, à l'importance des lésions en profondeur et en surface, à l'atteinte bilatérale, à l'atteinte du tronc [16, 18].

En milieu agricole [25], des accidents de nature multiple peuvent être observés : des accidents par outils tranchants, des accidents par morsure d'animaux particulièrement septiques, des accidents cutanés par emploi d'agents chimiques ou par exposition à des plantes allergéniques. Les changements dans les modes d'exploitation ont changé les risques (moins de traumatismes mais plus d'accidents chimiques).

Traumatismes osseux

La particularité de la main est d'être particulièrement exposée comme amortisseur en cas de chute.

Ces chutes sont responsables de lésions traumatiques principalement du poignet. Le poignet a une fonction non seulement de stabilité pour la main mais c'est aussi une zone de passage tendineuse, nerveuse et vasculaire, comportant une richesse articulaire et ligamentaire, une importante vulnérabilité des structures au traumatisme, une vulnérabilité importante aux contraintes répétitives des mouvements.

Les lésions observables au cours de chutes sur la paume de la main, poignet en extension forcée, parfois en rotation forcée, poignet en pronation, sont à l'origine de traumatisme fermé du poignet (tableau II). La 1re zone concernée est l'extrémité distale des 2 os de l'avant-bras.

De nombreuses classifications ont été proposées pour ces fractures du poignet. Il faut fonctionnellement séparer les factures articulaires et les fractures extra-articulaires, les fractures articulaires partielles ou complètes, les fractures avec ou sans déplacement postérieur ou antérieur [31].

Les fractures intra-articulaires semblent être les plus fréquentes au contexte d'accident de travail [27].

Les complications précoces, pendant la phase de consolidation, sont potentiellement nombreuses (déplacement secondaire, infection sur matériel, enraidissement des chaînes digitales, décompensation d'un syndrome du canal carpien, rupture tendineuse secondaire sur matériel d'ostéosynthèse, névrome sur la branche sensitive du nerf radial, syndrome algoneurodystrophique…).

Les complications plus tardives des fractures du carpe, sont dominées par : le syndrome algo-neuro-dystrophique (syndrome douloureux régional complexe ou CRPS), les cals vicieux séquellaires, l'arthrose du poignet et des raideurs qui peuvent compromettre définitivement les fonctions de la main.

Comme facteurs pronostiques défavorables, seraient retrouvés : le fait d'être une femme, d'avoir un faible niveau éducatif.

Bien évidemment, les autres structures ostéo-articulaires de la main peuvent être atteintes dans des mouvements forcés, pouvant induire des séquelles posturales fonctionnellement gênantes, flessum des fractures des métacarpiens, recurvatum des fractures des phalanges proximales, instabilité résiduelle des entorses graves des articulations du pouce.

Tableau II : *Syndromes douloureux post-traumatiques du carpe, orientations cliniques et complémentaires*

Causes	Orientation clinique	Exploration par imagerie
Pseudarthrose du scaphoïde	Antécédents de chute sur le poignet Douleur en regard du scaphoïde (en dedans de la tabatière anatomique à 1 cm en dessous du pli d'extension du poignet ou dans la tabatière)	Incidence de scaphoïde IRM
Nécrose avasculaire du scaphoïde (maladie de Preiser)	Idem	IRM
Nécrose avasculaire du lunate (semi lunaire) (maladie de Kienbock)	Antécédents traumatiques Douleurs en dedans du scaphoïde, face palmaire	IRM
Lésion ligamentaire du complexe fibrocartilagineux triangulaire	Antécédents traumatiques Le plus souvent douleur distale entre le relief de l'hamatum et la styloïde ulnaire	IRM
Instabilité de la radio-ulnaire distale	Antécédents traumatiques (sauf si laxité diffuse) Douleur mobilisation styloïde ulnaire Douleur à la compression de la radio-ulnaire et rotation de l'avant bras (« grind test »)	Radiographies Autres ?
Instabilité du carpe	Douleurs médiocarpiennes Perception de ressaut en inclinaison ulnaire du poignet	Cinéradiographie ?
Dissociation scapho-lunaire	Douleur sur interligne scapho-lunate (1,5 cm environ en dedans du tubercule de lister) Test de Watson : douleur provoquée par la pression sur la tubérosité du scaphoïde associée à une mobilisation du poignet de l'inclinaison ulnaire vers une inclinaison radiale	Radiographies Cinéradiographie ? Arthroscanner ?

Conséquences bio-psycho-sociologiques

Toutes les atteintes traumatiques peuvent entraîner des troubles neuropsychiques parfois sévères, et conduire à des situations d'inaptitude partielle (non-retour au poste de travail, changement d'atelier), voire totale à la pratique de l'activité professionnelle.

Ces troubles neuropsychiques peuvent comporter des troubles du comportement à type de phobie, d'instabilité, d'irritabilité, des troubles affectifs à type de dépression, des troubles cognitifs à type de difficultés de concentration et de la mémoire. Parfois, survient avec retard, un syndrome de stress post-traumatique intriquant des troubles douloureux chroniques, des troubles moteurs, des troubles neuropsychiques avec cauchemars, réviviscence de l'accident, rumination et état d'inhibition sévère.

Les déterminants du retour au travail après un traumatisme de la main semblent particulièrement complexes. Certes, les modifications biomécaniques sont incontournables mais d'autres facteurs semblent jouer un rôle quasiment aussi important. Ainsi, la survenue d'un syndrome de stress post-traumatique fait que les délais de retour au travail, dans un traumatisme mineur, sont aussi longs que ceux d'un traumatisme majeur. Il en est de même en cas de survenue d'un processus douloureux chronique post-traumatique [28].

Différents facteurs sont retrouvés dans la littérature concernant le retour au travail [10, 22, 28] : l'importance de l'atteinte initiale, la persistance de symptômes douloureux et sensorimoteurs, la persistance d'une perte de mobilité des chaînes digitales, le manque de force que ce soit sur la prise de force mesurée par le Grip Test, la pince termino-latérale pouce-index, ou la pince palmaire. Par ailleurs, sont retrouvés l'âge, le niveau socio-éducatif, le type de travail, la compliance au protocole de soins.

Ceci implique que dans les objectifs de rééducation, il convient non seulement d'envisager une récupération des amplitudes mais aussi de tout mettre en œuvre pour une récupération de force et d'endurance.

S'il existe une corrélation entre la perte de mobilité et l'importance des lésions initiales, en revanche, les corrélations entre l'importance du traumatisme initial et le manque de force n'ont pu être mis en évidence.

Ceci implique que d'autres facteurs liés à l'âge, aux antécédents musculaires directs (traumatiques) ou indirects (immobilisation post-traumatique), au recrutement motivationnel au cours des tests, sont présents. Ainsi, la présence d'un état anxieux ou phobique significativement associé à un taux de retour au travail plus long [23] pourrait aussi modifier la compliance aux tests musculaires.

A cet état anxieux, on retrouve comme facteurs de risque, le sexe féminin, le niveau éducatif, la durée d'hospitalisation, l'atteinte esthétique et le type d'accident de travail. La composante anxieuse, après l'accident, est un facteur de risque de délai prolongé.

Ceci est expliqué par le fait que les salariés ayant une atteinte anxieuse ou un trait anxieux pré-existant, peuvent devenir "hypervigilants" et mettre en place une stratégie d'évitement vis-à-vis des activités et des environnements en lien avec l'accident. Ceci implique que dans le suivi des patients traumatisés de la main, le dépistage et la prise en charge des troubles psycho-émotionnels est un objectif thérapeutique important dans la perspective d'une prévention de l'exclusion socioprofessionnelle.

Les facteurs d'environnement interagissent comme "barrière" au retour au travail des accidentés du travail. Un travail récent de Kirsch [19] montre l'impact que peut avoir la stigmatisation de ces accidentés du travail, l'impact de ces stigmatisations sur la santé mentale du salarié (fig. 1).

Cette stigmatisation rejoint les théories les plus récentes sur le catastrophisme et son association à la perception d'un préjudice, l'effet de chronicisation induit par la perception de préjudice étant non négligeable.

Le processus de stigmatisation ressenti par les salariés semble être un processus complexe faisant intervenir des éléments affectifs, émotionnels et cognitifs en interaction avec des facteurs extrinsèques comportementaux réels ou supposés, dans l'environnement du traumatisé.

En effet, parmi les facteurs affectifs inducteurs d'une durée d'incapacité professionnelle, le lien à des traits paranoïdes a aussi été montré, en dehors des facteurs "anxiété/phobie" [23].

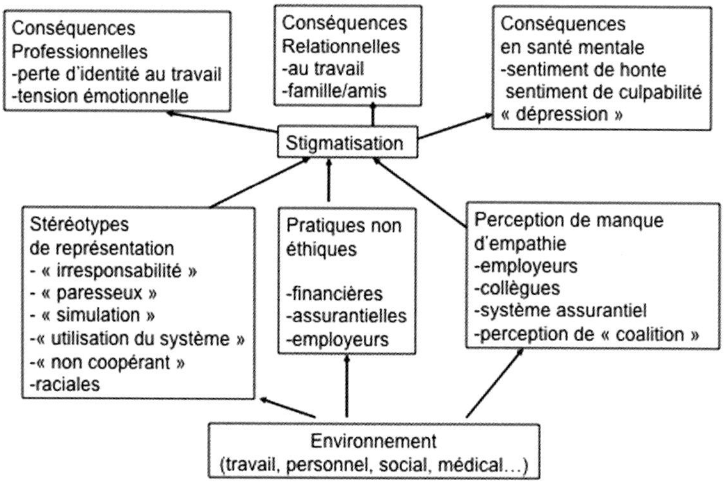

Fig. 1 : *Processus de stigmatisation au cours des accidents de travail.*

TROUBLES MUSCULO-SQUELETTIQUES NON-TRAUMATIQUES DE LA MAIN ET DU POIGNET

Nous n'aborderons pas ici les différentes affections spécifiques abordées dans les différents chapitres suivants aussi bien dans leur aspect épidémiologique, physio-pathologiques et cliniques (tableau III).

Sur l'ensemble des atteintes professionnelles, les atteintes traumatiques de la main et du poignet représenteraient environ 10 % et le syndrome du canal carpien environ 10 % des déclarations d'affection professionnelle.

Les atteintes tendineuses ont pour origine la contrainte biomécanique des structures en rapport avec la combinaison de force intense et de mouvements répétitifs soit de façon aiguë, soit de façon chronique (relation avec la dose cumulée d'exposition) [4].

***Tableau III** : Etiologies des douleurs du poignet non traumatiques*

Causes tendineuses	Causes neurologiques	Causes articulaires	Autres
Tendinopathies des extenseurs Ténosynovites des extenseurs Tendinites des fléchisseurs Ténosynovites des fléchisseurs	Syndrome du nerf inter-osseux postérieur distal Syndrome du nerf médian Syndrome du nerf radial (sensitif) Syndrome du nerf cubital Syndrome de la traversée thoraco-brachiale Névralgie cervico-brachiale	Arthrose post-traumatique Arthrose primitive Arthropathie microcristalline Arthropathie secondaire : - amylose - sarcoïdose - polyarthrite rhumatoïde Hémopathies Arthrite infectieuse	Kystes synoviaux Algodystrophies Néoplasies

A ces facteurs biomécaniques se surajoutent de facteurs favorisant liés au terrain (sexe féminin, contexte de stress au travail, antécédent de traumatisme du poignet, comorbidité, âge).

Les modèles animaux expérimentaux montrent que des mouvements répétitifs sont capables d'induire une inflammation paratendineuse, une prolifération cellulaire intra-tendineuse, une augmentation des composants matriciels et une dégénérescence tendineuse. A ces atteintes, il faut ajouter des modifications musculaires (infiltration de cellule inflammatoire, remplacement des fibres musculaires par de la fibrose), notamment pour des contraintes à haute vitesse de répétition. Ceci conduirait paradoxalement à une perte de la masse musculaire et à une augmentation des structures non contractiles.

Ces modèles ont aussi l'intérêt de montrer que les modifications peuvent être bilatérales, liées soit à une compensation par le membre controlatéral, soit à la production de substance pro-inflammatoire.

En parallèle à cette atteinte, surviennent des modifications du recrutement moteur omo et controlatéral avec une dégradation du comportement moteur qui se renforce petit à petit, même quand la phase inflammatoire initiale est passée.

Si un processus compressif aigu, prolongé, peut entraîner des lésions nerveuses sévères (interruption apoxonale, rupture de la myéline, blocage du transport axoplasmique, interruption de l'oxygénation de l'axone, rupture de la barrière sans tissu nerveux, œdème intra-neural, démyélinisation axonale et dégénérescence axonale), un processus compressif chronique peut aussi induire une fibrose intra-neurale péri ou épi-neurale, facilitée par l'activation des fibroblastes intra-nerveux et des cellules de Schwann. Cette fibrose peut donc à la fois affecter l'environnement du nerf mais aussi son fonctionnement interne.

L'atteinte tendineuse et/ou nerveuse périphérique est un prélude potentiel à une réorganisation du système nerveux central, d'abord au niveau médullaire par une modification des zones de réception des informations sensitives, ensuite au niveau cortical cérébral avec une modification des connections avec les territoires radiaux et cubitaux. Ces modifications des champs sensitifs, à la fois médullaires et corticaux, ont bien évidemment un impact sur l'organisation motrice, à la fois segmentaire, locorégionale mais aussi controlatérale.

Une "dédifférenciation" des aires somatotopiques sensitives conduit à une désorganisation du mouvement avec pour conséquence, un surmenage tendino-musculaire diffus, pouvant entraîner des dysfonctions multiples du membre supérieur.

L'atteinte de la main au cours des activités à haut niveau de répétition peut avoir pour origine une désorganisation de la programmation motrice au niveau cortical, des processus lésionnels compressifs ou des réorganisations tissulaires post-traumatiques (fig. 2).

C'est à partir de ce schéma physiopathologique que vont venir se greffer des facteurs favorisant intrinsèques, potentiellement déclenchant, amplificateur et de maintien vers les formes chroniques.

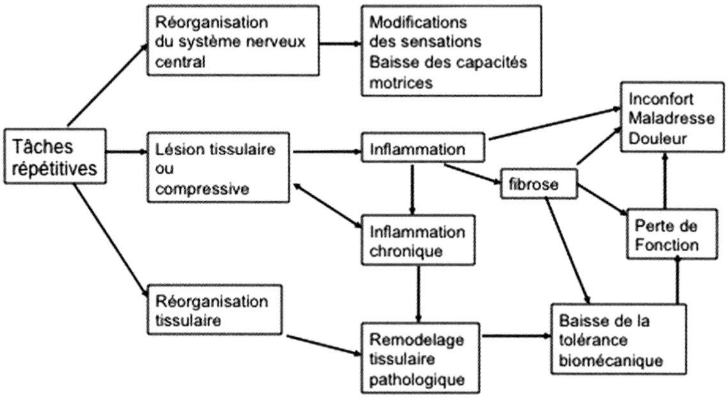

Fig. 2 : *Physiopathologie des atteintes de la main par les mouvements répétitifs.*

FORME CHRONIQUE DOULOUREUSE

Le problème principal posé par les TMS réside dans l'incapacité prolongée et la non-participation sociale du salarié dans l'entreprise et aussi plus globalement à ces mises à l'écart de toute réinsertion sociale, source de précarité [17].

Il est classique de considérer que les facteurs prédictifs les plus forts d'une incapacité chroniques sont : l'âge (supérieur à 55 ans), la durée d'inactivité professionnelle, la précarité de l'emploi, le contexte global de chômage, l'espérance négative concernant le retour à l'emploi.

L'espérance "pessimiste" de retour à l'emploi augmente parallèlement avec la durée d'inactivité mais elle peut être présente très rapidement au décours de l'histoire douloureuse.

Nous avons montré que la croyance négative liée à la peur du mouvement, et seulement dans le contexte professionnel, était un facteur d'incapacité élevée. Participent à cette croyance négative des facteurs intrinsèques (âge, dépression, troubles de l'humeur, catastrophisme élevé, sexe féminin, anxiété, comorbidité comme le diabète). Sur ces facteurs intrinsèques, interviennent des facteurs environnementaux qui sont soit prédictifs du passage à l'incapacité chronique, soit facilitateurs de la réinsertion.

Les facteurs culturels peuvent influencer les modes d'expression de la douleur, les stratégies d'ajustement, la stigmatisation potentielle, les soutiens familiaux et communautaires ; ces facteurs culturels peuvent aussi modifier les approches thérapeutiques classiques.

Les conditions environnementales socioprofessionnelles peuvent aussi influer sur le mode de réponse comportementale à la douleur et à l'incapacité en majorant la perception de non-retour potentiel au travail précédent. Les stratégies de retour à l'emploi par les employeurs peuvent dépendre de la taille de l'entreprise, de sa vitalité économique, mais aussi de représentation sociale de l'équipe managériale. Le contexte assurancielle, la manière dont vont réagir les interlocuteurs sociaux, ne sont pas non plus totalement neutres.

De plus, les délais administratifs sont des facteurs puissants d'incapacité prolongés, délais administratifs fonction de l'organisation médico-administrative assurancielle. En outre, en contexte de maladie professionnelle, la présence d'une contestation, les délais d'expertise, de contre-expertise potentielle, vont rajouter aussi à l'inaptitude prolongée.

Les acteurs de santé ont, eux aussi, un rôle important par la pratique d'une consultation "positive"/consultation "négative" (diagnostic peu clair, aucun pronostic émis, incertitude exprimée ou sous-entendue sur l'efficacité des thérapeutiques entreprises). Cette consultation "négative" est l'apanage des troubles musculo-squelettiques non spécifiques de la main, des formes douloureuses avec hypersensibilisation, des tableaux complexes imposant des interventions multiples. Enfin, la consultation peut être "négative" car n'abordant pas la dimension participative socioprofessionnelle, voire même sur un mode totalement négatif.

AUTRES ATTEINTES

Le doigt à ressaut

Le doigt à ressaut est une des manifestations de la pathologie des poulies du fléchisseur. Les poulies sont des coulisses fibreuses qui renforcent les gaines digitales maintenant le tendon fléchisseur des doigts contre le squelette ostéo-articulaire des doigts. Leur résistance à la rupture est très élevée. La section de 50 % d'entre-elles n'entraîne pas de conséquence fonctionnelle dans les activités de la vie quotidienne.

Le doigt à ressaut est lié à une inadéquation entre la poulie A1 située en regard de la MCP et le contenu, les tendons fléchisseurs. La poulie est hyperplasique, hyperplasie vasculaire réduisant le diamètre interne et associé à une métaplasie chondroïde de la gaine des fléchisseurs en regard du fait de l'augmentation des contraintes en friction. Le ressaut est observé lors de la flexion et de l'extension des doigts. Il impose une activité accrue des extenseurs qui force le passage [2].

La maladie de Dupuytren

La maladie de Dupuytren est une fibrose rétractile de l'aponévrose palmaire évoluant en plusieurs stades, avec au départ, des nodules situés dans l'aponévrose palmaire (stade de prolifération cellulaire, hypervascularisation locale, différenciation des fibroblastes en myofibroblaste, augmentation de la synthèse des protéines matricielles) puis apparition des cordes aponévrotiques (rétraction tissulaire et déshabitation cellulaire et vasculaire) [5].

La majorité des atteintes rétractiles concernent les 4e et 5e doigts, associée à un épaississement de la peau et des tissus sous-cutanés de la face palmaire.

L'origine professionnelle avait été évoquée dans la description princepce de Dupuytren. Une récente méta-analyste Descatha évoque fortement un lien avec une origine professionnelle comportant une prise de force importante, des outils ou travaux avec des engins vibrants, avec une relation force entre la survenue de la maladie et la dose cumulée de travail [11].

Arthrose digitale

Une étude fait mention d'un risque accru d'arthrose de la main (sans précision) chez les femmes ayant été exposées à un risque biomécanique ressenti important, les femmes ayant dans cette étude, plus de risque de développer d'ailleurs d'autres atteintes arthrosiques (hanche, genou) que les hommes [30].

L'atteinte arthrosique des mains concerne surtout des femmes employées dans le nettoyage, le secteur de l'habillement, et le secteur de l'alimentation.

Dans le milieu agricole, cette étude avait montré un risque accru d'arthrose des genoux, des hanches, des mains, quel que soit le sexe, et d'apparition plus précoce.

Quant à la rhizarthrose, associée dans 53 % des cas à une arthrose digitale, elle est dite essentielle dans 90 % des cas. Les formes secondaires sont liées à des séquelles traumatiques, à une hyperlaxité ostéo-articulaire, à une anomalie architecturale de l'os trapèze. Les liens avec une activité professionnelle ne sont pas connus [20].

Semblent influer sur la performance professionnelle en cas d'arthrose des mains, avant tout la perception d'auto-efficacité, non pas dans la dimension des incapacités objectives mais dans la dimension "satisfaction à la performance professionnelle", la durée d'affection, la présence de comorbidités, et moins la perte de force de la pince pouce index [20]. Cependant, la perte de fonction dans la vie quotidienne était plus associée à des déficiences et des incapacités objectives.

* *
*

Les affections musculo-squelettiques de la main et du poignet sont multiples, traduisant une exposition aux risques professionnels très importants. Majoritairement d'évolution favorable, toutes les affections traumatiques ou non, ont des conséquences sur l'activité professionnelle, le plus souvent d'origine complexe. Ces conséquences impliquent à la fois des facteurs intrinsèques mais aussi des facteurs d'environnement, justifiant dans la majorité des cas, une approche bio-psycho-sociologique et donc la mise en œuvre précoce d'une équipe multidisciplinaire visant à la réintégration fonctionnelle et participative du salarié.

RÉSUMÉ

L'atteinte douloureuse de la main et du poignet au cours de l'activité professionnelle a plusieurs origines. Les traumatismes qui ont pour conséquence d'affecter la biomécanique du geste professionnel directement ou par la survenue d'un syndrome douloureux régional complexe (algodystrophie), soit indirectement par la survenue d'un syndrome de stress post-traumatique, les atteintes micro-traumatiques. Les atteintes micro-traumatiques peuvent se traduire soit par de troubles spécifiques, soit par des affections non spécifiques plus rares, principalement localisées au poignet. L'objectif de ce travail est de faire le point sur l'ensemble de ces affections qui ont potentiellement un impact important sur l'attitude au travail des salariés.

BIBLIOGRAPHIE

[1] AGGAZOTTI G, RIGHI E, PATORNO E. Work related injuries in young workers: an Italian multicenter epidemiologic survey. *Ann Ist Super San 2006; 42(1): 69-75.* — [2] AGOSTINO (DE) P, LEVIET D. Pathologie des poulies. *Rev Rhum Monographies 2012; 79: 90-5.* — [3] AMINI D. Occupational therapy interventions for work-related injuries and conditions of the forearm, wrist, and hand: a systematic review. *Am J Occup Ther. 2011; 65(1): 29-36.* — [4] BARR AE, BARBE MF, CLARK BO. Work-related musculo-skeletal disorders of the hand and wrist: epidemiology, pathophysiology and sensori-motor changes. *J Orthop Sports Phys Ther 2004; 34(10): 610-27.* — [5] BEAUDREUIL J. La maladie de Dupuytren en 2012. *Rev Rhum Monographies 2012; 79: 126-32.* — [6] BELTSIOS M, SAVVIDOU OD, KOVANIS J, ALEXANDROPOULOS P, MITSIOKAPA EA, MAVROGENIS AF, PAPAGELOPOULOS PJ. Surgical outcome of scaphoid nonunions in heavy manual workers. *J Surg Orthop Adv. 2010; 19(4): 209-13.* — [7] CHAHINE C, LOSSER MR. Accidents dûs à l'électricité in EMC, *Elsevier-Masson SAS, Paris, Pathologies professionnelles, 16-515-A10, 2009.* — [8] CHAU N, BHATTACHERJEE A, KUNAR BM. LORHANDICAP GROUP. Collaborators (15) Chau N, Guillemin F, Ravaud JF, Sanchez J, Guillaume S, Michaely JP, Sierra CO, Legras B, Dazord A, Choquet M, Méjean L, Tubiana-Rufi N, Meyer JP, Schléret Y, Mur JM. Relationship between job, lifestyle, age and occupational injuries. *Occup Med (Lond). 2009; 59(2): 114-9.* — [9] CHAU N, WILD P, DEHAENE D, BENAMGHAR L, MUR JM, TOURON C. Roles of age, length of service and job in work-related injury: a prospective study of 446 120 person-years in railway workers. *Occup Environ Med. 2010; 67(3): 147-53.* — [10] CHEN YH, LIN HT, LIN YT, CHAO YH, LIN CH, WEI FC, LIEN SH. Self-perceived health and return to work following work-related hand injury. *Occup Med (Lond). 2012 ; 62(4): 295-7.*

[11] DESCATHA A, JEAUFFRET P, CHASTANG JF, ROQUELAURE Y, LECLERC A. Should we consider Dupuytren's contracture as work-related? A review and meta-analyis of an old debate. *BMC Musculoskeletal Dis 2011; 12: 96-1.* — [12] DUBERT T, VALENTI P, VOCHE P. Traumatismes de la main in EMC *(Elsevier-Masson SAS, Paris). Urgences 24-100-C-30, 2009.* — [13] FRANK M, HECHT J, NAPP M, LANGE J, EKKERNKAMP A, HINZ P. Accidental circular saw hand injuries. *Forensic Sci Int 2010; 198: 74-8.* — [14] FRANK M, LANGE J, NAPP M, HECHT J, GROSSJOHANN R, STENGEL D, SCHMUCKER U, EKKERNKAMP A, HINZ P. Mind your hand during the energy crunch: Functional Outcome of Circular Saw Hand Injuries. *J Trauma Manag Outcomes. 2010;4:11 doi: 10.1186/1752-2897-4-11.* — [15] GARG R, CHEUNG JPY, FUNG BKK, IP WY. Epidemiology of occupational hand injury in Hong-Kong. *Hong Kong Med J 2012;18(2): 131-6.* — [16] HWANG YF, CHEN-SEA MJ, CHEN CL. Factors related to return to work and job modification after a hand burn. *J Burn Care Res. 2009 ; 30(4): 661-7.* — [17] HORSLEY R. Factors that affect the occurrence and chronicity of occupation-related musculoskeletal disorders. *Best Pract Res Clin Rheumatol 2011; 25: 103-5.* — [18] KICA J, ROSENMAN KD. Multisource surveillance system for work-related burns. *J Occup Environ Med. 2012 ;54(5): 642-7.* — [19] Kirsh B, Slack T, King CA. The nature and impact of stigma towards injured workers. *J Occup Rehabil 2012; 22: 143-54.* — [20] KJEKEN I, DAGFINRUD H, SLATKOWSKY-CHRISTENSEN B, MOWINCKEL P, UHLIG T, KVIEN TK, FINSET A. Activity limitations and participation restrictions in women with hand arthritis: patients' descriptions and associations between dimensions of functioning. *Ann Rheum Dis 2005; 64: 1633-8.*

[21] KUCERA KL, LOOMIS D, LIPSCOMB H, MARSHALL SW. Prospective study of incident injuries among southeastern United States commercial fishermen. Occup Environ Med. 2010; 67(12): 829-36. — [22] LI Z, SMITH BP, TUOHY C, SMITH TL, ANDREW KOMAN L. Complex regional pain syndrome after hand surgery. *Hand Clin. 2010 ;26(2): 281-9.* — [23] LIN KH, GUO NW, SHIAO SC, LIAO SCH, HU PY, HSU JH, HWANG YH, GUO YL. The impact of psychological symptoms on return to work in workers after occupational injury. *J Occup Rehabil DOI 10.1007/s 10926-012-9381-1.* — [24] LIPSCOMB HJ, SCHOENFISCH AL, SHISHLOV KS. Non-fatal contact injuries among workers in the construction industry treated in U.S. emergency departments, 1998-2005. *J Safety Res. 2010; 41(3) 191-5.* — [25] LITCHFIELD MH. Agricultural work related injury and ill-health and the economic cost. *Environ Sci Pollut Res Int. 1999; 6(3): 175-82.* — [26] LOMBARDI DA, MATZ S, BRENNAN MJ, SMITH GS, COURTNEY TK. Etiology of work-related electrical injuries: a narrative analysis of workers' compensation claims. *J Occup Environ Hyg. 2009 ;6(10): 612-23.* — [27] MAC DERMID JC, ROTH JH, MC MURTRY R. Predictors of time cost from work following a distal radius fracture. *J Occup Rehabil 2007; 17: 47-62.* — [28] OPSTEEGH L, REINDERS MESSELINK HA, SCHOLLIER D, GROOTHOFF JW, POSTEMA K, DIJKSTRA PU, VAN DER SLUIS CK. Determinants of return to work in patients with hand disorders and hand injuries. *J Occup Rehabil. 2009 ;19(3): 245-55.* — [29] PICHORA D, GRANT H. Upper extremity injured workers stratified by current work status: an examination of health characteristics, work limitations and work instability. *Int J Occup Environ Med. 2010; 1(3): 124-31.* — [30] ROSSIGNOL M, LECLERC A, ALLAERT FA, ROZENBERG S, VALAT JP, AVOUAC B, COSTE P, LITVAK E, HILLIQUIN P. Primary osteoarthritis of hip,knee, and hand in relation to occupational exposure. *Occup Environ Med 2005; 62: 772-7.*

[31] SCEPI M. Traumatismes de l'avant-bras et du poignet in EMC, *Elsevier-Masson SAS, Paris, Urgences, 24-100C-40, 2012.* — [32] SCHMITT J, SEIDLER A, DIEPGEN TL, BAUER A. Occupational ultraviolet light exposure increases the risk for the development of cutaneous squamous cell carcinoma: a systematic review and meta-analysis. *Br J Dermatol. 2011; 164(2): 291-307.* — [33] SERINKEN M, KARCIOGLU O, SENER S. Occupational hand injuries treated at a tertiary care facility in western Turkey. *Ind Health. 2008 Jul; 46(3): 239-46.* — [34] SKOV O, JEUNE B, LAURITSEN JM, BARFRED T. Time off work after occupational hand injuries. *J Hand Surg 1999B; 24: 187-9.* — [35] YANCOSEK KE. Management of dominant upper extremity injuries: a survey of practice patterns. *J Hand Ther. 2012 ; 25(1): 79-87.*

FAIRE UN GESTE

PAR

J.M. VALTAT

DU MOUVEMENT AU GESTE : LE SIGNIFIANT

Articuler le monde du travail, tel qu'il se développe actuellement, avec la notion de geste, est loin d'aller de soi. Certes, on emploie fréquemment le terme de "geste" pour qualifier un mouvement dans le cadre professionnel, quand il est répété, identique, tout particulièrement concernant le travail contemporain, à cause de la fragmentation des taches requises ; Il y aurait donc des gestes répétés. Nous pourrions aussi bien dire des mouvements répétés, nous déplacerions alors le sens et dans cet écart nous poserions implicitement une question : qu'est-ce qu'un geste au regard d'un mouvement ?

Dès lors que, cliniquement, le symptôme fréquent auquel, dans le service de M.P.R., nous sommes confrontés, est l'inhibition. Il faut alors poser la question suivante : inhibition du geste ou du mouvement ?

Avant de développer le problème, répondons d'emblée, inhibition du geste et limitation du mouvement.

Au sens étymologique, le fait valoir, et cela s'entend assez bien, le mouvement est conçu comme ce qui relève du moteur, du phénomène moteur. Pourrions-nous dire que le geste est moteur ? qu'il est un phénomène moteur ? Il est d'un autre ordre, engageant dans son espace sémantique plus que la dimension motrice qui, elle, s'appréhende assez aisément. La Science d'ailleurs, produit beaucoup de savoir sur le mouvement, ses limitations et anomalies, sa base physiologique, invente des modèles (dans lesquels les rapports du mouvement aux contraintes diverses, deviennent appréhendables, et peuvent être analysés de manière séquentielle...).

En disant que le geste est d'un autre ordre, nous engageons le mouvement, "le moteur", nous le plongeons dans une autre dimension, la dimension Signifiante. Signalons, au passage, que l'étymologie du geste pointe déjà en direction de l'équivoque, marque du signifiant. Elle renvoie au "gestus" latin, qui est d'abord façon de se comporter, avant de désigner les mouvements du corps et c'est par métonymie que le mot s'emploie pour une action. Notons d'autre part, la proximité signifiante, avec le "gesta" latin qui désigne les actions et les exploits, puis le sens virera doucement vers l'"accomplir", et même au moyen âge vers le récit, l'histoire, la gesta.

Fédération de Médecine Physique et de Réadaptation - CHU Tours
CHIC Amboise-Château Renault - Hôpital Trousseau - 37044 Tours Cedex 9

Il faut, une fois de plus peut-être, préciser ce que nous entendons ici, en disant "Signifiant" ce n'est pas dire seulement que le geste a une signification, car celle-ci peut être équivoque, ambiguë et même multiple. C'est plutôt dire qu'il se trouve pris à titre d'élément dans un champ assez vaste, qui règle ce qui vient à y entrer, pour faire signifier cet élément. Mais l'effet de sens, qu'un geste prend, peut aller dans plusieurs directions à la fois. Le langage, en intégrant le mouvement dans l'espace du sens, fait que ce mouvement subit les règles génératrices du sens dans le langage (notions de code, de message, de métaphore, de métonymie...). Ces remarques conduisent à ceci : que la psychanalyse n'est convocable pour y répondre, uniquement à la condition qu'un trouble du mouvement, vaille comme geste, c'est à-dire soit lisible, presque dépendant du champ du Signifiant, du Symbolique.

DU GESTE À L'INHIBITION : LE DÉSIR

Posons, quitte à ce que quelques cas l'infirment, que l'inhibition du geste est le problème qui nous est posé. Souvent c'est la douleur qui est sur le devant de la scène, mais elle est toujours accompagnée d'une inhibition, du ou des gestes qui risquent de l'amplifier. Pas de douleur sans inhibition, dans les faits cliniques. Nous pouvons donc poser le problème soit en partant de la douleur, à la recherche de sa cause, ou à partir de l'inhibition du geste qui l'accompagne.

L'inhibition renvoie bien sûr à l'action, à l'action empêchée, au geste qui ne peut pas avoir lieu. L'hypothèse freudienne, concernant l'inhibition, repose sur l'insertion du geste dans le champ Signifiant, parce que l'action empêchée, est une action qui a un (ou plusieurs) sens. Freud procède avec le geste comme il le ferait avec la parole, puisque geste comme parole s'inscrivent dans l'ordre signifiant. C'est même le modèle du lapsus, de la formation de l'inconscient (un mot à la place d'un autre), qui est le modèle sous jacent de la lecture du geste inhibé.

C'est parce qu'à la même place, peuvent se substituer des mots, qu'un lapsus prend son sens. C'est parce qu'à la même place, place déterminée par le langage, un geste renvoie à un autre geste, que ce dernier rend compte de l'inhibition du premier. Il y a un signifiant refoulé dans le lapsus et il y a un geste refoulé dans le geste inhibé.

Appelons l'autre geste, celui qui aurait pu avoir lieu, et qui est constamment indiqué, dans l'emplacement du premier. Autrement dit, le geste s'insère dans une phrase, peut être lu comme une phrase, et qui n'est bien sûr restituable qu'à la mesure d'une possible formulation par la parole, ce qu'on appelle, la levée du refoulement.

Rappelons ici, l'exemple proposé par Freud et qui a justement un intérêt concernant le problème de l'insertion du mouvement dans le travail. "Nous sommes arrivés à penser, d'une manière très générale, que la fonction, qu'un organe remplit au service du moi, est atteinte, lorsque son "érogénéité", sa signification sexuelle s'accroît. Cet organe se comporte alors, si l'on peut oser cette comparaison triviale, *comme une cuisinière qui ne veut plus travailler au fourneau, parce que le maître de maison a engagé avec elle une liaison amoureuse*" [2].

Notons à quel point le travail, le geste effectué dans le cadre d'un certain travail, peut servir de modèle métaphorique du geste inhibé. Mais, notons aussi bien à quel point le geste inhibé n'a son plein sens que parce qu'il se loge dans un autre sens. Autrement dit, l'inhibition d'un geste n'a de sens que parce que ce dernier s'insère au point de croisement de deux chaînes signifiantes. La première c'est : la cuisinière, le fourneau, le maître de maison et la seconde c'est la femme, le "service sexuel" et l'homme dans sa puissance sexuelle. Ce qui fait le point entre ces deux chaînes, c'est le désir, le geste, en tant qu'il n'est pas seulement mouvement, mais mouvement porteur du désir et même incarnation du désir humain. Le désir s'arrête ici, mouvement, mais mouvement dirigé entre deux chaînes signifiantes, donc mouvement arrêté, freiné : le désir inconscient équivaut au geste inhibé, en est l'envers. Notons encore, au passage, que le fourneau, instrument de travail, vient (parce qu'un autre sens s'introduit, sexuel celui-ci) servir de point à deux désirs : travailler pour le maître et d'autre part répondre comme femme au désir d'un homme. Le geste inhibé est en soi porteur de cette division entre ces deux chaînes signifiantes, il est même la division incarnée de deux désirs, l'un tout à fait identifiable puisque se contente de répondre à une demande (le monde du travail) et l'autre refoulé, sexualisé, et qui vient croiser la demande professionnelle avec laquelle il n'a *a priori* rien à faire. Vient alors la question suivante : comment, d'où, se décide cette articulation entre ces deux chaînes ?

DU CONTEXTE À LA CAUSE : LE SUJET

Poser la question du lien de provenance de ce croisement entre deux chaînes signifiantes, fait entrer dans la discussion la notion de cause.

Cela n'est pas un moindre problème dès que l'on se penche sur la question des phénomènes corporels, surgissant sur le lieu de travail et qui semblent, par la concomitance des deux, être liés. La question se déplie et nous pouvons en articuler quelques-unes :

- le contexte d'un phénomène éclaire-t-il ses raisons d'être et jusqu'où ?
- si nous supposons, à un phénomène une chaîne signifiante refoulée, comment en apporter la preuve ?
- est-ce que certains gestes ou est-ce que certaines régions du corps sont plus propices à être des lieux d'inhibition et pourquoi ?

La réponse de Freud, avec sa conception de l'inhibition, laisse entendre que le contexte comme tel ne peut rendre compte de l'inhibition puisque celle-ci suppose l'existence d'une chaîne signifiante, refoulée et donc récuse le rapport simple de cause à effet d'un contexte à une inhibition.

Toutefois, rappelons-le, c'est, parce que c'est le cas et parce qu'un sujet qui en souffre fait la supposition d'une autre cause, que la démarche analytique va mettre en évidence rétro-activement, l'existence d'une chaîne signifiante refoulée. Autrement dit, les deux premières questions évoquées plus haut, se rejoignent et posent le problème du diagnostic en se résumant ainsi : tant que le sujet ne fait pas la supposition de ce qu'un contexte ne saurait rendre compte, prendre en charge la cause de son symptôme ; il est impossible d'apporter la preuve nécessaire.

Pour exemple, si nous supposons que l'exemple de Freud est celui d'une patiente, il faudrait bien qu'elle fasse la supposition de ce que sa grève forcée du fourneau, est autre chose qu'un refus pris dans un simple rapport maître/esclave, dominant/dominée... sinon rien ne pourra être extrait de ce qu'elle peut dire pour isoler la chaîne signifiante autre, qui vient croiser la première. Ainsi, bon nombre de symptômes, liés dans leur apparition au contexte du travail, sont peut-être sans rapport de causalité avec le contexte ou plutôt sans rapport causal direct. Mais le discours actuel assure la défense, sujet social et fait monter le statut de la victime sur le devant de la scène (permettant à juste titre, des avancées dans les conditions de travail) et s'oppose structurellement à la possibilité pour que le sujet puisse disjoindre phénomènes et contexte. Or, cette disjonction est nécessaire pour pouvoir mettre en évidence l'existence potentielle d'une chaîne signifiante refoulée. Il s'agit là d'une butée structurelle qui explique, peut-être en partie, les tableaux de chronicisation sans explication.

Autre question, plus complexe peut-être, est-ce celle de savoir si certaines fonctions et donc certains gestes, ou, autre question, si certaines localisations topographiques, seraient plus propices, à l'apparition de certaines inhibitions (douloureuses ou pas).

Reprenons toujours l'exemple freudien, sa fameuse métaphore et supposons que cette métaphore est celle d'un Sujet (cette servante) : on peut noter que le signifiant “fourneau” est celui qui permet le croisement des deux chaînes signifiantes où la cavité chaude est à la fois le lieu de la tache professionnelle et celui du sens sexuel refoulé. C'est le signifiant qui assure l'articulation des deux chaînes.

Autre exemple, plus tangible, actuellement, nous avons noté la fréquence d'apparition des lombalgies chroniques, chez les hommes, en rapport avec l'accès à la paternité, semblent laisser entendre un rapport entre les deux. Mais là aussi, il convient de noter, au travers du discours de maints patients, que c'est parce que le signifiant “porteur” revient dans ce que le sujet dit de son inhibition douloureuse (“ne plus pouvoir porter ses enfants”, par exemple), que l'on peut faire la supposition d'une chaîne signifiante refoulée. Le signifiant “porter” articule à la fois la capacité physique, le pouvoir, la puissance et le fait féminin de la capacité à être mère. Il n'y a pas de rapport direct de la zone du corps et de l'inhibition. C'est via le langage que cette zone se trouve concernée, ce que Freud avait déjà noté.

Si les zones du corps et les fonctions n'étaient pas intégrées dans la langue, avec toutes les équivoques liées au signifiant, aucune chaîne signifiante refoulée ne pourrait être en jeu dans la perturbation d'une fonction. Disons donc, que c'est plutôt parce que, dans la langue, certains signifiants ont fait l'objet d'une sélectivité, et sont propres à loger une équivoque et donc à articuler plusieurs chaînes signifiantes, que telle zone du corps sera engagée. Et pour reprendre notre exemple, c'est plutôt le signifiant “porter” qui est sélectionné, et, la zone du corps pourra varier (dos, bras, main...) ; tout ce qui au niveau du corps permettra à la chaîne signifiante (“pouvoir porter un enfant”, par exemple) de se rendre manifeste, pourra servir.

Rappelons, point extrêmement important, que cela n'est vrai, que s'il s'agit d'une inhibition au sens que nous avons développé : que les mouvements empêchés et douloureux du dos, par exemple, vaillent comme un geste, ce geste n'existe que parce qu'un signifiant (porter) est en jeu. Or, toutes les lombalgies ne sauraient se ranger dans cette catégorie, bien sûr !

"VENONS-EN AUX MAINS"…

Puisque ces journées concernent la Main, continuons toujours du même point de vue. Là aussi, nous pourrions convoquer, pour expliquer la fréquence des tableaux d'inhibition douloureuse, divers champs : les données neurophysiologiques bien connues du champ de représentation corticale de cette zone. Pourquoi pas d'ailleurs, cela viendrait rejoindre les travaux du paléontologue H. Leroy-Gourhan [3]. Il considérait à propos de la main, que son évolution chez l'humain, comme lieu de fonction spécialisée, l'avait libérée (sic) des autres fonctions, cela en même temps que la face et que le rapport main/outil s'était développé en même temps que le rapport face/langage. Le geste et la parole se sont développés de fait chez l'humain dans une libération concomitante de la bouche et de la main des autres fonctions vitales.

L'approche "organiciste" du problème de la prévalence des troubles fonctionnels de cette zone, semblerait donner une première réponse : la Main, dans la spécialisation de ses fonctions, occupe une telle place, qu'elle s'offrirait comme le lien même où puisse se manifester l'impuissance plus ou moins douloureuse, les refus d'agir divers et variés d'un sujet soumis à une contrainte, une certaine grève dans un rapport d'exploitation du corps. La main serait, en quelque sorte, la métonymie du sujet de la conscience, qui est sujet social, ce dernier remettant à sa main, la charge de ses refus. Tout une part de la santé au travail repose implicitement sur cette équation métonymique, qu'une partie du corps voire qu'une fonction est la métonymie du sujet inscrit dans le lien social qu'est le travail.

Loin de nier cet aspect, où peuvent cohabiter "théorie évolutionniste", conception "neuro-physiologique" et approche sociale des "phénomènes de corps", entend qu'ils feraient d'une inhibition une modalité d'extraction d'une place, où le sujet serait réduit à son corps et s'en extrairait par son corps. Il faut pourtant importer autre chose dans l'approche du problème.

D'abord, si la main représente l'homme, il faut rappeler qu'il n'y a pas de représentation, de fonction de représentation, qui ne passe par le langage et sa structure (on n'est représenté que par, et pour…), qui est justement fondée sur la représentation et celle-ci organisée par la fonction signifiante. Le langage, chez l'humain, médiatise tant le rapport à l'autre que le rapport du sujet à son corps.

D'autre part, qu'une partie du corps puisse représenter une position (refus…) du sujet, laisse entendre que nous saurions qui est l'homme de cette position, de ce refus et que nous finirions par savoir (via la Science) à quoi s'est adressé ce refus. Le Savoir scientifique viendrait à la rescousse de l'humanisme.

Pourtant, fait clinique bien souvent avéré, le changement des conditions de travail, la prise de conscience d'une souffrance au travail, l'intervention socio-juridique dans les rapports du sujet à son milieu de travail, ne changent rien dans son fond, à une inhibition douloureuse, sans cause raisonnablement objectivée dans sa cause. Comme si, après avoir supposé que cette inhibition de la fonction était une demande supposée, à laquelle le savoir aurait fini par répondre, cette réponse aurait tout amélioré pour le sujet, sauf l'inhibition elle-même ! C'est justement dans ces cas-là qu'il convient de poser que le geste prend son sens à partir du modèle Freudien. Ces cas rebelles chroniques sont ceux-là qui justement relèvent de ce modèle, parce qu'il modifie la notion de ce qu'est le sens d'un symptôme, comme nous l'avons évoqué plus haut.

Fonctionnons un peu avec un sujet contemporain, le modèle métaphorique de Freud, celui de la Servante et du Maître. Ici, ce sera une patiente qui travaille dans une entreprise, à un poste où elle doit exécuter des "gestes répétitifs", entreprise qui a depuis plusieurs années été rachetée par une multinationale, modifiant donc les rapports humains dans l'entreprise. Elle a 45 ans, une quinzaine d'années d'exercice, et, à l'occasion d'une demande de surcroît de productivité, commence à avoir des douleurs au niveau de la main, inhibant l'action, puis des douleurs au niveau du bras, de l'épaule, tout cela étant franchement insomniant. D'arrêts de travail en arrêts de travail, elle en vient à être explorée sous "toutes les coutures", tout en faisant une déclaration pour maladie professionnelle et ce d'autant plus, que certains de ses collègues auraient présenté les "mêmes symptômes". On finit par évoquer le canal carpien ; on le diagnostique réellement ; on l'opère. La symptomatologie s'amende puis récidive progressivement dans les mois qui suivent, mais avec une topographie de moins en moins cohérente et les douleurs ont tendance à se bilatéraliser en miroir. On parle, à juste titre, d'hypersensibilisation centrale, on se charge de modifier son poste de travail (si c'est possible). La reconnaissance en maladie professionnelle finit par aboutir.

La symptomatologie s'autonomise dans sa forme et dans ses modes d'apparition et devient l'axe de sa vie, l'obligeant finalement à renoncer à son travail. Les Mains devenaient le centre de son existence et de son rapport à autrui. Toute une série de gestes deviennent impossibles, la contraignant à la réduction de sa place et non plus seulement au travail mais dans sa vie privée et même intime.

Le symptôme c'est l'impuissance ; elle ne peut pas utiliser ses mains dans tout un ensemble de tâches, qui maintenant concernent sa place de femme. Pour le dire en bref, un ensemble de tâches où il faut "y mettre les mains".

Cette formule, expression bien connue de la langue française, semble métaphoriser son symptôme. Elle ne prononce pas cette formule, mais tout son discours semble pouvoir, lui, être interprété avec cette formule. Sorte de formule résiduelle de son parcours au travers de toutes ses demandes (soin, reconnaissance...), elle est la possible métaphore, en quoi consiste son symptôme final. Certes, la Main représente métodymiquement le sujet, parce que la Main c'est le pouvoir, mais c'est métaphoriquement que l'on peut saisir ce qu'est le sens affectif de son symptôme ("y mettre les mains"). En disant métaphore, c'est inscrire son symptôme du côté du geste interdit : ne pas pouvoir y mettre les mains, mais où, à quoi, à quel service...?

Nous retrouvons là, grâce à l'équivoque linguistique, la piste Freudienne de la chaîne signifiante refoulée. *Et si la métonymie est en jeu, c'est à partir de l'opération métaphorique, liée à l'équivoque de la formule linguistique et non seulement la main comme simple métonymie du sujet de la conscience.*

Mais, il aura fallu tout le parcours d'épuisement des différentes demandes, pour que l'on puisse entendre en quoi son inhibition douloureuse de la main ne tient ni à l'importance corticale de cette zone, ni à une signification spéciale de cette zone, mais à la prise métaphorique d'un signifiant qui détermine alors l'importance de cette zone du corps ; les fonctions de cette zone, alors, sont le lieu de croisement de plusieurs chaînes signifiantes, dont certaines sont refoulées.

* *
*

Concluons sur les inhibitions douloureuses spécialisées (en tant qu'elles touchent une fonction) en disant que l'hypothèse Freudienne se trouve, dans un certain nombre de cas de chronicisation, le plus souvent vérifiable. Les inhibitions spécialisées transitoires relèvent, elles, bien souvent de la pathologie du contexte de travail. Elles sont liées à l'effet pathogène de ce contexte. Or, l'hypothèse Freudienne, qui est l'hypothèse de la Psychanalyse, est que c'est le Signifiant qui conditionne l'inconscient et donc la localisation d'un symptôme. Il n'y a pas de géographie corporelle de l'inconscient Freudien, qui présiderait à l'élection particulière de telle ou telle zone du corps, en tant que représentation ou en tant que signification transcendantale.

Finissons sur cette phrase du philosophe H. Bergson : "Chez un orateur le geste, ...rivalise avec la parole, jaloux de la parole, le geste court derrière la pensée et demande, lui aussi, à servir d'interprète" [1].

RÉSUMÉ

Quand la causalité psychique est en jeu, l'inhibition du geste, selon l'hypothèse Freudienne, est lisible. Elle relève des opérations métaphoriques et métonymiques, grâce auxquelles le langage médiatise le rapport du sujet à son corps.

BIBLIOGRAPHIE

[1] H. BERGSON "Le Rire". *PuF ; Paris.* — [2] S. FREUD "Inhibition, symptôme, angoisse". *PuF ; Paris.* — [3] H. LEROY-GOURHAN "Le geste et la parole". *Payot ; Paris.*

B

EPIDEMIOLOGIE

EPIDÉMIOLOGIE DES ATTEINTES DU POIGNET ET DE LA MAIN :

REVUE DE LA LITTÉRATURE

PAR

A. DESCATHA[1,2,3], A. LECLERC[1,2],
A. AUBLET-CUVELIER[4], Y. ROQUELAURE[5]

Le travailleur manuel est exposé par ses contraintes professionnelles à de nombreuses pathologies liées à l'hypersollicitation de son métier. Bien que les premières descriptions entre une exposition professionnelle et des affections de la main et du poignet aient été réalisées dès le XVIIIe siècle [1], il a fallu attendre le milieu des années 90 avant de voir clairement établi un lien entre une exposition professionnelle et une pathologie de la main, principalement le syndrome du canal carpien et les tendinopathies [2]. Malgré des éléments épidémiologiques concordants, plusieurs auteurs ont remis en cause dans les dix dernières années le lien entre l'exposition professionnelle et le travail manuel [3, 4].

[1] Université Versailles St-Quentin - F-78035 Versailles

[2] Inserm, Centre de recherche en Epidémiologie et Santé des Populations (CESP), U1018, Plate-forme de recherche "Cohortes en Population" - 94807 Villejuif cedex

[3] AP-HP, Unité de pathologie professionnelle/SAMU92, Hôpitaux universitaires de Paris Ile-de-France Ouest, site de Poincaré - F92380 Garches

[4] INRS, Laboratoire de Biomécanique et d'Ergonomie, Département Homme au Travail - 54519 Vandœuvre-Les-Nancy Cedex

[5] Université d'Angers, Laboratoire d'Ergonomie et d'Epidémiologie en Santé au Travail (LEEST), UPRES EA 4336, Unité associée à l'Institut de veille sanitaire, CHU, Angers

OBJECTIF

L'objectif de ce chapitre est de faire un point sur les connaissances épidémiologiques à partir des revues publiées sur le sujet en fonction des différentes pathologies de la main et leur lien avec l'activité professionnelle.

MÉTHODE

Pour ce faire, nous avons réalisé une revue systématique de deuxième ordre, c'est-à-dire, basée uniquement sur les revues systématiques et les méta-analyses déjà publiées. Trois bases de données, PUBMED, EMBASE, BDSP, ont été interrogées avec les mots clés suivants : "Occupational/work", "Hand pain (ou les maladies spécifiques)" et "Review". Les limites portaient sur la période (15 dernières années). La BDSP est une base française et les mots-clés en français correspondants ont été utilisés (le mot-clé "revue" n'existant pas, la sélection de ce type d'articles s'est faite manuellement). Les références citées par ces articles ont également été recherchées en fonction de leur pertinence. Les articles traitant des thérapeutiques et les articles originaux repris ultérieurement dans les synthèses référencées n'ont pas été inclus. Les revues non systématiques n'ont pas été incluses dans la recherche à proprement parler mais utilisées à des fins de discussion.

RÉSULTATS

Les résultats ont été présentés en fonction des pathologies présentées. On remarquera qu'en dehors du document du consensus Saltsa [5], il n'existe pas de revue ayant traité des affections de la main non spécifiques. Ces affections ne seront donc pas détaillées ici.

Pour le syndrome du canal carpien, sept revues systématiques ont été retrouvées sur les facteurs professionnels. Pour les affections tendineuses et péritendineuses, il existe trois revues systématiques, et deux sur la maladie de Dupuytren. Les affections liées aux vibrations ont fait l'objet lors d'une révision de la norme européenne, d'une revue systématique de la littérature épidémiologique (en plus de deux revues générales). Concernant les arthropathies non liées aux vibrations, il n'existe que peu d'études et aucune revue systématique sur le sujet dans la littérature épidémiologique en tant que telle, mais un cas rapporté a été l'occasion d'une revue systématique [6]. Les dystonies feront l'objet d'un article particulier et ne seront pas détaillées dans cette revue.

Syndrome du canal carpien

Avant de voir les résultats à proprement dits, les méthodes ont été décrites en prenant le syndrome du canal carpien comme exemple.

Depuis les travaux de Hagberg et de ses collègues [2], plusieurs revues systématiques se sont intéressées aux causes professionnelles du syndrome du canal carpien. La revue réalisée pour le *National Institut of Occupational and Safety and Health* (NIOSH) réalisée par Bernard, retrouve 30 études épidémiologiques spécifiques sur le sujet [7]. Pour l'établissement des critères diagnostiques et des relations professionnelles du consensus Saltsa, une revue de littérature extensive a ainsi été réalisée et synthétisée, suite à un travail collectif [5]. Ainsi, concernant le syndrome du canal carpien, 4 études sont retrouvées par le consortium Nord Européen permettant d'adresser spécifiquement les facteurs de risque professionnels.

Plus récemment en 2007, Palmer *et al.*, ont cherché à identifier à partir de Medline et Embase les études épidémiologiques depuis les années 90 [8]. Ils ont retrouvé 22 études portant sur l'intitulé professionnel, 13 sur l'activité physique et 3 portant sur les deux.

En 2008, une étude présentée comme une revue systématique et une méta-analyse a été publiée [9], mais s'est avérée très discutable du point de vue méthodologique : en effet, les auteurs ont effectué une revue qu'ils qualifient de systématique (sans donner les étapes de sélection) mais surtout ont utilisé les critères de Bradford Hill, étude par étude, comme une grille de lecture. Or, ceci est méthodologiquement incorrect, car ces critères sont à appliquer à l'ensemble des résultats issus des études, pour la discussion, et non à chaque étude prise isolément [10, 11]. Cet article n'a donc pas été retenu pour la suite de l'analyse.

En 2009, une revue systématique basée sur PubMed, Embase mais également la Cochrane Data Base a été réalisée permettant d'inclure 44 études [12].

Enfin, une méta-analyse allemande a été publiée tout récemment afin de répondre à la question de l'indemnisation en maladie professionnelle du syndrome du canal carpien suivant une méthodologie identique, en s'attachant aux critères d'exposition concernant cette problématique [13].

L'ensemble de ces études discute les critères diagnostiques dans le syndrome du canal carpien (basés ou non sur l'électroneuromyogramme). Les données d'exposition sont également discutées comme dans la plupart des études épidémiologiques d'origine professionnelle.

Les prévalences estimées dans ces différentes études dépendent de la population étudiée et de la présence d'un électroneuromyogramme. La prévalence en population générale varie entre 1 et 10 % et dans des populations de travailleurs entre 12 et 20 %. L'incidence estimée varie également : environ 2 pour mille personne années en population générale, mais dix fois plus dans certaines populations de travailleurs.

On retiendra de ces études qu'elles sont concordantes sur le lien fort avec des facteurs biomécaniques, notamment les combinaisons de facteurs biomécaniques d'origine professionnelle comme la répétition et la force, ou la force et les postures. Plus précisément, des postures inconfortables en flexion et extension du poignet, de forte demande en termes de force au niveau de la main, une répétitivité importante ainsi qu'une association avec des vibrations apparaissent comme des facteurs de risque significatifs. La méta-analyse allemande confirme ces différents éléments en soulignant la possible utilité de la mesure comme la HAL-TLV américaine *(Hand Activity Level Treshold Limit Value)* [13].

Les travaux de Thomsen ainsi que la revue de Van Rijn (2009) confirment que le travail sur écran n'est pas en lui-même un facteur de risque de syndrome du canal carpien [12, 14]. Néanmoins, cette exposition professionnelle constitue une entité hétérogène ; des travaux non épidémiologiques ont bien montré qu'il pouvait exister dans certains cas particuliers des contraintes spécifiques pouvant expliquer la survenue de syndrome du canal carpien même s'il n'est pas possible dans l'état de l'indemniser pour l'ensemble d'une population. De même, Van Rijn et ses collègues, après avoir analysé l'ensemble de la littérature portant sur les facteurs psychosociaux, n'éliminent pas des hypothèses concernant le rôle de ces facteurs, appuyées par des études récentes, mais signalent que les données épidémiologiques sont encore insuffisantes pour conclure à un rôle des facteurs psychosociaux, notamment en l'absence de contrainte biomécanique [12].

Affections tendineuses et péri-tendineuses

Il existe de nombreuses affections tendineuses chroniques pouvant être d'origine professionnelle ; on les distingue en fonction du type (tendinites simples, ténosynovites aiguës, synovites sans tendinopathies, tendinopathies chroniques par tendinose, tendinopathies chroniques sténosantes), de la localisation et de l'étiologie... (*cf. chapitre spécifique*).

Les prévalences des tendinopathies dépendent donc des critères utilisés. Elles sont de l'ordre de 1 % dans la population générale et peuvent monter jusqu'à 15 voire 20 % dans certaines populations de travailleurs (ouvrier forestier, industrie d'assemblage ou agroalimentaire).

Le nombre de revues et d'études originales est beaucoup plus faible que pour le syndrome du canal carpien. En 1997, Bernard ne retrouvait que 8 études épidémiologiques, toutes concordantes. Le consensus diagnostic de Saltsa inclut une étude supplémentaire, également concordante avec les précédentes [7]. En 2007, Palmer et ses collègues concluaient que les intitulés de métiers à risque élevé étaient relativement hétérogènes entre les 18 études épidémiologiques retrouvées (ce qui justifiait leur conclusion mentionnant qu'il est nécessaire d'apporter des preuves complémentaires) [15]. Néanmoins lorsqu'on regarde l'ensemble des études et que l'on considère les tendinopathies des extenseurs et des fléchisseurs, en ajoutant les tendinites de De Quervain, les syndromes du croisement et les pouces à ressaut, on retrouve, certes, des facteurs personnels mais également des facteurs professionnels concordants, avec des expositions de type biomécanique, le plus souvent en association. Bernard avait d'ailleurs conclu en ce sens dans sa synthèse sur le NIOSH en mentionnant qu'il existait des éléments de preuve forts pour relier ces tendinopathies à la combinaison d'exposition professionnelle (répétition et force, force et posture notamment) [7]. Il existe de plus une littérature non épidémiologique confirmant la plausibilité biologique de ces associations.

Maladie de Dupuytren

La maladie de Dupuytren, compte tenu de sa composante génétique, a une prévalence différente d'un pays à un autre, allant de 10 % en Islande à 0 % dans de vastes régions du globe (Afrique, Asie, Amérique du Sud). En France, la prévalence a été estimée entre 1 et 5 % et augmente dans les populations professionnelles jusqu'à 10 voire 20 %.

Une revue en 1996 et une méta-analyse de 2011 se sont intéressées aux facteurs professionnels de la maladie de Dupuytren. En effet, décrite dès 1831 par le baron Dupuytren, il existe depuis un débat autour de son lien avec des facteurs professionnels [1, 16]. En 1996, Garry Liss et Susan Stock ont mené une revue systématique à des fins de compensation au niveau du Canada pour savoir si la maladie de Dupuytren pouvait avoir une composante professionnelle [17]. L'étude publiée retrouvait un lien consistant avec les vibrations mais douteux avec le travail manuel. Une méta-analyse réalisée en 2011 incluant des études supplémentaires notamment longitudinales et prenant mieux en compte les facteurs de confusion, a permis de mettre en évidence un lien avec le travail en force [18]. Néanmoins, les expositions concernées sont des expositions à un niveau élevé en termes de dose et de durée cumulée, rares dans la population au travail en dehors de secteurs spécifiques (travaux publics, mines, travaux agricoles). Des facteurs personnels et génétiques clairement identifiés jouent un rôle, mais ceci ne remet pas en cause pour autant un lien avec le travail.

Affections liées aux vibrations

Les affections liées aux vibrations correspondent à des atteintes neuropathiques et vasculaires de la main et du membre supérieur en général, fonction de l'intensité, de la durée et de la dose de vibration. Dès 1997, dans la revue pour le NIOSH, il était fait mention d'un nombre suffisant d'études permettant de conclure à une association forte entre ces pathologies et la durée et l'intensité d'exposition aux objets vibrants [7]. Une revue récente réalisée par Bovenzi s'intéresse plus particulièrement aux techniques de mesure des vibrations et de la dose d'exposition plus qu'aux effets déjà démontrés de celle-ci [19]. En effet, les associations bien connues chez les ouvriers forestiers, les travailleurs des bâtiments et travaux publics après exposition aux objets vibrants et/ou percutants, correspondent à une forme neurologique et à une forme vasculaire [5, 20]. La forme vasculaire peut avoir des conséquences osseuses (nécrose du semi-lunaire et du scaphoïde) et d'arthrose secondaire. Une autre forme (chocs micro-traumatiques) est prise en compte en France car plusieurs affections sont réunies dans le même tableau de maladie professionnelle bien que différentes sur le plan de la physiopathologie : le marteau hypothénar correspond en fait à des chocs traumatiques responsables de pseudo-anévrisme plus ou moins thrombose lors de chocs itératifs de martelage avec la paume.

Autres types d'arthrose et rhizarthrose

Aucune revue systématique portant sur ce type de pathologie n'a été publiée sur la période considérée ; un lien avec des facteurs professionnels avait été évoqué dès 1978 [21] et seules quelques études ont été publiées depuis, avec des conclusions non-concordantes [22-24]. Un cas rapporté a été l'occasion de mener une revue systématique [6]. Compte tenu de la prévalence globale et des facteurs génétiques connus pour cette pathologie, contrastant avec l'absence d'étude spécifique, il n'est pas possible aujourd'hui de conclure à un lien causal à partir des données épidémiologiques. Il n'est pas impossible que d'autres types d'études non épidémiologiques sur des contraintes spécifiques ou des données ultérieures modifient cette conclusion, car il existe une plausibilité forte dans ce type de pathologie.

* *
*

En conclusion, le travailleur manuel est exposé dans son métier à de nombreux risques professionnels maintenant clairement établis. En fonction du nombre de contraintes et de la durée d'exposition, ce risque augmente avec une relation dose/effet et ce, d'autant que s'ajoutent des facteurs de risque non professionnels également à prendre en compte tant pour des aspects préventifs que pronostiques.

RÉSUMÉ

Alors qu'il existe depuis plus d'une vingtaine d'années de nombreuses études épidémiologiques sur les affections de la main et du poignet en lien avec le travail, il semble exister toujours un débat sur le lien causal entre l'exposition professionnelle et certaines affections de la main comme le syndrome du canal carpien, les affections tendineuses et péri-tendineuses et d'autres pathologies (arthrose, maladie de Dupuytren, maladies liées aux vibrations). L'objectif de l'étude est de présenter une synthèse de la littérature épidémiologique à partir des revues disponibles portant sur les affections de la main potentiellement professionnelles.

Il apparaît que le syndrome du canal carpien, pathologie fréquente dans la population au travail, est associé à des contraintes professionnelles sur le plan biomécanique avec un niveau élevé de preuve dans la littérature épidémiologique. Concernant le rôle d'autres facteurs professionnels comme le travail sur écran ou les facteurs organisationnels et psychosociaux, d'autres études seraient nécessaires pour conclure, probablement en lien avec d'autres sciences que l'épidémiologie. Concernant les tendinites et les ténosynovites des poignets, de la main et des doigts, il existe beaucoup moins de données épidémiologiques mais elles sont concordantes sur l'association avec les facteurs de type force, posture inconfortable et répétitivité. Les pathologies liées aux vibrations ont fait peu l'objet de revues récentes, mais des travaux plus anciens permettaient de relier les vibrations, en fonction des doses, à des neuropathies diffuses et vasculaires/osseuses. La maladie de Dupuytren, bien qu'avant tout une maladie génétique, peut avoir une composante professionnelle significative lors d'expositions particulièrement importantes en termes de dose et de durée cumulée (bâtiments et travaux publics, travaux agricoles, mines).

BIBLIOGRAPHIE

[1] DEMBE A. Occupation and Disease: How Social Factors Affect the Conception of Work-Related Disorders. *Yale, CT: Yale University Press; 1996.* — [2] HAGBERG M, SILVERSTEIN BA, WELLS R, SMITH MJ, HERBERT R, HENDRICK HW *et al.* Work related musculoskeletal disorders (WMSDs). A reference book for prevention. *Bristol: Taylor and Francis; 1995.* — [3] BLAND JDP. Carpal tunnel syndrome. *BMJ 2007; 335(7615): 343-6.* — [4] ANDRÉU JL, OTÓN T, SILVA-FERNÁNDEZ L, SANZ J. Hand pain other than carpal tunnel syndrome (CTS): the role of occupational factors. *Best Pract Res Clin Rheumatol 2011; 25(1): 31-42.* — [5] SLUITER BJ, REST KM, FRINGS-DRESEN MH. Criteria document for evaluating the work-relatedness of upper-extremity musculoskeletal disorders. *Scand. J Work Environ. Health 2001;27 Suppl 1:1-102.* — [6] JENSEN JC, SHERSON D. Work-related bilateral osteoarthritis of the first carpometacarpal joints. *Occup Med (Lond) 2007; 57(6): 456-60.* — [7] BERNARD BP. Musculoskeletal disorders and workplace factors: a critical review of epidemiologic evidence for work-related musculoskeletal disorders of the neck, the upper-limb, and low back. *Cincinnati: 1997.* — [8] PALMER KT, HARRIS EC, COGGON D. Carpal tunnel syndrome and its relation to occupation: a systematic literature review. *Occup Med (Lond) 2007; 57(1): 57-66.* — [9] LOZANO-CALDERON S, ANTHONY S, RING D. The quality and strength of evidence for etiology: example of carpal tunnel syndrome. *J Hand Surg Am 2008; 33(4): 525-38.* — [10] LIBERATI A, ALTMAN DG, TETZLAFF J, MULROW C, GOTZSCHE PC, IOANNIDIS JP, *et al.* The PRISMA statement for reporting systematic reviews and meta-analyses of studies that evaluate health care interventions: explanation and elaboration. *PLoS.Med. 2009;6(7):e1000100.*

[11] GRIMES DA, SCHULZ KF. Bias and causal associations in observational research. *Lancet 2002; 359(9302): 248-52.* — [12] VAN RIJN RM, HUISSTEDE BM, KOES BW, BURDORF A. Associations between work-related factors and the carpal tunnel syndrome--a systematic review. Scand. J Work Environ. *Health 2009; 35(1): 19-36.* — [13] SPAHN G, WOLLNY J, HARTMANN B, SCHIELE R, HOFMANN GO. Metaanalysis for the Evaluation of Risk Factors for Carpal Tunnel Syndrome (CTS) Part II. Occupational Risk Factors. *Z Orthop Unfall 2012; 150(5): 516-24.* — [14] THOMSEN JF, GERR F, ATROSHI I. Carpal tunnel syndrome and the use of computer mouse and keyboard: a systematic review. *BMC. Musculoskelet. Disord. 2008;9: 134.* — [15] PALMER KT, HARRIS EC, COGGON D. Compensating occupationally related tenosynovitis and epicondylitis: a literature review. *Occup Med (Lond) 2007; 57(1): 67-74.* — [16] DESCATHA A. Dupyutren's disease and occupation: still a debate? *British Journal of Hospital Medicine (London, England: 2005) 2011; 72(11): 655.* — [17] LISS GM, STOCK SR. Can Dupuytren's contracture be work-related? review of the evidence. *Am J Ind Med. 1996; 29(5): 521-32.* — [18] DESCATHA A, JAUFFRET P, CHASTANG J-F, ROQUELAURE Y, LECLERC A. Should we consider Dupuytren's contracture as work-related? A review and meta-analysis of an old debate. *BMC Musculoskelet Disord 2011; 12(1): 96.* — [19] BOVENZI M. Epidemiological evidence for new frequency weightings of hand-transmitted vibration. *Ind Health 2012; 50(5): 377-87.* — [20] CHETTER C, KENT J, KESTER C. The hand arm vibration syndrome: a review. *Cardiovascular Surgery 1997; 6(1): 1-9.*

[21] HADLER NM, GILLINGS DB, IMBUS HR, LEVITIN PM, MAKUC D, UTSINGER PD, *et al.* Hand structure and function in an industrial setting. *Arthritis Rheum. 1978; 21(2): 210-20.* — [22] ROSSIGNOL M, LECLERC A, ALLAERT FA, ROZENBERG S, VALAT JP, AVOUAC B, *et al.* Primary osteoarthritis of hip, knee, and hand in relation to occupational exposure. *Occup Environ Med. 2005; 62(11): 772-7.* — [23] JONES G, COOLEY HM, STANKOVICH JM. A cross sectional study of the association between sex, smoking, and other lifestyle factors and osteoarthritis of the hand. *J Rheumatol 2002; 29(8): 1719-24.* — [24] FONTANA L, NEEL S, CLAISE J-M, UGHETTO S, CATILINA P. Osteoarthritis of the thumb carpometacarpal joint in women and occupational risk factors: a case-control study. *J Hand Surg Am 2007; 32(4): 459-65.*

FACTEURS DE RISQUE ORGANISATIONNELS ET PSYCHOSOCIAUX DE SYNDROME DU CANAL CARPIEN DANS LA POPULATION SALARIÉE DES PAYS DE LA LOIRE

PAR

J. BODIN[1], C. HA[2], P. RIGOUIN[1], A. PETIT LE MANAC'H[3], A. DESCATHA[4,5,6], M. GOLDBERG[4], Y. ROQUELAURE[3]

Le syndrome du canal carpien (SCC) est un problème majeur de santé au travail. Les taux de prévalence du SCC confirmé par électroneuromyogramme varient entre 2,7 et 5,8 % dans la population générale [1, 2]. Mais les plus fortes prévalences sont rapportées dans la population active, elles atteignent 10 % ou plus dans des professions spécifiques, tels que l'emballage de la viande et la construction [3-5].

Plusieurs facteurs individuels ont été rapportés dans la littérature comme étant associés au SCC, parmi eux, le sexe féminin, l'âge, le surpoids et l'obésité et des comorbidités telles que le diabète [6, 7]. Concernant les facteurs biomécaniques, plusieurs études ont montré l'association entre le SCC et les mouvements répétitifs, l'exposition aux vibrations, les mouvements de flexion/extension du poignet et le travail en force [8-13]. Néanmoins, la littérature concernant les facteurs organisationnels et psychosociaux est rare. Nous avons donc concentré cette étude sur la relation entre le SCC et les facteurs liés à l'organisation du travail et les facteurs psychosociaux.

Le réseau pilote de surveillance épidémiologique des troubles musculosquelettiques (TMS) mis en place dans la région des Pays de la Loire par l'Institut de veille sanitaire en 2002 [14] apporte des renseignements inédits sur la prévalence en milieu de travail des principaux TMS par âge, sexe, secteur d'activité et profession ainsi qu'une description de l'exposition aux facteurs de risque de ces pathologies en utilisant les définitions issues du consensus européen Saltsa [15].

---

[1] LUNAM Université, Université d'Angers - Laboratoire d'ergonomie et d'épidémiologie en santé au travail (LEEST) - Angers.

[2] Département Santé Travail - Institut de veille sanitaire - Saint-Maurice.

[3] LUNAM Université, Université d'Angers - Laboratoire d'ergonomie et d'épidémiologie en santé au travail (LEEST) - Angers France - CHU Angers - Angers.

[4] INSERM, Centre de recherche en Epidémiologie et Santé des Populations (CESP), U1018 - Plate-forme de recherche "Cohortes en Population" - 94807 Villejuif cedex.

[5] Université Versailles St-Quentin - F-78035 - Versailles.

[6] AP-HP, Unité de pathologie professionnelle/SAMU92 - Hôpitaux universitaires de Paris Ile-de-France Ouest - Site de Poincaré - F92380 Garches.

L'objectif de l'étude est d'étudier les facteurs de risque organisationnels et psychosociaux associés au SCC dans la population salariée des Pays de la Loire.

MÉTHODE

Le recueil des données est basé sur un réseau de 83 médecins du travail volontaires, représentant 18 % des médecins du travail des Pays de la Loire et présentant des caractéristiques d'exercice professionnel similaires à celles des médecins non-participants de la région. Entre 2002 et 2005, 3 710 salariés âgés de 20 à 59 ans (2 161 hommes et 1 549 femmes, âge moyen de 38,7 ± 10,3 ans) ont été inclus par tirage au sort au cours des visites médicales du travail. Les catégories socioprofessionnelles et les secteurs d'activité de la région sont correctement représentés dans l'échantillon [16, 17].

La présence d'une douleur au poignet au cours des 12 derniers mois et des 7 derniers jours précédant la visite médicale a été identifiée à l'aide d'un questionnaire de style nordique [3]. En cas de douleur au poignet survenant au cours des 12 derniers mois, un examen clinique conforme aux recommandations du consensus européen Saltsa [15] a été réalisé par le médecin du travail afin de diagnostiquer le SCC. Deux définitions du SCC ont été utilisées dans cette étude :

- *Cas cliniquement diagnostiqués de SCC* regroupant (i) les sujets qui présentaient des symptômes, le jour de l'examen ou pendant au moins 4 jours pendant les 7 jours précédents, y compris des paresthésies ou des douleurs intermittentes dans au moins deux des trois premiers doigts (symptômes pouvant également être présents la nuit) et qui avaient (ii) des résultats positifs pour au moins un des tests suivants réalisés au cours de l'examen clinique : test de flexion-compression du canal carpien, test de compression du canal carpien, test de Tinel, test de Phalen, test de discrimination de deux points et abduction contrariée du pouce.
- *Cas symptomatiques de SCC* regroupant (i) les sujets qui présentaient des symptômes sans (ii) test positif au cours de l'examen clinique.

Les facteurs organisationnels (contraintes marchandes, polyvalence (différents postes plus d'un jour par semaine)...) et psychosociaux (évalués selon le modèle "demande – autonomie" de Karasek et Theorell [18]) étudiés ont été recueillis au moyen d'un auto-questionnaire. De plus, afin de prendre en compte les facteurs de risque individuels et biomécaniques du SCC identifiés dans la littérature [3, 19], les modèles multivariés ont été ajustés sur l'âge, l'IMC, les postures extrêmes de flexion du poignet, l'utilisation d'outils vibrants, le travail en force et la répétitivité.

La relation entre les cas de SCC et les facteurs de risque organisationnels et psychosociaux potentiels ont été étudiés par des régressions logistiques binaires. Les analyses ont été effectuées séparément pour les hommes et les femmes afin de tenir compte des différences majeures de répartition des facteurs de risque selon le genre malgré des intitulés de métiers similaires [20].

RÉSULTATS

Chez les hommes, les prévalences de SCC cliniquement diagnostiqués et de SCC symptomatiques et cliniquement diagnostiqués étaient respectivement de 2,4 % [1,7-3,0] et 3,1 % [2,4-3,9]. Chez les femmes, les valeurs correspondantes étaient 4,0 % [3,0-5,0] et 5,7 % [4,6-7,0].

Les facteurs organisationnels et psychosociaux associés au SCC différaient entre les hommes et les femmes, après ajustement sur les facteurs individuels et biomécaniques (tableau I). Parmi les facteurs de risque liés à l'organisation du travail, travailler avec des collègues en situation précaire était associé au SCC chez les femmes seulement (OR = 1,99 [1, 23-3, 25]). Les femmes qui travaillaient avec des travailleurs temporaires étaient principalement des ouvrières. D'autre part, la polyvalence des postes (OR = 2,45 [1,41-4,24]) et le rythme de travail imposé par des normes ou des délais à respecter (OR = 1,93 [1,08-3,46] étaient associés au SCC chez les hommes. Les facteurs psychosociaux liés au travail mis en évidence par la modélisation logistique étaient la forte demande psychologique chez les femmes (OR = 1,90 [1,17 à 3,09]) et l'utilisation des compétences chez les hommes (OR = 1,77 [1,01-3,11]).

Dans les analyses avec seulement les cas de SCC diagnostiqués par le médecin du travail comme variable dépendante, la polyvalence des postes (OR = 2,88 [1,52-5,46]) et la faible utilisation des compétences (OR = 2,12 [1,09-4,13]) restaient significativement associés au SCC chez les hommes, alors que le rythme de travail imposé par des normes ou des délais à respecter n'était plus significatif au seuil de 5 % (OR = 1,61 [0,84-3,09], p = 0,151). Chez les femmes, travailler

Tableau I : *Facteurs de risque associés au SCC chez les salariés des Pays de la Loire*

	Homme (n=1942, nSCC=59)					Femme (n=1456, nSCC=83)				
	nEch	nSCC	OR	IC 95%	p-value	nEch	nSCC	OR	IC 95%	p-value
Facteurs individuels										
Age (augmentation 1 année)			1,1	1,02-1,08	**0,001**			1,1	1,04-1,10	**<0,001**
IMC (augmentation 1 kg/m²)			1,1		**0,009**			1,0	0,99-1,09	0,108
Facteurs organisationnels										
Rythme de travail imposé par des délais ou des normes à respecter	1054	41	1,9	1,08-3,46	0,026					
Polyvalence (Différents postes plus d'un jour par semaine)	768	36	2,5	1,41-4,24	0,001					
Travailler avec des collègues en situation précaire						444	39	2,0	1,23-3,25	**0,005**
Pauses inférieures à 10 minutes par heure lorsque les gestes sont répétitifs	87	6	2,0	0,81-5,07	0,134	106	14	1,7	0,88-3,42	0,114
Facteurs biomécaniques										
Tordre le poignet (≥ 2 h/jour) and forte perception	1056	20	1,0		0,103	840	32	1,0		0,162
de l'effort*	626	24	1,6	0,87-3,10		442	33	1,6	0,97-2,78	
	260	15	2,2	1,04-4,68		174	17	1,6	0,79-3,12	
Utilisation d'outils vibrants (≥ 2 h/jour)	364	17	1,5	0,81-2,85	0,192	61	10	2,4	1,11-5,38	**0,026**
Facteurs psychosociaux										
Faible utilisation des compétences	972	38	1,8	1,01-3,11	**0,047**					
Forte demande psychologique						728	54	1,9	1,17-3,09	**0,009**

* Test d'Hosmer-Lemeshow : p-value=0,762 chez les hommes et p-value=0,953 chez les femmes.

** Perception de l'effort de Borg ≥15 chez les hommes et ≥14 chez les femmes sur une échelle graduée de 6 à 20.

avec des collègues en situation précaire (OR = 2,27 [1,28-4,04]) était associé au SCC alors que la forte demande psychologique était à la limite de la significativité statistique (OR = 1,76 [0,99-3,12], $p = 0{,}053$).

DISCUSSION

Cette étude, menée dans un large échantillon représentatif de salariés de la région, a montré que plusieurs facteurs liés à l'organisation du travail et psychosociaux étaient associés au SCC, après ajustement sur les principaux facteurs de risque individuels et biomécaniques.

Les modèles diffèrent selon le sexe. Le rythme de travail imposé par des normes ou des délais à respecter est associé au SCC chez les hommes, après ajustement sur la répétitivité des tâches et d'autres facteurs de confusion potentiels. Ce type de travail est caractéristique de l'organisation du travail dans les industries de fabrication et de transformation de la viande qui nécessitent des tâches hautement répétitives qui sont connues pour augmenter le risque de SCC [19, 21].

Contrairement à nos attentes, la polyvalence des postes est fortement associée au SCC chez les hommes. La littérature sur la rotation des postes et les TMS du poignet est rare et contradictoire [22, 23]. Certaines études ont rapporté la polyvalence comme un facteur de risque pour les symptômes de la région main/poignet, tandis que d'autres ont montré une association entre les cas de chirurgie de SCC et le manque de polyvalence parmi les salariés de l'industrie, après ajustement sur les facteurs de confusion potentiels [8]. Maghsoudipour *et al.* a montré une tendance d'un effet protecteur de la polyvalence chez des salariés de l'automobile, mais l'association n'était pas statistiquement significative [10]. La polyvalence des tâches peut avoir plusieurs effets sur les contraintes musculosquelettiques de la région main/poignet, ce qui explique les divergences de la littérature [23]. Le concept est que la polyvalence des salariés exposés à un travail répétitif avec des cycles courts (tels que les travailleurs à la chaîne ou les opérateurs de transformation de viande) vise à augmenter le nombre de tâches à accomplir en travaillant sur plusieurs postes de travail. Une telle organisation devrait augmenter la variabilité des mouvements de la main et par conséquent diminuer la charge mécanique sur la région main/poignet en faisant varier les contraintes biomécaniques et élargir le champ d'application de la charge mécanique [3, 22, 24]. Dans la pratique ergonomique, la polyvalence des tâches est souvent associée à une augmentation du nombre d'actions à exécuter de façon répétitive pendant la durée du cycle. Cependant, la polyvalence des postes peut également avoir des effets néfastes. Dans une étude portant sur les éboueurs, Kuijer *et al.* a observé que la polyvalence peut réduire le besoin de récupération et ainsi augmenter le risque de traumatisme cumulatif des tissus mous [22]. Dans notre étude, des analyses bivariées ont montré que la polyvalence était associée à plusieurs facteurs biomécaniques pour les deux sexes, les salariés exposés à la polyvalence étant plus exposés aux facteurs biomécaniques. La polyvalence accroît la complexité de la tâche et le nombre d'actions à apprendre, cela nécessite des périodes de formation plus longues afin d'acquérir une connaissance suffisante des tâches et ainsi développer des compétences efficaces. En l'absence de périodes de formation adéquates, les salariés sont insuffisamment expérimentés pour faire face à toutes les dimensions des tâches, ce qui les amène à adopter des techniques de travail inadéquates qui peuvent augmenter le risque de TMS. La polyvalence sans formation adéquate peut donc être moins efficace que prévu [25]. Aucune information n'a été recueillie dans notre étude sur l'existence ou non de périodes de formation dans les métiers qui requièrent la polyvalence des postes. Par ailleurs, l'expérience du travail permet plus facilement la polyvalence des postes et les salariés expérimentés sont plus souvent des travailleurs âgés, qui sont eux-mêmes plus touchés par le SCC. De plus, nous ne pouvons pas exclure la possibilité que certains salariés souffrant de SCC avant l'étude transversale aient pu être affectés à d'autres postes à la suite de symptômes du poignet.

Travailler avec des collègues en situation précaire est associé au SCC chez les femmes. Cela n'a jamais, à notre connaissance, été rapporté dans la littérature. Les femmes qui travaillent avec des collègues en situation précaire avaient majoritairement un emploi permanent. On peut faire l'hypothèse que la charge de travail de ces femmes expérimentées a été augmentée parce qu'elles ont passé une partie de leur temps de travail à former leurs collègues temporaires moins qualifiés.

Contrairement à plusieurs études qui n'ont pas montré d'association statistiquement significative entre le SCC et les facteurs psychosociaux du modèle "demande – autonomie" de Karasek et Theorell [4, 19], notre étude a montré que plusieurs dimensions de ce modèle sont associées au SCC, la faible utilisation des compétences chez les hommes et la forte demande psychologique chez les femmes.

La surveillance épidémiologique des TMS est basée sur un large réseau régional de 83 médecins sentinelles dont les caractéristiques professionnelles sont comparables à ceux qui n'ont pas participé. L'inclusion aléatoire des salariés lors de la visite médicale assure une représentativité satisfaisante de l'échantillon par rapport à la population salariée régionale [17], ce qui permet une meilleure estimation de la prévalence des TMS dans la population salariée que ne le font les récentes études conduites dans des secteurs à haut risque de TMS. De plus, le SCC a été diagnostiqué par des médecins du travail formés au moyen d'un examen clinique standardisé [15].

Une des limites de cette étude est le faible nombre de cas de SCC cliniquement diagnostiqués. Toutefois, l'inclusion des cas symptomatiques de SCC en plus des cas cliniquement diagnostiqués a augmenté la puissance statistique de l'étude et nous avons observé que les facteurs significatifs étaient les mêmes dans les deux analyses, à l'exception du rythme de travail imposé par des normes ou des délais à respecter chez les hommes. En outre, en raison de la conception transversale de l'étude, aucune relation causale ne peut être établie. Enfin, la définition des cas de SCC utilisée est basée sur les symptômes et les manœuvres d'examen physique sans étude de la conduction nerveuse. Cependant, la comparaison de différentes définitions du SCC dans une large cohorte américaine, y compris celle que nous avons utilisée dans la présente étude [15] et la définition incluant la conduction nerveuse [26] montre un assez bon accord.

En conclusion, cette étude transversale a identifié différents facteurs liés à l'organisation du travail et facteurs psychosociaux associés au SCC. Ces résultats doivent cependant être confirmés par des études longitudinales.

* *
*

Les données issues du dispositif de surveillance des TMS dans la région des Pays de la Loire a permis d'identifier différents facteurs organisationnels et psychosociaux associés au SCC. Cependant, en raison de la conception transversale de l'étude, aucune relation causale ne peut être établie.

Remerciements : *Nous remercions les médecins du travail des Pays de la Loire qui ont participé à cette étude.*

RÉSUMÉ

Objectif. L'objectif de l'étude est d'étudier les facteurs de risque organisationnels et psychosociaux du syndrome du canal carpien (SCC) dans la population salariée des Pays de la Loire.

Matériel et méthode. 3 710 salariés âgés de 20 à 59 ans ont été inclus par 83 médecins du travail entre 2002 et 2005. Le diagnostic de SCC a été établi par les médecins du travail alors que les facteurs individuels et l'exposition professionnelle aux contraintes biomécaniques, organisationnelles et psychosociales ont été recueillis par auto-questionnaire.

Résultats. Parmi les facteurs de risque liés à l'organisation du travail, travailler avec des collègues en situation précaire était associé au SCC seulement chez les femmes (OR = 1,99 [1,23-3,25]). La polyvalence des postes (OR = 2,45 [1,41-4,24]) et le rythme de travail imposé par des normes ou des délais à respecter (OR = 1,93 [1,08-3,46] étaient associés au SCC chez les hommes. Les facteurs psychosociaux liés au travail mis en évidence par la modélisation logistique étaient la forte demande psychologique chez les femmes (OR = 1,90 [1,17 à 3,09]) et la faible utilisation des compétences chez les hommes (OR = 1,77 [1,01-3,11]).

BIBLIOGRAPHIE

[1] DE KROM MC, KNIPSCHILD PG, KESTER A, THIJS C, BOEKKOOI P, SPAANS F. Carpal tunnel syndrome: Prevalence in the general population. *J Clin Epidemiol. 1992; 45(4): 373-6.* — [2] ATROSHI I, GUMMESSON C, JOHNSSON R, ORNSTEIN E, RANSTAM J, ROSÉN I. Prevalence of Carpal Tunnel Syndrome in a General Population. *JAMA. 1999; 282(2): 153-8.* — [3] HAGBERG M, SILVERSTEIN B, WELLS R, SMITH M, HENDRICK H, CARAYON P. *et al.* Work related musculoskeletal disorders (WMSDs): a reference book for prevention. *London: Taylor & Francis; 1995.* — [4] ROQUELAURE Y, MARIEL J, DANO C, FANELLO S, PENNEAU-FONTBONNE D. Prevalence, incidence and risk factors of carpal tunnel syndrome in a large footwear factory. *Int J Occup Med Environ Health. 2001; 14(4): 357-67.* — [5] ROSECRANCE JC, COOK TM, ANTON DC, MERLINO LA. Carpal tunnel syndrome among apprentice construction workers. *Am J Ind Med 2002; 42(2): 107-16.* — [6] STEVENS J, BEARD C, O'FALLON W, KURLAND L. Conditions associated with carpal tunnel syndrome. Mayo Clinic proceedings. *Mayo Clinic. 1992; 67(6): 541.* — [7] BECKER J, NORA DB, GOMES I, STRINGARI FF, SEITENSUS R, PANOSSO JS, *et al.* An evaluation of gender, obesity, age and diabetes mellitus as risk factors for carpal tunnel syndrome. *Clin Neurophysiol. 2002; 113(9): 1429-34.* — [8] ROQUELAURE Y, MECHALI S, DANO C, FANELLO S, BENETTI F, BUREAU D, *et al.* Occupational and personal risk factors for carpal tunnel syndrome in industrial workers. *Scand J Work Environ Health. 1997; 23(5): 364-9.* — [9] ARMSTRONG T, DALE AM, FRANZBLAU A, EVANOFF BA. Risk factors for carpal tunnel syndrome and median neuropathy in a working population. *J Occup Environ Med 2008; 50(12): 1355-64.* — [10] MAGHSOUDIPOUR M, MOGHIMI S, DEHGHAAN F, RAHIMPANAH A. Association of occupational and non-occupational risk factors with the prevalence of work related carpal tunnel syndrome. *J Occup Rehabil. 2008; 18(2): 152-6.*

[11] MATTIOLI S, BALDASSERONI A, BOVENZI M, CURTI S, COOKE RMT, CAMPO G, *et al.* Risk factors for operated carpal tunnel syndrome: a multicenter population-based case-control study. *BMC Public Health. 2009; 9: 343.* — [12] SHIRI R, MIRANDA H, HELIÖVAARA M, VIIKARI-JUNTURA E. Physical work load factors and carpal tunnel syndrome: a population-based study. *Occup Environ Med. 2009; 66(6): 368-73.* — [13] BURT S, CROMBIE K, JIN Y, WURZELBACHER S, RAMSEY J, DEDDENS J. Workplace and individual risk factors for carpal tunnel syndrome. *Occup Environ Med. 2011; 68(12): 928-33.* — [14] HA C, ROQUELAURE Y. Réseau expérimental de surveillance épidémiologique des troubles musculo-squelettiques dans les Pays de la Loire. *Protocole de la surveillance dans les entreprises (2002-2004). Saint Maurice : Institut de veille sanitaire; 2007.* — [15] SLUITER JK, REST KM, FRINGS-DRESEN MH. Criteria document for evaluating the work-relatedness of upper-extremity musculoskeletal disorders. *Scand J Work Environ Health. 2001; 27 Suppl 1:1-102.* — [16] ROQUELAURE Y, HA C, LECLERC A, TOURANCHET A, SAUTERON M, MELCHIOR M, *et al.* Epidemiologic surveillance of upper-extremity musculoskeletal disorders in the working population. *Arthritis Rheum 2006, 55(5): 765-78.* — [17] HA C, ROQUELAURE Y, LECLERC A, TOURANCHET A, GOLDBERG M, IMBERNON E. The French Musculoskeletal Disorders Surveillance Program: Pays de la Loire network. *Occup Environ Med. 2009; 66(7): 471-9.* — [18] NIEDHAMMER I. Psychometric properties of the French version of the Karasek Job Content Questionnaire: a study of the scales of decision latitude, psychological demands, social support, and physical demands in the GAZEL cohort. *Int Arch Occup Environ Health. 2002; 75(3): 129-44.* — [19] VAN RIJN RM, HUISSTEDE BMA, KOES BW, BURDORF A. Associations between work-related factors and the carpal tunnel syndrome--a systematic review. *Scand J Work Environ Health. 2009; 35(1): 19-36.* — [20] MESSING K, STOCK SR, TISSOT F. Should studies of risk factors for musculoskeletal disorders be stratified by gender? Lessons from the 1998 Québec Health and Social Survey. *Scand J Work Environ Health. 2009; 35(2): 96-112.*

[21] DEMPSEY PG, MATHIASSEN SE, JACKSON JA, O'BRIEN NV. Influence of three principles of pacing on the temporal organisation of work during cyclic assembly and disassembly tasks. *Ergonomics. 2010; 53(11): 1347-58.* — [22] KUIJER P, VAN DER BEEK A, VAN DIEËN J, VISSER B, FRINGS-DRESEN M. Effect of job rotation on need for recovery, musculoskeletal complaints, and sick leave due to musculoskeletal complaints: a prospective study among refuse collectors. *Am J Ind Med 2005;47(5): 394-402.* — [23] MATHIASSEN SE. Diversity and variation in biomechanical exposure: what is it, and why would we like to know? *Appl Ergon. 2006; 37(4): 419-27.* — [24] WELLS R, McFALL K, DICKERSON CR. Task selection for increased mechanical exposure variation: relevance to job rotation. *Ergonomics. 2010; 53(3): 314-23.* — [25] FRAZER MB, NORMAN RW, WELLS RP, NEUMANN PW. The effects of job rotation on the risk of reporting low back pain. *Ergonomics 2003; 46(9): 904-19.* — [26] REMPEL D, EVANOFF B, AMADIO PC, DE KROM M, FRANKLIN G, FRANZBLAU A, *et al.* Consensus criteria for the classification of carpal tunnel syndrome in epidemiologic studies. *Am J Public Health. 1998; 88(10): 1447-51.*

CONTRAINTES PROFESSIONNELLES ET TMS DE LA MAIN : ANALYSE DES FACTEURS DE RISQUE BIOMÉCANIQUES

PAR

A. AUBLET-CUVELIER[1], F. CAIL[1], A. SAVESCU[1],
B. BOUVIER[1], Y. ROQUELAURE[2], A. DESCATHA[3]

Les facteurs de risque biomécaniques des troubles musculosquelettiques (TMS) de la main ont fait l'objet de nombreux travaux dans des champs disciplinaires variés (épidémiologie, ergonomie, physiologie, sciences du mouvement...). Ils bénéficient d'un long historique de recherche, tant sur la question du lien de causalité entre certaines affections de la main et leurs facteurs de risque biomécaniques que sur la question de leur évaluation par le développement d'outils spécifiques. Après une revue des principaux facteurs de risque biomécaniques des TMS de la main, ce chapitre abordera la présentation des outils d'évaluation à disposition des acteurs de la prévention des TMS.

PRINCIPAUX FACTEURS DE RISQUE BIOMÉCANIQUES DES TMS DE LA MAIN

La liste des TMS de la main n'est pas exhaustive. Nous retiendrons dans cette revue les principaux TMS de la main recensés dans le consensus SALTSA [34] : le syndrome du canal carpien, les tendinopathies des extenseurs et fléchisseurs de la main, la ténosynovite de De Quervain, le syndrome de la loge de Guyon et les atteintes liées aux vibrations bras-main.

Concernant le syndrome du canal carpien (SCC), Bernard *et al* [8] ont mis en évidence, avec un bon niveau de preuve épidémiologique, l'association du SCC avec les efforts, la répétitivité et les vibrations bras-main (*cf.* tableau 1). Cette association est renforcée lorsque ces facteurs de risque sont combinés. En revanche, dans cette revue, le niveau de preuve apparaît insuffisant concernant les postures. Palmer *et al.* [26] confirment, à partir d'une revue systématique, le rôle des mouvements de flexion-extension du poignet dans la survenue du SCC, rôle accru par les prises en force. Une revue plus récente de Van Rijn *et al.* [35] conclut à un niveau de preuve élevé quant à l'association du SCC à une force moyenne requise >4 kg, un travail très répétitif (temps de cycle <10 secondes ou > 50 % du temps de cycle en réalisant les mêmes mouvements), un niveau élevé de vibrations bras-main, un travail prolongé avec le poignet en flexion et/ou en extension

[1] INRS, Laboratoire de Biomécanique et d'Ergonomie, Département Homme au Travail - 54519 Vandoeuvre-Les-Nancy Cedex - email : aublet@inrs.fr

[2] Université d'Angers, Laboratoire d'Ergonomie et d'Epidémiologie en Santé au Travail (LEEST), UPRES EA 4336, Unité associée à l'Institut de veille sanitaire, CHU, Angers

[3] AP-HP, Unité de pathologie professionnelle/SAMU92, Hôpitaux universitaires de Paris Ile-de-France Ouest, site de Poincaré - F92380 Garches

et la combinaison de ces facteurs de risque. Parmi les autres facteurs évoqués dans la littérature figurent la pression directe exercée sur le canal carpien [29, 30] et l'augmentation de la pression intra-canalaire engendrée par l'extension et l'abduction du poignet respectivement au-delà de 30° et 15° [7].

Tableau I : *Force de la relation entre les principaux facteurs de risque biomécaniques et les TMS-MS de la main et du poignet [8]*

Force de la relation / **Région anatomique** *Facteur de risque*	+++	++	+/0
Main/Poignet			
Syndrome du Canal Carpien			
Répétitivité		✓	
Effort		✓	
Amplitude articulaire			✓
Vibration		✓	
Combinaison	✓		
Tendinite			
Répétitivité		✓	
Effort		✓	
Amplitude articulaire		✓	
Combinaison	✓		

Légende : combinaison = présence d'au moins 2 facteurs de risque

Globalement, les tendinopathies des extenseurs et fléchisseurs des doigts sont associées, avec un niveau de preuve élevé, à la combinaison d'une forte répétitivité des gestes en flexion/extension du poignet, d'efforts intenses et/ou prolongés et de postures contraignantes du poignet (*cf. tableau 1*). Le doigt à ressaut est une forme singulière de tendinopathie des fléchisseurs des doigts consécutive à une ténosynovite sténosante des fléchisseurs entravant le glissement des tendons dans les poulies fibreuses des doigts, principalement de la première phalange. Les facteurs biomécaniques combinent des activités nécessitant la flexion répétée ou soutenue des doigts avec des forces de cisaillement sur une petite partie du tendon, comme par exemple le port de sacs lourds, l'écriture prolongée, le transport de pierres ou le maintien de petits outils [1, 21].

La ténosynovite de De Quervain (TDQ) qui touche les structures tendineuses et péritendineuses des long abducteur et court extenseur du pouce a fait l'objet de peu de travaux quant aux facteurs de risque professionnels. Les principaux facteurs de risque biomécaniques identifiés sont les mouvements répétitifs de flexion-extension du pouce (comme dans les activités de pipetage en laboratoire), le maintien prolongé/répété du pouce en abduction et en extension associé à la déviation ulnaire du poignet (maintien de la tête des bébés par les aides-puéricultrices, utilisation de track-ball, postures des dentistes et chirurgiens lors de l'utilisation de certains instruments...) le travail manuel en force et la combinaison de ces facteurs [1]. Roquelaure *et al.* [27] trouvent une association de la TDQ avec le maintien de postures extrêmes du poignet plus de 2 heures par jour et des mouvements répétés associés au vissage plus de 2 heures par jour. Dans cette étude, l'association à une forte répétitivité de la tâche est à la limite de la significativité (OR=1,8 IC95 % [0,9-3,4]).

Les facteurs de risque du Syndrome de Guyon, atteinte peu fréquente, sont essentiellement l'appui prolongé sur le talon de la main et l'utilisation de la main comme d'un marteau, lorsque la pression s'exerce sur l'éminence hypothénar [15].

Les atteintes liées aux vibrations bras-main concernent principalement les atteintes ostéo-articulaires (ostéonécrose du lunatum et du scaphoïde) et le syndrome de Raynaud. Les atteintes ostéo-articulaires sont liées à l'exposition aux basses fréquences (<50 Hz) résultant de l'utilisation de machines percutantes tandis que le syndrome de Raynaud est lié à l'utilisation de machines émettant des fréquences plus élevées (entre 50 et 200 Hz). Il s'agit d'outils vibrants rotatifs (meuleuses, fraiseuses, polisseuses...) [16]. Une relation dose-réponse a été établie dans plusieurs études entre la sévérité des troubles et l'intensité de l'exposition, caractérisée par la dose vibratoire reçue qui dépend de l'intensité de la vibration, de la durée quotidienne d'exposition et de sa durée cumulée [12]. La survenue de syndrome de Raynaud peut être prédite sur la base de l'exposition cumulée aux vibrations en se référant à la norme NF EN ISO 5349 [23].

OUTILS D'ÉVALUATION DES FACTEURS DE RISQUE BIOMÉCANIQUES DES TMS DE LA MAIN

Les outils d'évaluation des facteurs de risque biomécaniques se répartissent en 4 catégories principales : les questionnaires, les grilles d'observation, les outils de la métrologie biomécanique et les outils de simulation qui permettent l'évaluation de facteurs de risque biomécaniques au stade de la conception. Ces outils nécessitent des apprentissages plus ou moins complexes et quels qu'ils soient, n'ont de sens que s'ils sont intégrés dans une démarche globale de prévention des TMS. Cette partie vise à présenter quelques-uns des principaux outils illustratifs de leur catégorie. Les outils d'évaluation des vibrations ne seront pas abordés dans ce cadre, du fait de leur domaine d'application très spécifique.

QUESTIONNAIRES

De nombreux questionnaires sont utilisés pour évaluer l'exposition aux principaux facteurs de risque de TMS du membre supérieur. Ils sont souvent destinés à être utilisés sous la forme d'auto-questionnaires comportant généralement des questions génériques (relatives à des facteurs de risque communs aux TMS du membre supérieur) et des questions spécifiques d'une pathologie ou d'une région anatomique. Parmi eux, celui développé par l'INRS en 2000 [9] permet de recueillir auprès des salariés leurs plaintes de TMS, leurs principaux symptômes de stress ainsi que leur perception des facteurs psychosociaux, de la répétitivité des gestes et de la force musculaire requise par le travail. Ce recueil s'effectue au moyen d'échelles d'évaluation remplies par l'opérateur qui doit se positionner entre 2 termes extrêmes. C'est donc uniquement le ressenti de l'opérateur qui est appréhendé avec ce type de questionnaire mais les informations qui en sont issues s'avèrent très utiles à l'élaboration du diagnostic ergonomique concernant une problématique TMS dans une entreprise en guidant notamment l'intervention vers l'analyse prioritaire de situations de travail. Leur utilisation peut aussi faire l'objet d'enquêtes épidémiologiques. Ainsi, le questionnaire établi dans le cadre du réseau de surveillance expérimentale des TMS dans les Pays-de-la-Loire [32] comporte des questions construites à partir des critères du consensus SALTSA [34]. Pour la main et le poignet, ces questions portent sur des facteurs de risque biomécaniques génériques (mouvements très répétitifs du membre supérieur, absence de récupération si mouvements très répétitifs, efforts des muscles du bras et de l'avant-bras) et sur des facteurs de risque biomécaniques spécifiques (les mouvements de torsion du poignet, l'utilisation de la pince pouce-index, l'utilisation d'outils vibrants ou d'un écran informatique). Pour chaque facteur de risque, des informations complémentaires concernent la fréquence et la durée d'exposition. L'exposition au risque de TMS est ensuite classée en 3 niveaux d'exposition (acceptable, non recommandé, à éviter) qui servent à définir le caractère attribuable ou non au travail des TMS identifiés.

GRILLES D'OBSERVATION

Une trentaine d'outils d'observation, en français ou en anglais, est disponible et des recensements sont régulièrement effectués par divers organismes [31, 18, 11] dans le but d'aider les préventeurs dans leur choix d'un outil. La très grande majorité de ces grilles (RULA [17], OCRA [25], HAL [5], Strain index [20]...) nécessite de posséder des compétences en ergonomie car elles reposent sur l'observation de l'activité réelle du salarié. Ainsi, l'INRS a développé l'outil OREGE (Outil de Repérage et d'Evaluation des GEstes, 2000) [3] qui a la particularité d'être basé sur le dialogue entre le préventeur et le salarié. Tant pour l'effort concernant des actions de travail précises, comme saisir une visseuse verticale suspendue, que pour la répétitivité des gestes, préventeur et salarié remplissent chacun une grille d'évaluation puis discutent pour s'accorder sur des valeurs communes. Le préventeur doit rechercher les indices objectifs proposés pour assurer son jugement concernant les efforts et la répétitivité et les confronter ensuite avec les appréciations de l'opérateur. Quant à la posture, le préventeur, pour chaque action retenue, estime dans quelle classe de confort se situe l'angle des articulations observées, en s'aidant de figures proposant des valeurs seuils. Le but est de juger de l'acceptabilité des actions étudiées et de prioriser les situations à analyser en priorité compte tenu du niveau de risque identifié. Ces principes ont été intégrés dans l'outil informatisé VIDAR d'aide à la prévention des TMS dans les petites entreprises qui permet, en confrontant le travailleur avec la video de son activité de travail de le guider dans l'évaluation des facteurs de risque de TMS [14, 4].

Un autre outil ne nécessitant pas de compétences en ergonomie, la check-list de l'OSHA *(Occupational Health Administration)* [2], est à considérer comme un outil de dépistage plus qu'un outil d'analyse. Il s'agit de définir si un poste est à risque de TMS. Connaissant la durée d'occupation du poste, le préventeur observe le salarié lors de son activité et recherche la présence de facteurs de risque biomécaniques en s'aidant d'une grille déjà codée. Un score de risque est ensuite calculé afin de qualifier le poste vis-à-vis du risque de TMS. Cet outil ne nécessite pas de compétence particulière en ergonomie et sa durée d'utilisation est de 5 à 10 minutes par poste, à la différence d'OREGE qui demande 1 à 2 heures.

MÉTROLOGIE BIOMÉCANIQUE

La métrologie biomécanique permet de quantifier les efforts, les angles articulaires, voire de modéliser le mouvement humain (cinématique) au moyen d'équipements et de méthodes sophistiqués qui nécessitent des compétences approfondies, tant dans la phase d'acquisition de données que dans celles de l'analyse et de l'interprétation des données. La quantification de l'effort s'effectue au moyen de l'électromyographie de surface (EMGs) qui permet de recueillir l'activité électrique de muscles ou groupes musculaires superficiels, non seulement en conditions de laboratoire mais aussi en conditions réelles de travail. Pour l'évaluation des facteurs de risque biomécaniques de la main, les muscles fléchisseurs communs superficiels et extenseurs communs des doigts peuvent ainsi faire l'objet d'analyse EMGs. Le protocole d'acquisition de données comporte l'enregistrement de l'activité électrique du muscle au repos puis durant une épreuve de force maximale volontaire ou sous-maximale en respectant les recommandations du SENIAM [33]. Toutes les valeurs d'EMGs obtenues durant l'exécution de la tâche sont ensuite exprimées en référence à cette valeur étalon. Synchronisées avec l'enregistrement vidéo de l'activité de travail, elles peuvent ensuite faire l'objet d'une analyse en fonction de la nature de l'activité réalisée afin d'identifier, par exemple, les actions les plus sollicitantes au plan musculaire.

Pour quantifier les angles de l'articulation du poignet, des dispositifs simples (goniomètres) peuvent être utilisés sur des supports photographiques (séquencés ou non) voire sur des supports vidéos à partir de la mise en œuvre de goniomètres virtuels (apposition d'un marquage virtuel des segments de membre sur lesquels porte l'évaluation angulaire). Les limites de ces dispositifs numériques sont liées aux conditions d'acquisition de l'image qui doivent respecter une visée orthogonale par rapport au plan observé pour permettre un relevé réaliste des angles. Ces dispositifs sont donc réservés à des activités sédentaires, dans des conditions quasi-statiques ou comportant des déplacements des segments corporels investigués dans un plan toujours identique, comme par exemple pour la commande d'un bras articulé monté sur un tracteur pour le fauchage ou dans le travail sur écran. Les électrogoniomètres comportent un ou deux degrés de liberté et permettent d'évaluer simultanément la flexion/extension et l'abduction/adduction du poignet. En dérivant le signal émis par l'électrogoniomètre dans le plan flexion/extension, on obtient la répétitivité des mouvements du poignet exprimée en nombre de mouvements par minute [13]. D'autres technologies telles que les systèmes optoélectroniques d'analyse du mouvement peuvent être utilisées. A partir du placement de marqueurs rétro-réfléchissants positionnés sur l'appareil locomoteur, l'acquisition de données est réalisée *via* des caméras infrarouge [10]. Cette technologie permet de modéliser le mouvement humain à partir des données enregistrées en 3 dimensions, dont le traitement a posteriori permet de calculer entre autres des données angulaires et la vitesse de déplacement des segments corporels enregistrés. Contrairement aux techniques précédentes, de tels systèmes sont principalement utilisés lors des études en laboratoire car ils ne sont valables que dans un espace de capture défini, sont sensibles à la lumière et les capteurs doivent pouvoir être identifiés par le champ des caméras tout le long de leur course, sans être masqués par un obstacle physique. Complétant cet arsenal, depuis quelques années, la technologie des capteurs inertiels a fait son apparition [28]. Les capteurs inertiels permettent de calculer les mouvements dans les trois plans de l'espace en combinant l'utilisation d'accéléromètres, de gyroscopes et de magnétomètres qui caractérisent leur orientation. Ainsi, en positionnant deux capteurs inertiels sur deux segments corporels adjacents, l'orientation relative d'un segment par rapport à l'autre peut être calculée et l'angle ainsi déduit. Leur utilisation sur le terrain est facilitée par le fait qu'ils sont non filaires et qu'ils sont de plus en plus miniaturisés, ce qui est particulièrement important concernant la main. Ils sont toutefois sensibles à la perturbation électro-magnétique ; la présence d'objets ferreux dans l'environnement peut donc altérer la fiabilité des données acquises.

OUTILS DE SIMULATION

Ces outils sont pour la plupart destinés aux concepteurs des bureaux des méthodes et des bureaux d'études. Ils peuvent être divisés en trois catégories principales. La première catégorie concerne les modèles de simulation humains, essentiellement des mannequins virtuels tels que Jack®, Ramsis® ou Ergoman® destinés à simuler le comportement humain dans un environnement virtuel pour assurer par exemple dans les meilleures conditions possibles des opérations de maintenance préventive ou corrective [22]. Ces dispositifs peuvent intégrer des lois de contrôle moteur qui tiennent compte de valeurs seuil à ne pas dépasser en termes d'angulation, de répétitivité des mouvements ou d'efforts, de façon à limiter l'exposition aux principaux facteurs de risque biomécaniques du membre supérieur. La deuxième catégorie concerne les outils d'aide à la conception à intégrer dans des logiciels de conception numérique de process (lignes d'assemblage). Le logiciel ErgoSAM® qui s'intègre dans la méthode MTM de définition des temps alloués à chaque action en est un exemple. La troisième catégorie comprend des outils d'aide à l'identification de facteurs biomécaniques qui sont accessibles à un public de préventeurs spécialistes ou non de la conception. Les applications logicielles MUSKA® [19] et CAPTMS® [6] sont illustratives de cette catégorie. Les fonctionnalités de MUSKA visent à évaluer des niveaux de risque de TMS à partir de données quantifiées issues d'observations de l'activité de travail et d'identifier ainsi les opérations de travail les plus exigeantes. MUSKA permet la simulation de l'impact de transformations techniques, organisationnelles et humaines sur l'exposition aux principaux facteurs de risque biomécaniques. CAPTMS est un outil interactif qui intègre les recommandations de la norme EN 1005-5 [24] pour évaluer les principaux facteurs de risque biomécaniques du membre supérieur.

* *
*

En conclusion, s'il existe un niveau de preuve élevé concernant les relations entre certains facteurs de risque biomécaniques et des affections telles que le SCC et le syndrome de Raynaud, les liens de causalité de ces facteurs avec d'autres TMS de la main doivent faire l'objet d'investigations complémentaires. Pour mémoire, les facteurs de risque psychosociaux et organisationnels sont également à prendre en compte dans l'évaluation du risque. De nombreux outils d'évaluation des facteurs biomécaniques, tant dans le domaine de la recherche que sur le terrain, sont désormais disponibles, avec des degrés de complexité très variables. Ils bénéficient de l'apport des nouvelles technologies qui en facilitent l'utilisation en conditions réelles de travail.

RÉSUMÉ

Le syndrome du canal carpien, les tendinopathies des extenseurs et fléchisseurs de la main, la ténosynovite de De Quervain, le syndrome de la loge de Guyon et les atteintes liées aux vibrations bras-main font l'objet d'une revue de la littérature quant à leurs liens avec les principaux facteurs de risque biomécaniques. Si ces liens sont clairement établis pour certaines des affections, d'autres TMS ont fait l'objet de moins d'investigations et nécessitent des recherches complémentaires. Pour l'évaluation de ces facteurs de risque biomécaniques, de nombreux outils sont disponibles. Ils se répartissent en 4 catégories principales : les questionnaires, les grilles d'observation, les outils de la métrologie biomécanique et les outils de simulation. Ces outils nécessitent des apprentissages plus ou moins complexes et sont destinés à des acteurs cibles différents en fonction des objectifs visés (recherche expérimentale, enquêtes épidémiologiques, intervention ergonomique...).

BIBLIOGRAPHIE

[1] ANDREU JL, OTON T, SILVA-FERNANDEZ L, SANZ J. Hand pain other than carpal tunnel syndrome (CTS): the role of occupational factors. *Best Pract Res Clin Rheumatol 2011; 25(1): 31-42.* — [2] APTEL M. Un outil de dépistage : la check-list de l'OSHA. Documents pour le Médecin du Travail, *INRS 2000; TC 78: 195-98.* — [3] APTEL M, LAHAYE S, GERLING A. Un outil d'évaluation des facteurs de risques biomécaniques : OREGE (Outil de Repérage et d'Evaluation des Gestes). *Documents pour le Médecin du Travail, INRS 2000 ; TC 78: 217-23.* — [4] APTEL M, MOREL O, AUBLET-CUVELIER A, GUERRIER A, FORSMAN M. Une méthode-outil d'aide à la prévention des TMS développée pour les petites entreprises : VIDAR. *Documents pour le Médecin du Travail 2008 :TF 169 : 221-31.* — [5] ARMSTRONG TJ. The hand activity level: using task level outputs to evaluate job risk. Fundamentals and Assessment Tools for Occupational Ergonomics. William S. Marras and Waldemar Karwowski. *CRC Press 2006:41-1 - 41-14.* — [6] ATAIN-KOUADIO JJ, AUBLET-CUVELIER A, CLAUDON L, MOCHEL JL, MUTH D. Operational validity of CAPTMS design tool for assessing musculoskeletal disorder risk. Proceedings of the 7th international scientific conference on prevention of work-related musculoskeletal disorders, *Angers, France, 2010.* — [7] BACH JM, HONAN M, REMPEL DM. Carpal tunnel pressure when typing with the wrist at different postures. *Marconi Research conference 1997.* — [8.] BERNARD BP. Musculoskeletal disorders and workplace factors: a critical review of epidemiologic evidence for work-related musculoskeletal disorders of the neck, upper extremity and low back. *Cincinnati (OH): United States Department Services ; 1997.* — [9] CAIL F, MOREL O, APTEL M. Un outil de recueil et d'analyse des facteurs de risque : le questionnaire TMS (nouvelle version). *Documents pour le Médecin du Travail, INRS, 2000 : 199-216.* — [10] CAPOZZO A, CATANI F, CROCE UD, LEARDINI A. Position and orientation in space of bones during movement: anatomical frame definition and determination. *Clin Biomech (Bristol, Avon) 1995; 10: 171-8.*

[11] CONSEIL DE LA SANTÉ ET DE LA SÉCURITÉ AU TRAVAIL DE L'ONTARIO – *Trousse de prévention des TMS 2008 ; 44p.* — [12] GRIFFIN MJ, BOVENZI M, NELSON CM. Dose-response patterns for vibration-induced white finger. *Occup Environ Med 2003; 60: 287-94.* — [13] HANSSEN GA, BALOGH I, OHLSSON K, RYLANDER L, SKERFVING S. Goniometer measurement and computer analysis of wrist angles and movements applied to occupational repetitive work. *J Electromyog Kinesiol 1996; 6: 23-35.* — [14.] JOHANSSON HANSE J, & FORSMAN M. Identification and analysis of unsatisfactory psychosocial work situations: a participatory approach employing video-computer interaction. *Applied Ergonomics 2001; 32(1): 23-9.* — [15] JONES JG. Ulnar tunnel syndrome. *Am Fam Physician 1991; 44(2): 497-502.* — [16] LASFARGUES G. Effets des vibrations sur le système main-bras. *Hygiène et Sécurité du travail 2011 ; 223-11: 19-23.* — [17] Mc ATAMNEY L, NIGEL CORLETT E. RULA: a survey method for the investigation of work-related upper limb disorders. *Applied Ergonomics 1993: 91-9.* — [18] MALCHAIRE J, GAUTHY R, PIETTE A, STRAMBI F. A classification of methods for assessing and/ or preventing the risks of musculoskeletal disorders. *ETUI, Bruxelles 2011; 48p.* — [19] MERLIN X. THIBAULT JF, GARRIGOU A. De l'outil Muska à la démarche de prévention des TMS : quelles appropriations ? Comparaison entre une PME et une grande entreprise. *Actes du 3e congrès francophone sur les TMS, Grenoble 2011.* — [20] MOORE JS, GARG A. The Strain Index: A Proposed Method to Analyze Jobs for Risk of Distal Upper Extremity Disorders. *Am Ind Hyg Assoc J 1995; 56 (5): 443-58.*

[21] MOORE JS. Flexor tendon entrapment of the digits (trigger finger and trigger thumb). *J Occup Environ Med 2000; 42(5): 526-45.* — [22] NEUMAN P. Inventory of Tools for Ergonomic Evaluation. *NIWL 2006 Arbetslivsrapport NR 2006; 21; 23p.* (http://www.ryerson.ca/pneumann/research/documents/tool_inventory.pdf) — [23] Norme NF EN ISO 5349-1 avril 2002. Vibrations mécaniques. Mesurage et évaluation des expositions des individus aux vibrations transmises par la main. *Partie 1 : exigences générales. AFNOR 2002.* — [24.] Norme NF EN 1005-5 – Sécurité des machines. Performance physique et humaine. Partie 5 : appréciation du risque relatif à la manutention répétitive à fréquence élevée. *AFNOR 2007 ;73p.* — [25] OCCHIPINTI E. OCRA: a concise index for the assessment of exposure to repetitive movements of the upper limbs. Ergonomics 1998: 1290-311. — [26] PALMER KT, HARRIS EC, COGGON D. Carpal tunnel syndrome and its relation to occupation: a systematic literature review. *Occup Med (Lond) 2007; 57(1): 57-66.* — [27] PETIT LE MANACH, ROQUELAURE Y, HA C, BODIN J, MEYER G, BIGOT F, VEAUDOR M, DESCATHA A, GOLDBERG M, IMBERNON E. Risk factors for de Quervain's Disease in a French working population. *Scand J Work Environ Health 2011; 37(5): 394-401.* — [28] PICERNO P, CEREATTI A. CAPOZZO A. Joint kinematics estimate using wearable inertial and magnetic sensing modules, *Gait Posture 2008; 28: 588-95.* — [29] REMPEL DM, HORIE S. Effect of wrist posture during typing on carpal tunnel pressure. *WWDU 1994: 27-28.* — [30] REMPEL DM, HORIE S. Effect of keyboard wrist rest on carpal tunnel pressure. *WWDU 1994: 29-30.*

[31] RINGELBERG JA, KOUKOULAKI T. Risk estimation for musculoskeletal disorders in machinery design. *TUTB, Bruxelles 2002; 80p.* — [32] ROQUELAURE Y, HA C, SAUTERON M. Réseau expérimental de surveillance épidémiologique des troubles musculo-squelettiques dans les Pays de la Loire. Surveillance en entreprises en 2002. *Rapport de l'Institut de veille sanitaire. Mai 2005 ;100 pages.* — [33] SENIAM 5. The state of the art on sensors and sensor placement procedures for surface electromyography : a proposal for sensor placement procedures. In Hermens H. Freriks, Roessingh B. Eds. *Research and development, Netherlands 1997; 154 p.* — [34] SLUITER JK, REST KM, FRINGS-DRESEN MHW. Criteria document for evaluation of the work-relatedness of upper extremity musculoskeletal disorders. *Scand J Work Environ Health 2001; 27 suppl 1 :1-102.* — [35] VAN RIJN RM, HUISSTEDE BMA, KOES BW, BURDORF A. Associations between work-related factors and the carpal tunnel syndrome – a systematic review. *Scand J Work Environ Health 2009; 35(1): 19-36.*

C

EVALUATION

EXAMEN PHYSIQUE DE LA MAIN ET DU POIGNET EN CONTEXTE PROFESSIONNEL

PAR

B. FOUQUET, F. DOURY-PANCHOUT

La main est l'organe de la préhension par l'intermédiaire de la face palmaire, maintenue concave par l'intermédiaire de l'arche proximale transversale au niveau du carpe, l'arche transversale distale au niveau de la tête et du col des métacarpiens et l'arche longitudinale le long des métacarpiens. Les muscles lombricaux et interosseux renforcent l'action des structures ligamentaires et aponévrotiques visant à cette concavité.

La préhension est facilitée par la convergence des chaînes digitales en flexion-adduction et la divergence en ouverture par l'extension-abduction. La préhension comporte dans sa réalisation : une intentionnalité, une mécanique de prise et une information sensorielle permanente. Les autres fonctions de la main ne peuvent pas être oubliées : organe de communication, organe de fonction d'hygiène, d'habillage et d'alimentation.

Fédération de Médecine Physique et de Réadaptation - CHU Tours - CHIC Amboise-Château Renault - Hôpital Trousseau - 37044 Tours Cedex 9 - Fouquet@med.univ-tours.fr

Le poignet, par l'intermédiaire des structures anatomiques qui le compose, est une région clé, souvent le premier signe d'une affection générale.

Les causes de douleurs à la main et au poignet sont nombreuses (tableau I), parfois erratiques du fait de la superposition dans un espace restreint de multiples structures anatomiques qu'une palpation fine doit essayer de séparer.

L'examen clinique au cours des affections douloureuses de la main doit permettre d'une part, d'orienter correctement la stratégie complémentaire, confirmatoire, de l'examen clinique. Pour le médecin du travail, plusieurs situations sont possibles : soit il s'agit d'un processus douloureux de type nociceptif par micro-traumatismes répétitifs en particulier, imposant une orientation précise quant à la nature professionnelle de l'affection, soit il s'agit de la constatation d'une tuméfaction et se pose le problème du diagnostic d'un kyste du poignet et sa signification pathologique ; enfin, il peut s'agir d'une douleur de type neurogène et se pose alors la question du diagnostic d'un syndrome canalaire.

L'examen clinique de la main douloureuse, par le médecin du travail, a une double finalité : faire le diagnostic d'un trouble musculo-squelettique le plus précis possible, dans une option d'épidémiologie au sein d'une entreprise ; diagnostiquer de façon précise une atteinte dans une finalité d'adaptation du poste de travail.

La méthode développée par l'INRS si elle permet de repérer des affections globales, ne permet pas de définir un diagnostic clinique précis [2].

Tableau I : *Etiologies des douleurs du poignet non traumatiques*

Causes tendineuses	Causes neurologiques	Causes articulaires	Autres
Tendinopathies des extenseurs Ténosynovites des extenseurs Tendinites de fléchisseurs Ténosynovites des fléchisseurs	Syndrome du nerf interosseux postérieur distal Syndrome du nerf médian Syndrome du nerf radial (sensitif) Syndrome du nerf cubital Syndrome de la traversée thoraco-brachiale Névralgie cervico-brachiale	Arthrose post-traumatique Arthrose primitive Arthropathie microcristalline Arthropathie secondaire : - amylose - sarcoïdose - polyarthrite rhumatoïde Hémopathies Arthrite infectieuse	Kystes synoviaux Algodystrophies Néoplasies

LES FONDAMENTAUX DE L'EXAMEN PHYSIQUE DE LA MAIN

L'inspection

L'inspection de la main se fait sur la présentation spontanée de celle-ci et le repérage de certains reliefs (fig. 1, 2, 3, 4) [22] : présence d'un effacement des plis : tuméfaction articulaire, tuméfaction en regard de la styloïde, tuméfaction en regard des fléchisseurs et des extenseurs, amyotrophie des espaces interdigitaux

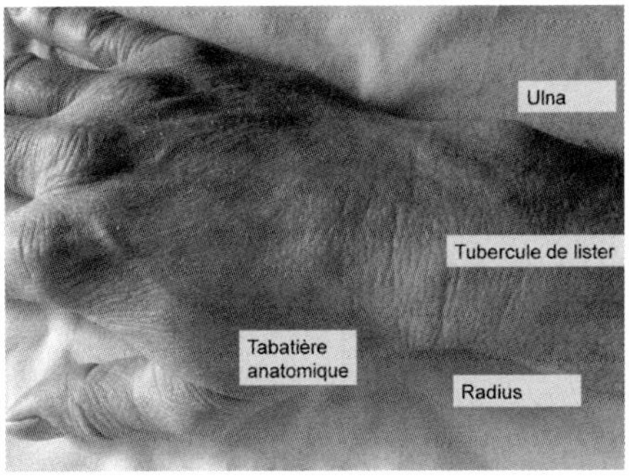

***Fig. 1** : Repères anatomiques de la face dorsale de la main.*

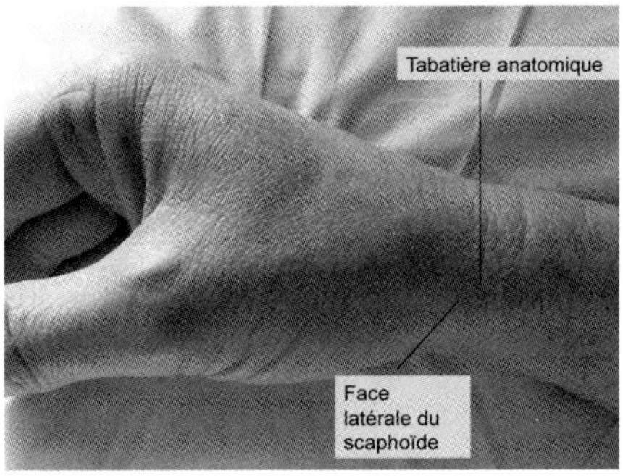

***Fig. 2** : Repères anatomiques de la face latérale de la main.*

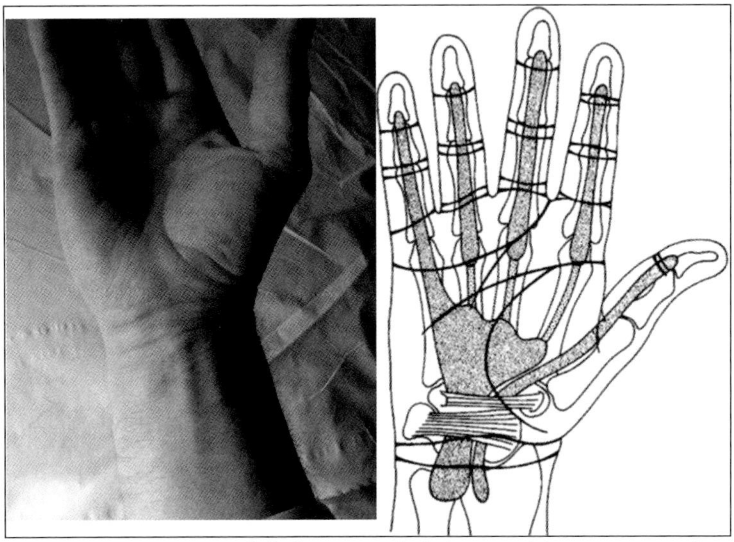

***Fig. 3** : Repères anatomiques de la face ventrale de la main (plis et gaines tendineuses)*

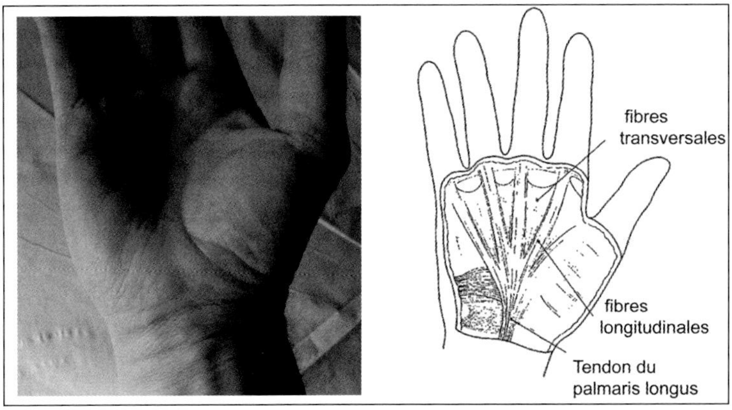

***Fig. 4** : Repères anatomiques du fascia palmaire*

métacarpiens, amyotrophie des éminences thénar et hypothénar, présence de quelques fasciculations.

La paume étant à plat sur la table, on peut noter toutes les déformations classiques traduisant le plus souvent une atteinte ostéo-articulaire et/ou tendineuse : coup de vent cubital, déformation en "Z" de la colonne du pouce au cours de la rhizarthrose, déformation des doigts en col-de-cygne, en maillet, en boutonnière par subluxation dorsale de la tête de P2 et mise en extension de l'interphalangienne distale, en griffe à l'occasion d'une lésion nerveuse cubitale avec hyperextension de la métacarpo-phalangienne proximale et flexion par rétraction des fléchisseurs, flexion concernant l'interphalangienne proximale et interphalangienne distale. L'inspection permet aussi de repérer des anomalies posturales des chaînes digitales (rétraction de la peau dans la région palmaire en lien avec une maladie de Dupuytren, accentuation de la flexion des IV et V^{e} chaînes digitales) [3].

L'inspection permet aussi de repérer la présence de kyste du poignet et de la main (tableau II). La majorité des kystes de la main sont des kystes synoviaux siégeant à proximité des articulations et tendons, siégeant majoritairement en regard du poignet, à sa face dorsale, plus fréquemment qu'en palmaire, augmentant aux efforts, régressant avec le repos. Ils sont à différencier d'autres atteintes plus rares [9, 12].

On décrit plusieurs types de kystes en fonction de leur localisation : le kyste dorsal siège le plus souvent au niveau du ligament scapho-lunaire, pouvant gêner la dorsiflexion ou entraîner une irritation du nerf interosseux postérieur ; le kyste de la gouttière au bord interne du poignet se développe à partir de la capsule, en regard de l'interligne radio-scaphoïdien. Plus antérieur, le kyste doit être différencié d'une ténosynovite du fléchisseur radial du carpe. Le kyste peut se développer en regard de la loge de Guyon, favorisé par une arthrose pysotriquétrale.

Tableau II : *Atteintes kystiques de la main et du poignet d'après Hsu*

Peau	Kystes	Tumeurs	Atteintes vasculaires	Infection
Verrue profonde Lésions cancéreuses Tumeur glomique	Synoviaux Mucoïdes Épidermoïdes Fibrome des gaines Nodules tendineux	Sarcome des tissus mous Tumeurs nerveuses Tumeur à cellules géantes des gaines	Anévrysmes	Abcès froid

Un kyste peut se développer en regard d'un carpe bossu, siégeant à la face dorsale de la 2e ou 3e métacarpo-phalangienne. Enfin, plus rarement, peuvent être observés des kystes d'autres natures (kystes épidermiques) correspondant le plus souvent à des réactions à des corps étrangers.

La palpation

La palpation des structures osseuses et tendineuses représente le 2e temps essentiel. Cette palpation va permettre de repérer anatomiquement une tuméfaction en regard des tendons fléchisseurs, extenseurs, au voisinage de la styloïde radiale, repérer une douleur ostéo-articulaire sur le dos de l'hamatum ou sur le scaphoïde dans la tabatière anatomique.

La mobilisation passive

La mobilisation passive des structures articulaires permet de dépister soit une atteinte articulaire, soit une atteinte tendineuse. L'étirement d'une structure tendineuse lésée s'accompagne d'une douleur focalisée et d'une douleur irradiée en aval.

Pour mémoire, la flexion des métacarpo-phalangiennes est de 80-90° pour une extension de 25 à 30° ; la flexion de l'interphalangienne proximale est de 115 à 120° pour une extension de 0° ; la flexion de l'interphalangienne distale est de 80° pour l'IPD pour 5° d'extension.

Au pouce, l'opposition est de 90° dans la trapézo-métacarpienne, l'abduction est de 60°, l'adduction de 30° et la flexion de l'interphalangienne proximale de 80°. L'extension est proche de 0°. Cette mobilisation passive va aussi permettre de dépister des états d'hyperlaxité ostéo-articulaire pouvant s'intégrer dans un contexte d'hyperlaxité diffuse. La mobilisation permet de noter aussi la présence d'un ressaut [1] au voisinage de la métacarpo-phalangienne en cas de “doigt à ressaut”.

La mobilisation active

La mobilisation active va permettre de retrouver normalement les mêmes amplitudes. Cette mobilisation permet de dépister la présence d'un doigt à ressaut. Toute limitation des mobilités passives qui s'accompagne d'une limitation active oriente vers une atteinte soit articulaire (articulation ou capsule), soit d'une rétraction et d'un accolement des structures tendineuses.

A l'inverse, toute limitation des mobilités actives, alors que les mobilités passives sont normales, oriente vers une atteinte tendineuse, vers une atteinte musculaire et/ou neurologique, périphérique ou centrale.

Explorations cliniques spécifiques

Classiquement, l'évaluation de la main se termine par l'exploration de la sensibilité et de la motricité. Globalement, les atteintes peuvent être groupées en fonction de l'innervation tronculaire. Cette exploration est fonction de la présence en particulier d'une douleur neurogène et d'une amytrophie notée à l'inspection. Les manœuvres contrariées sont effectuées en cas de suspicion de douleur nociceptive et d'atteinte tendineuse.

TENDINOPATHIES DU POIGNET

La triade symptomatique des tendinopathies comprend : une douleur sur le trajet du tendon, l'augmentation par l'étirement, l'augmentation par la contraction contrariée [6, 15, 16, 17]. La majorité des tendinopathies d'origine microtraumatique siègent au poignet [7]. On peut les répartir en tendinopathies des fléchisseurs et des extenseurs selon la méthode SALTSA [2]. Pour chacune des méthodes, l'évaluation doit être effectuée plus finement si l'on veut un diagnostic lésionnel précis.

Parmi les tendinopathies de la face palmaire, différents tableaux peuvent être individualisés : ténosynovite des fléchisseurs, tendinopathie du flexor carpi radialis [4, 8] en dehors et du flexor carpi ulnaris en dedans. La palpation permet de repérer la structure tendineuse incriminée. En cas de ténosynovite, la palpation retrouve une tuméfaction localisée et la mobilisation déclenche une crépitation palpable. La contraction contrariée déclenche une douleur localisée.

Une tendinopathie du flexor carpi ulnaris (petit palmaire) est évoquée par une douleur en regard du pisiforme (1er repaire palmaire du carpe), une douleur le long du tendon du flexor carpi ulnaris (petit palmaire), une douleur en flexion contrariée du poignet, une douleur en extension et inclinaison radiale progressive du poignet.

Une ténosynovite ou une tendinopathie des fléchisseurs, au carpe, est diagnostiquée sur une tuméfaction de la face palmaire du carpe, une douleur localisée à la région palmaire du carpe, une contraction contrariée des fléchisseurs et la mise en extension progressive du carpe. Une palpation fine, peu appuyée, peut permettre de mettre en évidence une crépitation locale signalant la présence d'une ténosynovite.

Une tendinite du flexor carpi radialis est évoquée sur une douleur nociceptive du versant radial du carpe, au voisinage du tubercule du scaphoïde, une douleur en extension et inclinaison cubitale progressive et une flexion-inclinaison radiale contrariée du poignet [4, 8].

Les tendinopathies dorsales du poignet [13] représentent l'ensemble des tendinopathies survenant au cours de mouvements d'extension. Ces atteintes tendineuses siègent dans les 6 compartiments ou gaines ostéo-fibreuses (fig. 5 et 6).

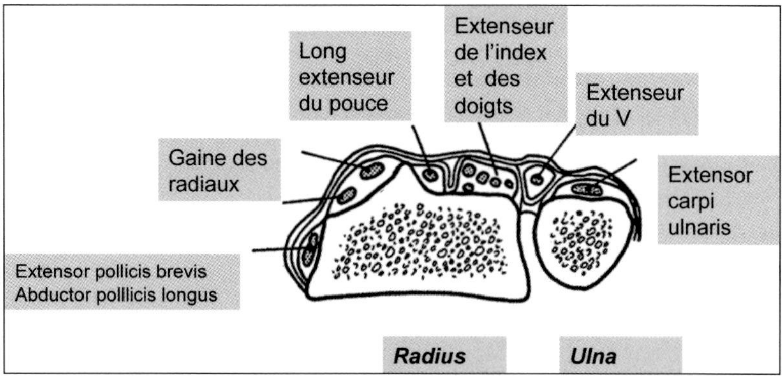

***Fig. 5 :** Répartition anatomique des tendons extenseurs au carpe.*

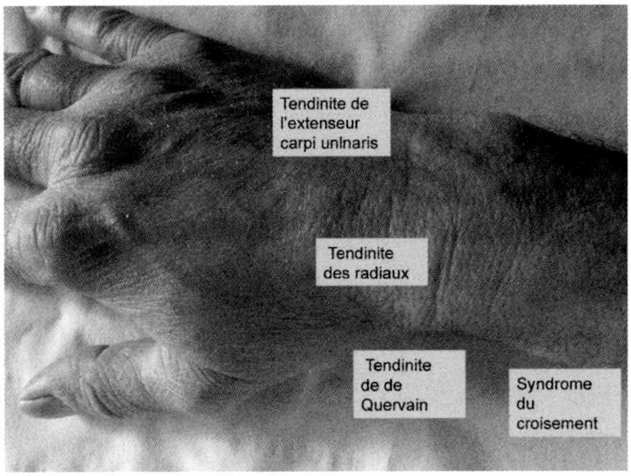

***Fig. 6** : Repères cutanés des extenseurs du carpe.*

Elles comportent du dehors vers le dedans : la gaine commune du long abducteur du pouce et du court extenseur du pouce ; la gaine des radiaux ; la gaine du long extenseur du pouce ; la gaine commune des extenseurs de l'index et de l'extenseur commun des doigts ; la gaine de l'extenseur du 5ᵉ doigt ; la gaine de l'extensor carpi ulnaris (situé sur la face dorsale de l'extrémité du cubitus et la face médiale du cubitus). Elles comprennent la tendinopathie de de Quervain (touchant l'abductor pollicis longus ou long abducteur du I, le court extenseur du pouce ou extensor pollicis brevis), la tendinite des radiaux, le syndrome de l'intersection, la tendinite du long extenseur du pouce et la tendinite du cubital postérieur (extensor carpi ulnaris).

Une ténosynovite des extenseurs est évoquée devant une douleur située dans la région dorsale du poignet, une douleur palpatoire sur le trajet des extenseurs, une perception de crépitation au cours de la mobilisation en flexion (ténosynovite), une douleur provoquée à l'extension isométrique des doigts, du poignet et la mise en flexion progressive du poignet.

La tendinite de de Quervain est probablement la plus fréquente des affections de la face dorsale du poignet, préférentiellement féminine, augmentant en fréquence avec l'âge [10, 18]. Anatomiquement, les 2 muscles du 1ᵉʳ compartiment sont innervés par le nerf radial. Ils sont anatomiquement proches de la branche antérieure superficielle du nerf radial qui est sensitive, passant en surface sur le 1ᵉʳ compartiment. Un névrome ou une névrite de cette branche donne le syndrome de Wartenberg, qui peut être associé à une ténosynovite de de Quervain. La maladie de de Quervain est liée à une sténose du 1ᵉʳ compartiment dorsal du poignet. Parmi les facteurs de risque, on retient : les mouvements répétitifs en flexion/extension du poignet et des doigts, impliquant la colonne du pouce, le maintien statique de posture du port de charge, des mouvements répétitifs de préhension, associés souvent à une supination, une extension du poignet, des mouvements forcés en inclinaison cubitale et en pronosupination.

Les douleurs siègent sur le compartiment radial, pouvant irradier au versant radial de l'avant-bras et du pouce, augmentant avec les mouvements de préhension. L'examen met en évidence : parfois une tuméfaction en regard de la styloïde radiale, une douleur palpatoire à la partie antérieure de la tabatière anatomique.

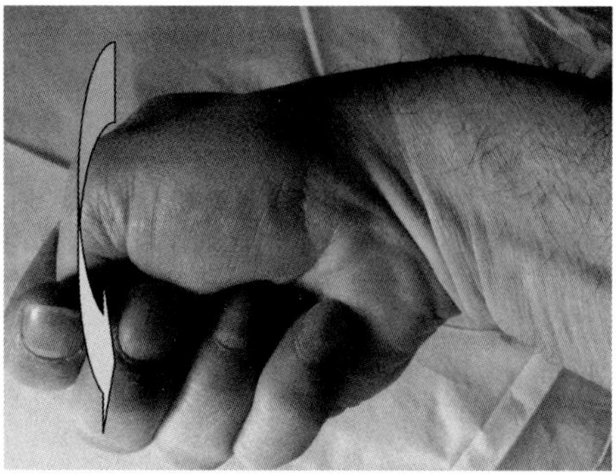

Fig. 7 : *Principes de la manœuvre de Finkelstein - Inclinaison cubitale du carpe.*

Deux tests sont décrits : la manœuvre de Finkelstein (pouce replié vers la paume, fermeture des doigts, flexion cubitale) correspondant à un test d'étirement (fig. 7) ; la manœuvre de Brunelli [5] : inclinaison radiale du poignet, abduction active du poignet.

De principe, il faut rechercher une atteinte sensitive de la face dorsale du pouce. Parfois, au cours de la manœuvre de Finkelstein, on peut noter un ressaut tendineux à hauteur du compartiment, correspondant à une ténosynovite constrictive.

Le syndrome de l'intersection concerne les tendons du long abducteur du pouce (abductor pollici longus) et l'extensor pollici longus, qui croisent avec les extenseurs radiaux à la partie basse de l'avant-bras. La douleur est située un peu au-dessus de la styloïde radiale, associée à une tuméfaction locale [13].

La tendinopathie de l'extenseur ulnaire du carpe (extensor carpi ulnaris) correspond en fait soit à une tendinite ou une tendinose et une ténosynovite sténosante en regard du 6e compartiment.

Le problème principal est que ce 6e compartiment est à proximité de l'articulation inférieure radio-cubitale dont l'atteinte doit être séparée. La manœuvre qui permettrait de séparer ces 2 affections consiste à fléchir le coude à 90°, à mettre l'avant-bras en supination et à faire une contraction résistée de l'abduction du pouce avec une contre pression sur le majeur.

La manœuvre la plus classique en extension, inclinaison cubitale résistée, met aussi en tension les structures articulaires de la 1re rangée du carpe (semilunaire, pyramidal, ou articulation luno-triquétrale).

ATTEINTES NEUROLOGIQUES ET EXAMEN PHYSIQUE DE LA MAIN

Le nerf médian (fig. 8) correspond au nerf de la prise, responsable de la flexion des doigts. Il donne la sensibilité distale de la paume de la main, de la face palmaire du pouce, de l'index, du majeur, de la moitié radiale de l'annulaire ; à la face dorsale, il couvre la face dorsale de P2 au pouce, de P2 et P3 de l'index et du majeur, la moitié radiale de P2 et P3 de l'annulaire.

On évoque un syndrome du canal carpien (tableau III) face à une plainte essentiellement faite de paresthésies, typiquement dans le territoire médian, d'abord en distal (acroparesthésie), ensuite paroxystique, puis nocturne. La sensation d'engourdissement conduit souvent à une sensation soit de main "morte", soit de membre supérieur engourdi, voire "mort".

Les gestes sont alors maladroits, voire impossibles. Les manœuvres cliniques de déclenchement des troubles sont nombreuses. La plus classique est le signe de Tinel, soit par percussion au doigt (Hoffmann), soit au marteau (Tinel) déclenchant des paresthésies dans le territoire du nerf médian.

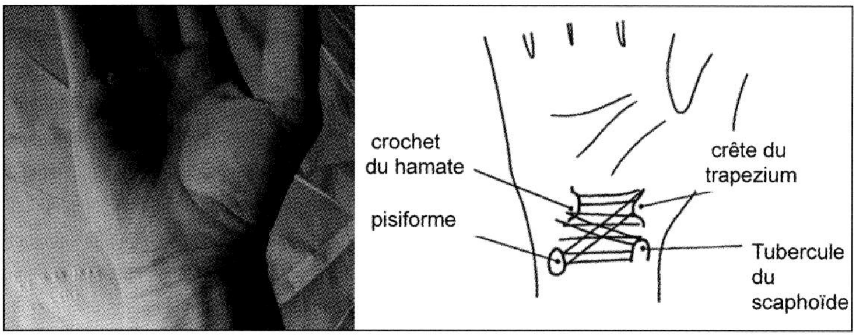

***Fig. 8** : Repères anatomiques du canal carpien.*

***Tableau III** : Critères diagnostiques en faveur d'un syndrome du canal carpien selon "l'American Academy of Neurology"*

1 - Symptômes survenant dans le territoire du nerf médian - Engourdissements, inconfort douloureux de la main, de l'avant-bras, du bras - Paresthésies de la main - Sensation de faiblesse ou de maladresse de la main - Sensation de gonflement, peau sèche, changement de couleur de la main
2 - Facteurs de provocation - Sommeil - Postures prolongées de la main et du poignet - Mouvements répétés de la main et du poignet
3 - Facteurs d'atténuation - Changements de position de la main - Secouer la main
4 - Examen physique - Peut être normal - Déclenchement des symptômes par la percussion (Tinel-Hofman), par la pression directe sur le nerf, ou par la flexion forcée du poignet - Perte de la sensibilité épicritique dans le territoire du nerf médian - Atrophie des muscles thénariens - Troubles trophiques : peau sèche du pouce, de l'index, du majeur

Le test de Phalen est positif si par une flexion prolongée maximale du poignet au maximum pendant 1 mn, les 2 avant-bras étant verticaux, on reproduit la symptomatologie dysesthésique du patient.

Le test de Mac Murthri est positif si la pression manuelle de la paume du carpe déclenche des paresthésies au poignet. Pour certains, le test du bras levé, tendu, serait le plus sensible [19]. Les tests dits de provocation (Tinel, Phalen) sont d'une grande sensibilité mais peuvent aussi être positifs en cas de ténosynovite des fléchisseurs et seraient d'autant plus positifs qu'il existe une ténosynovite associée [19]. Ils peuvent enfin être présents dans différentes situations pathologiques autres, en particulier lorsqu'il existe un syndrome de la traversée thoraco-brachiale [14, 23].

Deux tests simples semblent permettre de faire le diagnostic d'atteinte motrice du nerf médian au carpe : le test du "tourniquet", le doigt sain pouvant tourner autour du pouce atteint qui a perdu en mobilités actives ; le test de "la boucle", le contact des pulpes pouce-index y étant déficitaire ; bien évidemment, cette atteinte motrice est de mauvais pronostic.

Différentes études ont montré que l'examen physique seul ou en combinaison avec les symptômes n'était pas prédictif du diagnostic final, combinaison d'anomalie électromyographique et d'élément clinique.

Ceci impliquerait que pour retenir un diagnostic final dans les études épidémiologiques, il faudrait recourir au dépistage par l'examen physique et au diagnostic confirmatoire par les explorations électrophysiologiques. L'arbre décisionnel de la méthode SALTSA précise 2 étapes : la recherche d'une forme symptomatique et d'une forme avérée imposant au minimum la présence de signes physiques (fig. 9).

Le nerf ulnaire écarte les doigts et les stabilise par les interosseux et les lombricaux. Sa sensibilité concerne le tiers ulnaire de la paume, la moitié ulnaire de l'annulaire et la totalité de l'auriculaire. A la face dorsale, sa sensibilité couvre le tiers ulnaire de la face dorsale de la main, la totalité de la face dorsale de l'auriculaire et la moitié annulaire de la face dorsale de l'auriculaire.

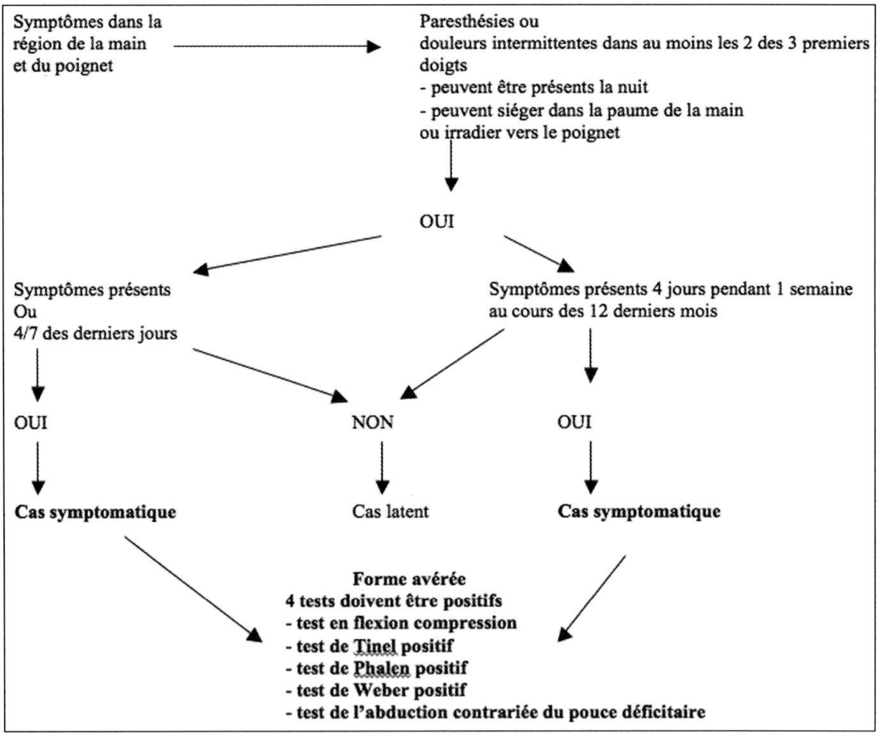

***Fig. 9 :** Démarche diagnostique pour le syndrome du canal carpien selon la méthode SALTSA.*

La plainte en cas d'un syndrome du nerf cubital au poignet a les mêmes caractéristiques en termes de survenue que pour le syndrome du canal carpien mais de topographie différente.

Le syndrome du nerf ulnaire au carpe est rarement isolé et s'accompagne plus fréquemment d'une arthrose sous-jacente.

* *
*

La variété des affections rencontrées au cours d'un processus douloureux de la main impose un examen rigoureux et standardisé, orienté en fonction du type de phénomènes douloureux observés (douleur de type nociceptif ou neuropathique).

Comme cela est habituel au cours des troubles musculo-squelettiques du membre supérieur, les enjeux sous-jacents sont complexes. Faire le diagnostic lésionnel précis d'une affection tendineuse ou d'un syndrome tunnellaire est d'importance pour les actions de prévention, pour l'analyse des liens de causalité entre les affections observées et l'exposition aux risques professionnels, affinant les relations entre les contraintes du geste professionnel et les affections spécifiques en particulier tendineuses.

C'est la raison pour laquelle la palpation est un temps très important permettant d'éliminer une affection ostéo-articulaire sous-jacente, à l'origine du surmenage tendineux. Ceci conduit à des mesures thérapeutiques spécifiques, à des mesures d'économie articulaire radicalement différentes d'une simple affection de surmenage transitoire des structures tendineuses.

De plus, au-delà de la simple évaluation diagnostique des atteintes douloureuses de la main, il faut envisager l'évaluation fonctionnelle des différents répertoires de la main qui est un des éléments clefs d'appréciation des conséquences des affections de la main quelle que soit l'origine du trouble [11, 17, 20].

RÉSUMÉ

L'examen physique de la main et du poignet est un des éléments clés d'orientation diagnostique en cas de phénomènes douloureux. Toutefois, une méthodologie rigoureuse d'évaluation est nécessaire. La majorité des tests cliniques proposés pour les troubles musculosquelettiques régionaux sont très sensibles mais peuvent avoir une faible spécificité en l'absence d'une analyse fine. L'évaluation clinique est particulièrement importante avant de déclarer un tableau douloureux en maladie professionnelle. L'objectif de cet article est de définir une approche standardisée des douleurs de la main et du poignet dans le contexte de la médecine du travail.

BIBLIOGRAPHIE

[1] AGOSTINO (de) P, LEVIET D. Pathologie des poulies. *Rev Rhum Monographies 2012; 79: 90-5.* — [2] AUBLET-CUVELIER A, HA C, ROQUELAURE Y, DESCATHA A, MEYER JP, SLUITER JK, FRINGS-DRESEN MHW, REST KM. Protocole d'examen clinique pour le repérage des troubles musculo-squelettiques du membre supérieur. *INRS ed, Paris, 2010.* — [3] BEAUDREUIL J. La maladie de Dupuytren en 2012. *Rev Rhum Monographies 2012; 79: 126-32.* — [4] BISHOP AT, GABEL G, CARMICHAEL SW. Flexor carpi radialis tendinitis. Part I: operative anatomy. *J Bone Joint Surg 1004; 76A: 1009-14.* — [5] DAWSON C, MUDGAL CS. Staged description of the Finkelstein test. *J Hand Surg Am. 2010; 35(9): 1513-15.* — [6] FEDORCZYK JM. Tendinopathies of the elbow, wrist, and hand: histopathology and clinical considerations. *J Hand Ther. 2012; 25(2): 191-200.* — [7] FORMAN TA, FORMAN JK, ROSE RE. A clinical approach to diagnosing wrist pain. *Am Fam Phys 2005; 72: 1753-8.* — [8] GABEL G, BISHOP AT, WOOD MB. Flexor carpi radialis. Part II: results of operative treatment. *J Bone Joint Surg 1994 ;76A: 1015-18.* — [9] HSU CS, HENTZ VR, YAO J. Tumors of the hand. *Lancet Oncol 2007; 8: 157-66.* — [10] ILYAS AM, AST M, SCHAFFER AA, THODER J. De quervain tenosynovitis of the wrist. *J Am Acad Orthop Surg. 2007; 15(12): 757-64.*

[11] KIMMERLE M, MAINWARING L, BORENSTEIN M. The functional repertoire of the hand and its application to assessment. *Am J Occup Ther 2003; 57(5): 489-98.* — [12] LAHALLE S. Kystes du poignet et de la main. *Rev Rhum Monographies 2012; 79: 85-9.* — [13] LELOUCHE A. Les tendinopathies dorsales du poignet. *Rev Rhum Monographies 2012; 79: 122-5.* — [14] MARX RG, BOMBARDIER C, WRIGHT JG. What do we know about the reliability and validity of physical examination tests used to examine the upper extremity? *J Hand Surg Am. 1999; 24(1): 185-93.* — [15] Mc AULIFFE JA. Tendon disorders of the hand and the wrist. *J Hand Surg 2010; 35A: 846-53.* — [16] Mc AULIFFE JA, CARNEIRO RS. Inflammatory and traumatic tendinopathies about the ulnar wrist. *Hand Clin. 1998; 14(2): 317-26.* — [17] McKENNA D. Hand assessment. *Emerg Nurse 2006;14(6): 26-36.* — [18] NGUYEN A, JOUSSE-JOULIN S, SARAUX A. Tenosynovite de de Quervain. *Rev Rhum Monographies 2012; 79: 78-84.* — [19] PALMER KT. Carpal tunnel syndrome: the role of occupational factors. *Best Pract Res Clin Rhuematol 2011; 25: 15-29.* — [20] SCHUIND FA, MOURRAUX D, ROBERT C, BRASSINNE E, RÉMY P, SALVIA P, MEYER A, MOULART F, BURNY F. Functional and outcome evaluation of the hand and wrist. *Hand Clin 2003; 19(3): 361-9.*

[21] THORSON E, SZABO RM. Common tendinitis problems in the hand and forearm. *Orthop Clin North Am. 1992; 23(1): 65-74.* — [22] VARGAS A, CHIAPAS-GASCA K, HERNANDEZ-DIAZ C, CANOSO JJ, SAAVEDRA MA, NAVARRO-ZARZA JE, VILLASENOR OP, KALISH RA. Clinical anatomy of the hand. *Reumatologia 2012; 8(52): 25-32.* — [23] WILDER-SMITH EP, SEET RC, LIM EC. Diagnosing carpal tunnel syndrome - clinical criteria and ancillary tests. *Nat Clin Pract Neurol 2006; 2(7): 366-74.*

PLACE DE L'ÉCHOGRAPHIE DANS L'ÉVALUATION DES TMS DE LA MAIN ET DU POIGNET

PAR

L. BOUILLEAU

Les troubles musculosquelettiques (TMS), pathologies douloureuses et invalidantes multi-factorielles à composante professionnelle, affectent volontiers les membres supérieurs, et notamment la main et le poignet. Les atteintes concernent classiquement les tendons, leurs gaines et rétinacula, et les principaux nerfs. Les lésions constituées s'accompagnent souvent d'altérations organiques macroscopiques modifiant l'écho-anatomie fine. Si l'examen clinique est suffisamment contributif dans la plupart de ces lésions, l'échographie apporte donc un regard objectif, bilatéral et comparatif, permettant le démembrement des lésions.

Les appareils d'échographie dédiés aux études musculo-squelettiques sont équipés de sondes superficielles dont la résolution n'a rien à envier aux antennes IRM dédiées. Le balayage avec la sonde étudie chaque élément anatomique incriminé selon son axe longitudinal et transversal, permettant de déceler et caractériser les plus subtiles modifications locorégionales. Au moindre doute, la comparaison avec le côté controlatéral, le plus souvent asymptomatique, renforce la valeur diagnostique des variations de l'écho-anatomie du côté douloureux. Chaque opérateur doit s'appliquer, au mieux, à rendre un compte rendu illustré d'images annotées, orientées, reconnaissables et reproductibles. Les centres d'imagerie équipés de capacité de stockage suffisante peuvent également enregistrer la séquence de balayage dynamique pour une relecture plus fluide des images, dans les conditions du direct. Enfin, il ne faut pas perdre de vue que le faisceau ultrasonore utilisé ne permet, en aucune façon, d'explorer la profondeur des espaces articulaires et des différentes pièces osseuses adjacentes aux tissus mous superficiels. Aussi, on doit facilement coupler la demande d'échographie par une radiographie simple de la région explorée.

LES CAVITÉS ARTICULAIRES

L'étude échographique du poignet explore tout d'abord les reliefs capsulo-synoviaux des articulations. Les récessus de l'articulation radio-ulnaire distale sont accessibles à la face dorsale de l'extrémité inférieure de l'ulna ; la radio-carpienne et les médio-carpiennes, à la face dorsale et palmaire du poignet. L'épanchement articulaire est inhabituel dans les TMS, il doit faire suspecter un diagnostic différentiel tel qu'une arthropathie dégénérative, microcristalline ou inflammatoire.

Service Radiologie - CHU de Tours - 37044 Tours cedex 9

L'épanchement articulaire peut se collecter en dehors des récessus habituels et constituer un kyste arthro-synovial dont l'imagerie échographique va caractériser les rapports, parfois compressifs, sur les trajets nerveux (fig. 1).

Dans le cadre des TMS, on peut corréler un syndrome d'irritation du nerf ulnaire au poignet avec le kyste synovial d'une arthropathie piso-triquétrale, venant au contact de la branche motrice profonde en aval du canal de Guyon.

Le kyste du poignet à développement palmaire suivant le trajet de l'artère radiale est parfois volumineux et sa mise sous tension lors des mouvements d'extension n'entraîne que rarement des symptômes autres qu'une gêne et un désagrément esthétique. L'échographie en fait le diagnostic, surtout lorsqu'elle identifie un pertuis connectant le kyste aux articulations de proximité.

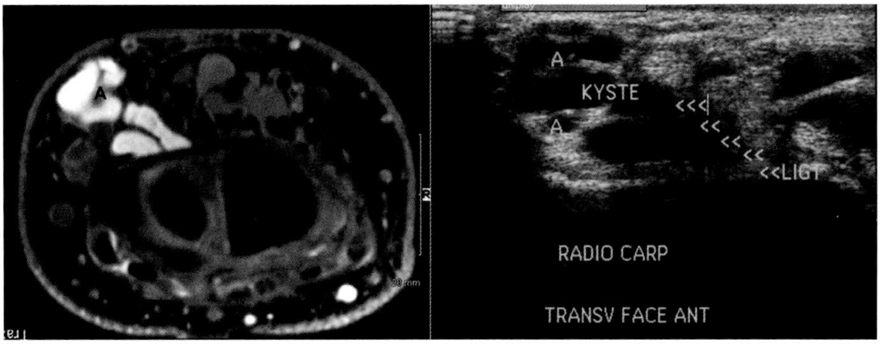

Fig. 1 : Comparaison d'une formation kystique simple en vue transversale à l'IRM (blanche, en hypersignal T2 fat sat) et à l'échographie (noire, anéchogène), aux contours multilobulés, développée à la face palmaire du poignet, englobant le trajet de l'artère radiale (A) bifurquée et raccordée en profondeur au plan de la sangle ligamentaire du carpe (LIGT).

LES COMPARTIMENTS TENDINEUX

Chacun des six compartiments des tendons de la face dorsale du poignet est particulièrement bien exposé pour un examen échographique. Les pathologies rencontrées dans le cadre des TMS y sont les mêmes que celles liées à la pratique de sports sollicitant les mains [1].

Le premier compartiment est sans doute le plus concerné par les TMS. Il renferme des tendons long abducteur et court extenseur du pouce, dans un canal fibreux dont le rétinaculum, dans le contexte d'hypersollicitations inadaptées, peut augmenter d'épaisseur au point d'entraver le coulissement des tendons [2]. La tendinite de De Quervain se présente à l'échographie par une augmentation d'épaisseur marquée du rétinaculum, en comparaison avec le côté sain. L'anomalie du rétinaculum s'accompagne volontiers d'une hyperhémie au Doppler (fig. 2) qui signe le caractère aigu de la pathologie. Les tendons sont piégés et leur sollicitation pathologique va provoquer, à terme, des altérations de leur microarchitecture, se traduisant à l'échographie par une perte de leur caractère fibrillaire et réfléchissant. Leurs contours peuvent se renfler et le Doppler peut y montrer l'hyperhémie de la tendinite. La gaine synoviale, irritée par le conflit, se comble de liquide, caractérisant la ténosynovite. Une cloison fibreuse

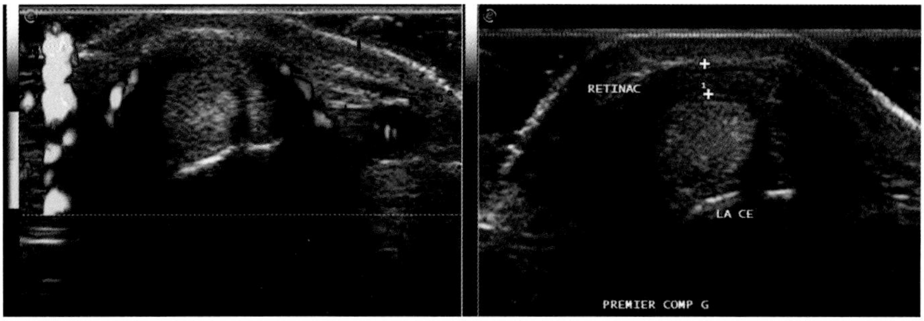

***Fig. 2** : Coupe transversale des tendons du premier compartiment (long abducteur LA, et court extenseur CE). Epaississement marqué du rétinaculum (+--+) et hyperhémie Doppler (image de gauche) témoignant d'une tendinite de De Quervain.*

inter-tendineuse au passage des tendons sous le rétinaculum est parfois mise en évidence. L'échographie sert volontiers de guide à l'approche d'une aiguille de ponction dans la gaine synoviale, pour y infiltrer un dérivé cortisoné (fig. 3).

Le deuxième compartiment contient les tendons long et court extenseurs radial du carpe, dont la pathologie d'utilisation peut se caractériser par une bursite au croisement du long abducteur du pouce [3], quelques centimètres en amont du bord radial du poignet. L'échographie, si elle est réalisée, recherche une bursite séreuse, hypoéchogène, accompagnée d'une hyperhémie au Doppler, à l'interface entre les muscles radiaux et le tendon long abducteur. Plus distalement, la ténosynovite des extenseurs radiaux s'accompagne de douleurs à l'extension contrariée du poignet et à la pression. Ces douleurs sont situées en regard de l'insertion distale du long ou du court extenseur radial du carpe à la base des deuxième ou troisième métacarpiens. Cette tendinopathie est favorisée par l'existence d'une conformation saillante de la face dorsale du carpe "bossu" [1, 4], suggéré par l'analyse échographique comparative et qu'il faut rechercher radiologiquement. Il s'agit d'une excroissance carpo-métacarpienne du deuxième ou du troisième rayon, avec synchondrose. L'existence d'un os surnuméraire ou "os styloïdium", intercalé entre trapézoïde et métacarpien, doit également être recherchée.

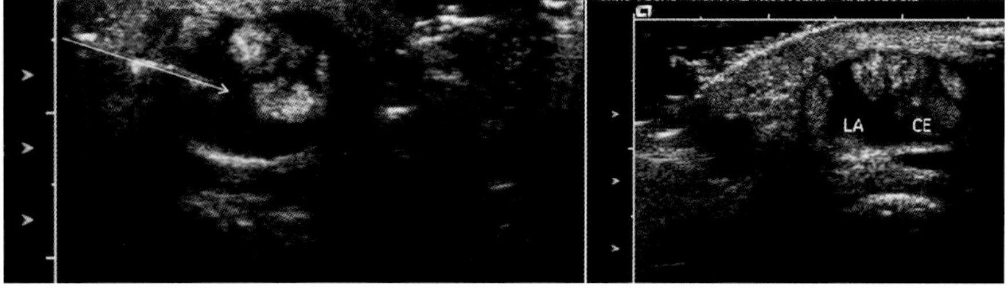

***Fig. 3** : Coupes transversales des tendons du premier compartiment du poignet, siège d'une ténosynovite avec effusion de liquide anéchogène (noir) dans la gaine synoviale. A gauche, guidage par échographie d'une aiguille (flèche) jusque dans la gaine synoviale tuméfiée pour l'infiltration d'anti-inflammatoires.*

De l'autre côté du tubercule de Lister passe le tendon long extenseur du pouce, dont il ne sera pas retenu de pathologie spécifique.

Le quatrième compartiment contient les tendons communs des extenseurs des doigts. Les TMS peuvent en irriter certains, mais la principale pathologie rencontrée reste l'atteinte synoviale inflammatoire des rhumatismes, type polyarthrite rhumatoïde. Là encore, un carpe bossu peut irriter le passage d'un tendon, et notamment du tendon extenseur du IIe doigt. Comme pour toute tendinite, l'échographie recherche une altération de l'échostructure fibrillaire, une tuméfaction des contours, une hyperhémie, et une irritation de la gaine synoviale en regard de la zone de conflit. Dans les antécédents d'ostéosynthèse par vis-plaque de lésions osseuses traumatiques de l'avant-bras, il n'est pas rare de rencontrer un conflit entre le matériel de synthèse (vis) et un trajet tendineux, jusqu'à la rupture. L'échographie apprécie les rapports entre la surface métallique du matériel et les trajets musculo-tendineux incriminés. Par son côté dynamique, elle peut également montrer l'éventuel frottement inapproprié d'une vis sur un tendon mis en mouvement.

Le cinquième compartiment est dédié au tendon fléchisseur du Ve doigt.

Le dernier compartiment contient, dans une gouttière de la styloïde ulnaire, le tendon extenseur ulnaire du carpe dont les atteintes mécaniques sont habituellement liées à une lésion de son rétinaculum. L'insuffisance du rétinaculum peut entraîner une instabilité secondaire du tendon responsable de lésions tendineuses chroniques. L'échographie peut objectiver une hyperlaxité dynamique du tendon dans sa gouttière, lors de mouvements de prono-supination, avec une chambre de décollement hypoéchogène contenant une lame liquidienne. La lésion a été particulièrement étudiée, de manière quasi-expérimentale chez le tennisman [5]. Le bilan lésionnel locorégional peut également mettre en évidence une tuméfaction due à une bursite para-styloïdienne (fig. 4), diagnostic différentiel de la ténosynovite.

A la face palmaire du poignet, l'étude des tendons fléchisseurs et de leurs gaines synoviales peut révéler des épanchements et synovites douloureuses et dont le caractère hypertrophiant peut constituer un authentique syndrome du canal carpien *(cf. ci-après)*. La tendinite du fléchisseur radial du carpe, en particulier, suggérée cliniquement par une douleur à la flexion contrariée du poignet et lors de l'extension passive de l'articulation, s'accompagne à l'échographie

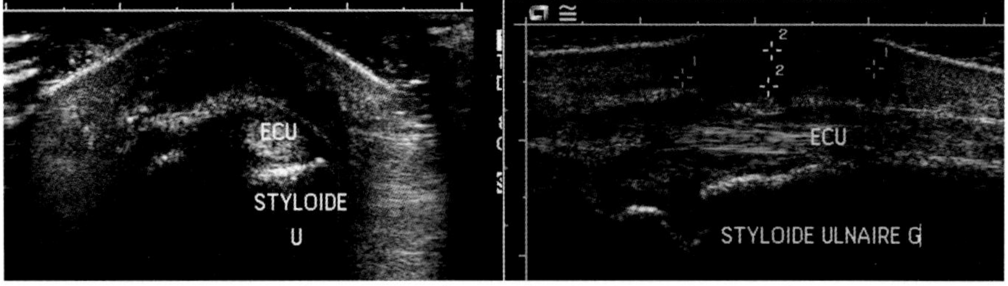

***Fig. 4 :** Coupes transversale (gauche) et longitudinale (droite) du trajet du tendon Extenseur Carpis Ulnaris (ECU) au poignet. La tuméfaction perçue cliniquement est en fait distincte du trajet du tendon et de son enveloppe synoviale. On trouve en effet une bursite hypo-échogène (noire), coiffant le relief de la styloïde ulnaire et développée dans le tissu cellulo-graisseux sous-cutané.*

d'une tuméfaction tendineuse et synoviale. On doit rechercher une arthrose scapho-trapézo-trapézoïdienne associée, dont les remaniements marginaux ostéophytiques à l'échographie sont évocateurs.

LES VAISSEAUX

Dans de rares situations professionnelles, les artères radiale et ulnaire au poignet peuvent subir des modifications structurales et de calibre liées aux microtraumatismes répétés, pouvant au maximum léser les parois et générer des anévrismes emboligènes. L'échographie couplée au mode Doppler, pour la mise en évidence des éléments circulants, se présente comme un examen simple et fiable pour aider au diagnostic des pathologies des trajets vasculaires du poignet.

Dans un syndrome canalaire nerveux du poignet, il n'est pas rare de déceler par l'échographie Doppler, une anomalie constitutionnelle ou acquise d'un pédicule vasculaire accompagnant le nerf médian ou le nerf ulnaire. On retrouve ainsi parfois la présence d'une artère médiane persistante accompagnant le nerf médian dans le canal carpien, imputable à une compression relative du nerf. Dans le canal de Guyon, l'anévrisme de l'artère ulnaire est parmi les causes les plus fréquentes de syndrome canalaire à ce niveau.

LES SYNDROMES CANALAIRES DU POIGNET

Comme l'ont très bien analysé C. Martinoli *et al.* [6], les nerfs peuvent être lésés par une pression extrinsèque prolongée lors de la traversée de tunnels ostéo-fibreux, en particulier en raison de mouvements répétitifs et de facteurs anatomiques nocifs. Au stade initial, réversible, l'examen clinique et l'électromyogramme sont souvent les seuls éléments diagnostiques positifs. Quand l'atteinte progresse et se chronicise, l'échographie peut objectiver des modifications de forme et d'échostructure du nerf, tels un amincissement brutal du nerf au point de compression et un élargissement fusiforme sur quelques centimètres en amont (fig. 5). Un hypersignal intraneural en mode Doppler peut également être observé, témoignant de la congestion veineuse.

Le canal carpien est sans doute le plus recherché des syndromes canalaires dans les TMS du membre supérieur. De nombreuses études s'accordent à propo-

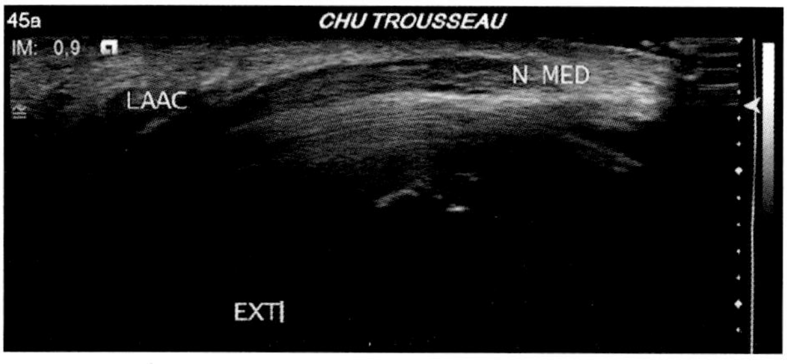

Fig. 5 *: Vue palmaire sagittale d'un poignet, montrant une déformation des contours du nerf médian (N MED), hypoéchogène (gris sombre) en regard du ligament annulaire antérieur du carpe (LAAC) et une tuméfaction en amont, dans le cadre d'un syndrome du canal carpien.*

ser l'échographie comme un outil diagnostic reposant sur la mesure de la surface de section du nerf médian au canal carpien. Le diagnostic est échographiquement retenu si cette surface excède 0.9 à 1.2 cm² [7] (fig. 6). L'analyse morphologique permet, en outre, de révéler d'éventuelles variantes anatomiques telles une bifidité du nerf dans le canal carpien (un peu moins de 20 % des syndromes du canal carpien), une ténosynovite des fléchisseurs, un kyste mucoïde ou des variantes musculaires ou ostéo-articulaires.

Dans la loge de Guyon, le nerf ulnaire peut être comprimé par un kyste, un muscle accessoire ou un anévrisme de l'artère ulnaire.

Les lésions moins fréquentes de la branche superficielle du nerf radial au tiers distal de l'avant-bras peuvent être décelées à l'échographie et contribuer au diagnostic différentiel avec une ténosynovite de De Quervain.

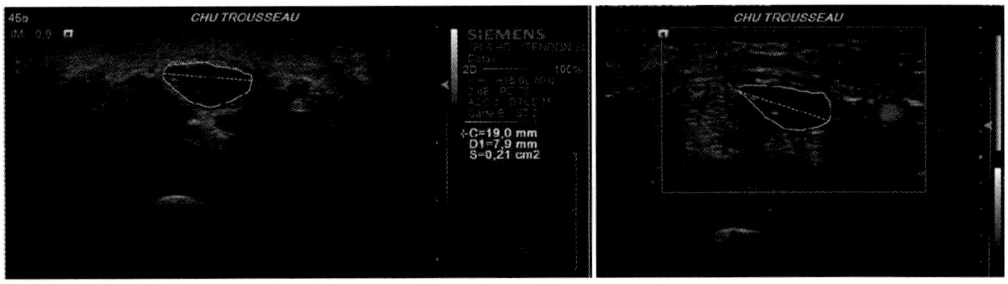

***Fig. 6** : Vue palmaire transversale du nerf médian (trait continu) en amont du LAAC. Le syndrome du canal carpien est confirmé par une mesure de surface de section du nerf très anormalement augmentée (0,21 cm²) et par la mise en évidence au Doppler (à droite) d'une vascularisation anormale dans le nerf tuméfié.*

L'ÉCHOGRAPHIE INTERVENTIONNELLE

Le traitement local anesthésique et anti-inflammatoire ciblant une cavité synoviale (tendineuse ou kystique) ou l'environnement d'un tunnel ostéofibreux d'un trajet nerveux, peut efficacement faire appel au guidage par l'échographie. Cette procédure interventionnelle n'est toutefois pas dénuée de risque, notamment septique, et on s'appliquera à soigner les règles élémentaires d'asepsie pour le patient, l'opérateur et le matériel utilisé.

* *
*

La nécessaire collaboration pluri-disciplinaire de la prise en charge des TMS tire un bénéfice indéniable à l'usage de l'imagerie échographique tant pour la caractérisation de lésions constituées, tendineuses ou canalaires, que pour le guidage d'une thérapeutique interventionnelle. L'accessibilité de cette technique, son innocuité et son caractère dynamique et comparatif lui confèrent une place en première intention, mais sa limite, cantonnée à l'exploration superficielle, lui impose un couplage systématique à une imagerie radiographique ostéo-articulaire.

BIBLIOGRAPHIE

[1] VUILLEMIN-BODAGHI V, MORVAN G. Tendinopathies de la main et du poignet : à chaque sport son tendon ! *Journées Françaises de Radiologie 2004. Formation Médicale Continue N° 37.* — [2] DE QUERVAIN F. Uber eine Form von chronischen Tendovaginitis. *Korresp-Bl Schweiz Arz 1895; 25: 389-94.* — [3] LE VIET D, MONTALVAN B, RODINEAU J. Syndrome de l'intersection à l'avant-bras. *J Traumatol Sport 1990;7: 185-8.* — [4] LENOBLE E, FOUCHER G. Le carpe bossu. *Ann Chir Main Memb Super 1992; 11: 46-50.* — [5] GUERINI H, DRAPÉ JL, BRASSEUR JL, MONTALVAN B, LE VIET D, CHEVROT A. Luxation récidivante du tendon extenseur ulnaire du carpe chez le joueur de tennis : évaluation par échographie et IRM. Actualité en échographie ostéo-articulaire. *Masson : 2004.* — [6] C MARTINOLI, S BIANCHI, M COHEN, M GRAIF. Echographie des nerfs périphériques. *J Radiol 2005; 86 :1869-7.* — [7] WONG SM, GRIFFITH JF, HUI AC, TANG A, WONG KS. Discriminatory sonographic criteria for the diagnosis of carpal tunnel syndrome. *Arthritis Rheum. 2002 Jul; 46(7): 1914-21.*

D

TRAUMATOLOGIE

EVALUATION ET FACTEURS PRONOSTIQUES DES TRAUMATISMES DU POIGNET ET DE LA MAIN

PAR

M. CHAMMAS, B. COULET

Malgré l'amélioration de la sécurité des machines, la fréquence des accidents de la main au travail reste élevée. Ces accidents représentent environ 1/3 des traumatismes de la main, les 2 autres tiers étant des accidents de la vie courante.

En 2010, 139 000 accidents de la main ont fait l'objet d'une déclaration en accident du travail. Il s'agit de la deuxième localisation après les accidents du tronc [1, 2]. Les accidents de la main sont au premier rang du nombre des incapacités permanentes partielles avec 8 610 nouvelles déclarations en 2010. Le nombre de journées perdues a été de 4 755 570. Parmi les branches professionnelles les plus atteintes ce sont l'ensemble services, commerces, alimentation puis le BTP qui arrive en tête. Les conséquences personnelles et le coût socio-économique sont donc majeurs [3].

Service de chirurgie de la main et du membre supérieur, chirurgie des nerfs périphériques - Hôpital Lapeyronie, CHRU Montpellier - 34295 Montpellier cedex 5

TRAUMATISMES DU POIGNET

Epidémiologie

- 1/5 des traumatismes de la main et du poignet intéressent l'extrémité inférieure des 2 os de l'avant-bras et le carpe soit une prévalence de 69 traumatismes du poignet pour 10 000 habitants par an environ.
- La prévalence des fractures de l'extrémité inférieure du radius varie avec l'âge :
  - < 60 ans : 10/10 000 habitants/an
  - > 60 ans : 110/10 000 habitants/an
- Fractures des os du carpe : 6-15 % des fractures de la main et du poignet
- Fractures du scaphoïde : Hommes : 38/100 000/an, Femmes : 8/100 000/an
- Luxations et luxations-fractures du carpe : 2 % des fractures de la main et du poignet

Classification des traumatismes du poignet (tableau 1) (fig. 1a et 1b).

a

b

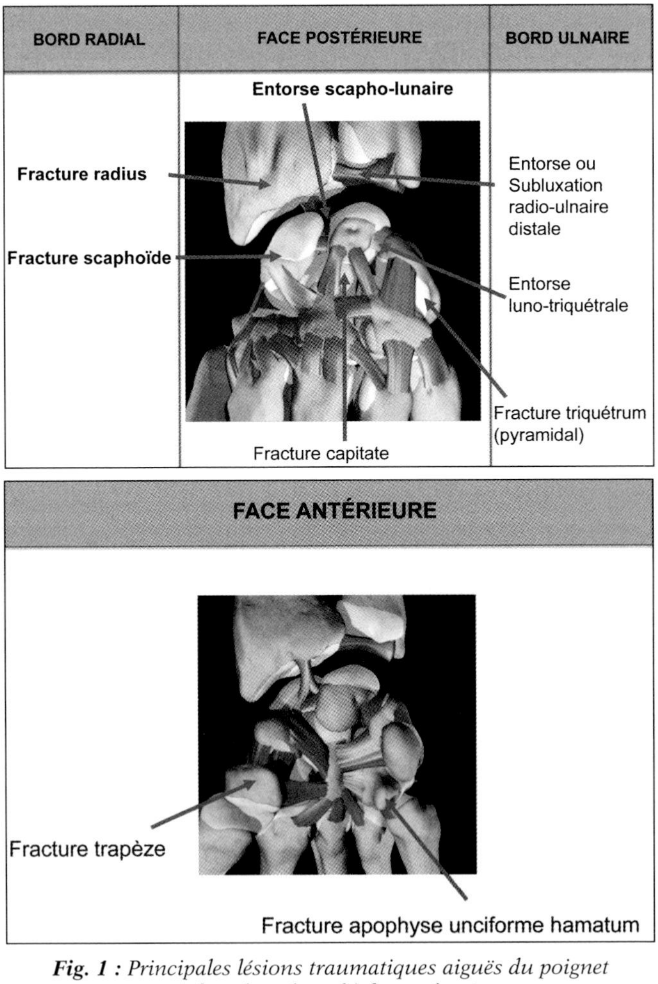

***Fig. 1 :** Principales lésions traumatiques aiguës du poignet*
***a)** face dorsale — **b)** face palmaire*

	OSTÉO-ARTICULAIRE	NEUROVASCULAIRE
BORD RADIAL	Fracture radius Fracture scaphoïde	
FACE POSTÉRIEURE	Entorse scapho-lunaire Fracture capitate (Fracture Lunatum)	
BORD ULNAIRE	Entorse ou subluxation radio-ulnaire distale Entorse luno-triquétrale Fracture triquétrum (pyramidal)	Thrombose de l'artère ulnaire (Manche marteau) Compression aiguë nerf ulnaire au Guyon
FACE ANTÉRIEURE	Fracture apophyse unciforme hamatum Fracture trapèze	Syndrome du canal carpien aigu

***Tableau 1** : Orientations diagnostiques en fonction de la localisation des douleurs*

Bilan et évaluation à la phase initiale

Lors du bilan clinique, la localisation des douleurs permet une première orientation diagnostique.
• inspection,
• étude des points douloureux (fig. 2),
- tubercule scaphoïde,
- tête ulna,
- styloïde radiale,
- apophyse unciforme hamatum,
- tubercule de Lister,
- tabatière anatomique.

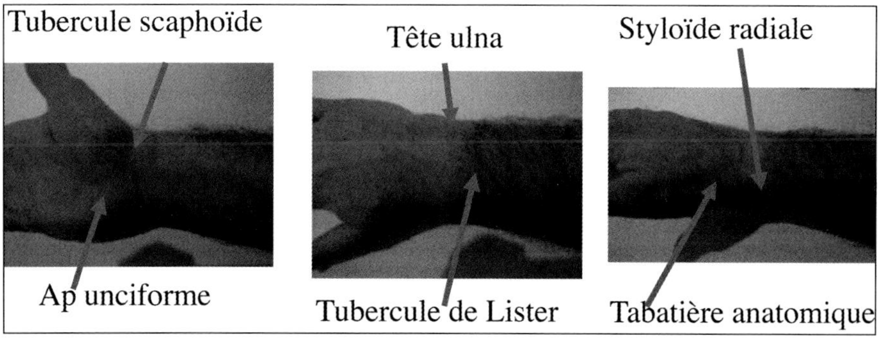

***Fig. 2** : Projections des reliefs osseux pour la recherche des points douloureux*

• Etude des mobilités actives : flexion/extension, inclinaisons, prono-supination
• Résultats du bilan clinique initial :
- Impotence fonctionnelle totale :
. Douleurs radius/ulna, déformation : fracture de l'extrémité inférieure du radius déplacée ± ulna distal
. Gros poignet figé hyperalgique : luxation du carpe

- Impotence fonctionnelle partielle
- Douleurs bord radial + gène à la flexion/extension :
  . Fracture du scaphoïde
  . Entorse scapho-lunaire
  . Fracture de l'extrémité inférieure du radius non déplacée
- Douleurs bord ulnaire + gène à la prono-supination :
  . Entorse ou luxation radio-ulnaire distale
  . Entorse luno-triquétrale

Au terme de ce bilan clinique, un bilan radiographique standard sera réalisé dont il faut connaître les critères de normalité (fig. 3). Un algorithme décisionnel en fonction du résultat des radiographies va permettre d'orienter le diagnostic et de déterminer l'opportunité d'un examen tomodensitométrique ou arthrotomodensitométrique (fig. 4).

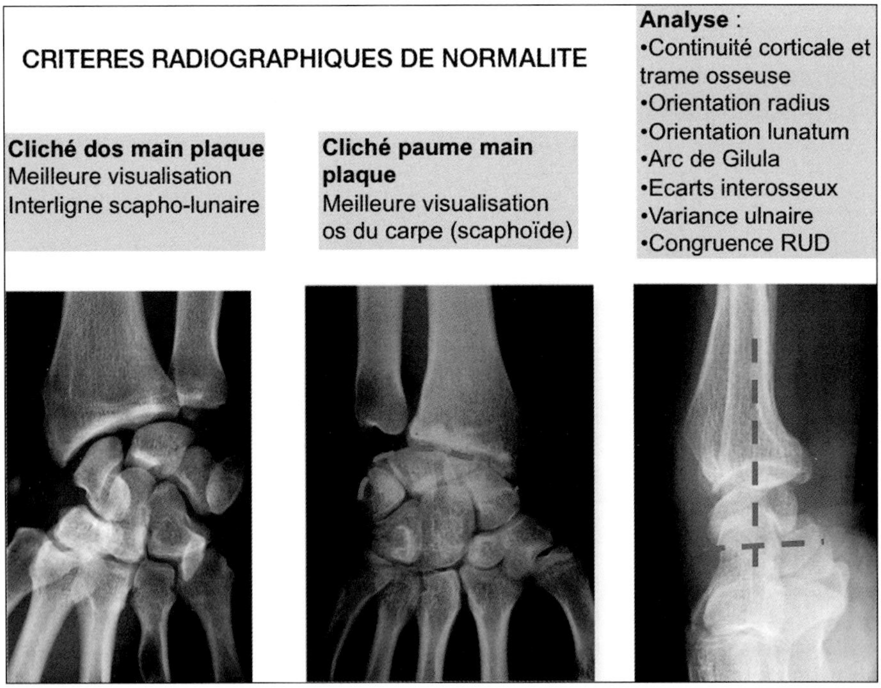

Fig. 3 : *Critères radiographiques normaux*

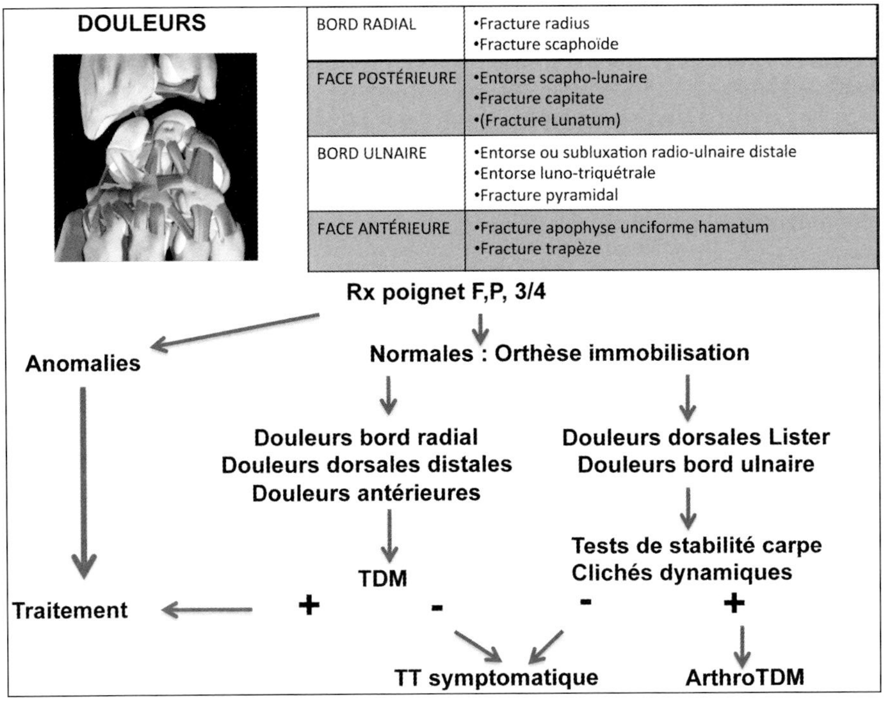

***Fig. 4 :** Orientation et démarche diagnostique devant un traumatisme du poignet*

Prise en charge et pronostic des différentes lésions

Lésions traumatiques du bord radial du poignet (fig. 5)

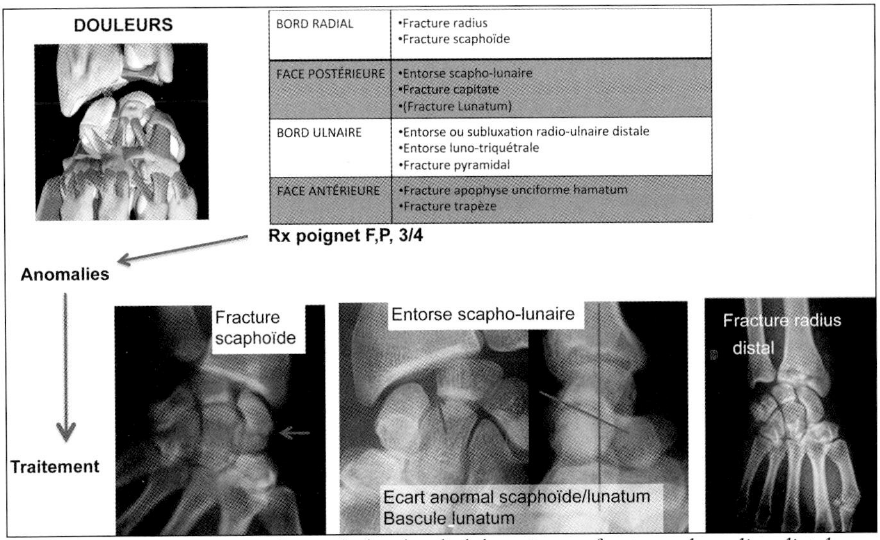

***Fig. 5 :** Lésions traumatiques du bord radial du poignet : fractures du radius distal, fracture du scaphoïde, entorse scapho-lunaire*

Fractures extrémités inférieures radius (FEIR)

Il est classique de distinguer deux grands cadres épidémiologiques pour les FEIR de l'adulte :

- *La fracture de l'homme jeune* sur os sain, souvent comminutive articulaire suite à un traumatisme à haute énergie.
- *La fracture de la femme ménopausée* sur os ostéoporotique suite à un traumatisme à basse énergie de type chute de sa hauteur.

Plus de la moitié des traumatismes du poignet vus aux urgences comporte une FEIR. Les FEIR sont les lésions ostéo-articulaires les plus fréquentes avec les fractures de l'extrémité proximale du fémur qu'elles précèdent en moyenne d'une dizaine d'années. Il s'agit de la deuxième localisation fracturaire liée à l'ostéoporose après le rachis.

Jusqu'à 40 ans, l'incidence annuelle des FEIR est plus élevée chez les hommes. Au-delà de cet âge, chez les femmes, l'incidence augmente rapidement entre 40 et 65 ans. Puis l'augmentation d'incidence est moins prononcée.

Classification des FEIR :

Plusieurs classifications existent [4, 5]. Pour simplifier une classification topographique peut être utilisée :

- Fractures extra-articulaires (métaphysaires)
  - Fractures extra-articulaires à déplacement postérieur
  - Fracture extra-articulaire à déplacement antérieur
- Fractures articulaires (épiphysaires ou épiphyso-métaphysaires)
  - Simples :
    - . Fracture métaphyso-épiphysaire à fragment postéro-médial
    - . Fracture cunéenne externe
    - . Fracture marginale antérieure
  - Complexes : Il s'agit de fractures avec comminution métaphysaire, épiphysaire ou combinée.
- Lésions associées :
  - Fractures de l'extrémité distale de l'ulna : styloïde ulnaire, tête ulnaire, col de l'ulna
  - Os du carpe : Scaphoïde carpien essentiellement.
  - Rupture du complexe fibreux triangulaire unissant radius et ulna distaux pouvant être à l'origine d'une instabilité radio-ulnaire distale.
  - Lésion ligamentaire intra-carpienne : rupture du ligament scapho-lunaire interosseux à l'origine d'une instabilité scapho-lunaire génératrice d'arthrose du poignet chez le sujet jeune.

Les séquelles comportent raideur articulaire et douleurs, plus particulièrement dans le secteur de prono-supination et sur le versant radio-ulnaire distal. Le pronostic est lié :

- Au cal vicieux :
  - Extra-articulaire avec subluxation radio-ulnaire distale
  - Articulaire (marche d'escalier ≥ 2 mm)
- Aux complications :
  - traumatiques par la sévérité des lésions des parties molles
  - Post-thérapeutique : algoneurodystrophie ou syndrome douloureux régional complexe de type 1

Fractures du scaphoïde

On distingue les fractures corporéales les plus fréquentes, les fractures du pôle proximal, les fractures plus rares du pôle distal. Le choix de traitement orthopédique ou chirurgical dépend du déplacement. Une chirurgie percutanée dans les fractures non déplacées peut diminuer la durée d'immobilisation en comparaison au traitement orthopédique. Une radiographie 6 mois après la consolidation est recommandée pour confirmer celle-ci. Le pronostic initial dépend du type de fracture (pôle proximal de consolidation plus difficile lié à la lésion de la vascularisation rétrograde), du déplacement de la fracture et du type de traitement.

La consolidation osseuse est à l'origine du pronostic à moyen ou long terme [6]. Une pseudarthrose du scaphoïde évoluera inéluctablement vers une arthrose du poignet (SNAC wrist ou scaphoid non-union advanced collapse) dans un délai variable de 5 à 20 ans en fonction de l'intensité de l'activité manuelle [7] (fig. 6).

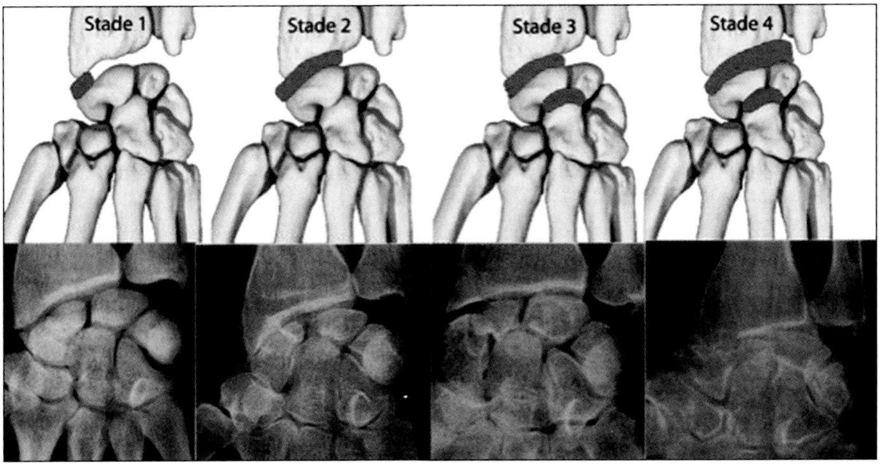

Fig. 6 : *Evolution arthrosique des pseudarthroses du scaphoïde*

Fractures des autres os du carpe

Ces fractures sont rares :

- *Fractures de la partie dorsale du triquétrum ou pyramidal* traduisant un arrachement du ligament dorsal intercarpien. Le traitement orthopédique est la règle. La méconnaissance peut conduire à des séquelles douloureuses sans instabilité.
- *Fractures du trapèze* qui sont articulaires justifiant un traitement chirurgical par ostéosynthèse pour rétablissement de la congruence trapézo-métacarpienne et scapho-trapézienne.
- *Fractures du capitate* qui peuvent être associées à une luxation du carpe. Une ostéonécrose peut survenir dans les fractures du col.
- *Fracture de l'hamulus de l'hamatum (apophyse unciforme de l'os crochu) ;* cette fracture est le plus souvent diagnostiquée au stade de pseudarthrose avec douleurs chroniques à la base de l'éminence hypothénar.

Entorses du ligament scapho-lunaire

Il s'agit de la lésion ligamentaire la plus fréquente au poignet.

Les entorses graves scapho-lunaires non diagnostiquées évolueront inéluctablement vers l'arthrose du poignet ou SLAC wrist *(scapho-lunate advanced collapse)* [8] comme les pseudarthroses du scaphoïde dans un délai de 5 à 20 ans selon l'intensité de l'activité manuelle.

Ces lésions scapho-lunaires sont classifiées en 4 types (fig. 7) :

- *Lésion scapho-lunaire occulte :*
  - Lésion partielle du ligament scapho-lunaire interosseux
  - Douleur en regard de l'interligne radio-scapho-lunaire (en aval du tubercule de Lister)
  - *Imagerie :* c'est un diagnostic fait à l'arthroscanner. Pas de diastasis sur les clichés standards ou dynamiques
  - *Evolution et pronostic :* l'évolution vers une forme dynamique ou statique est très controversée et n'est pas la règle.
  - *Traitement :* ces lésions ont un pronostic *a priori* favorable sous traitement conservateur par immobilisation du poignet et infiltration de corticoïdes de l'interligne radio-scapho-lunaire. En cas d'échec une dénervation sélective du poignet après test à la xylocaïne est indiquée.

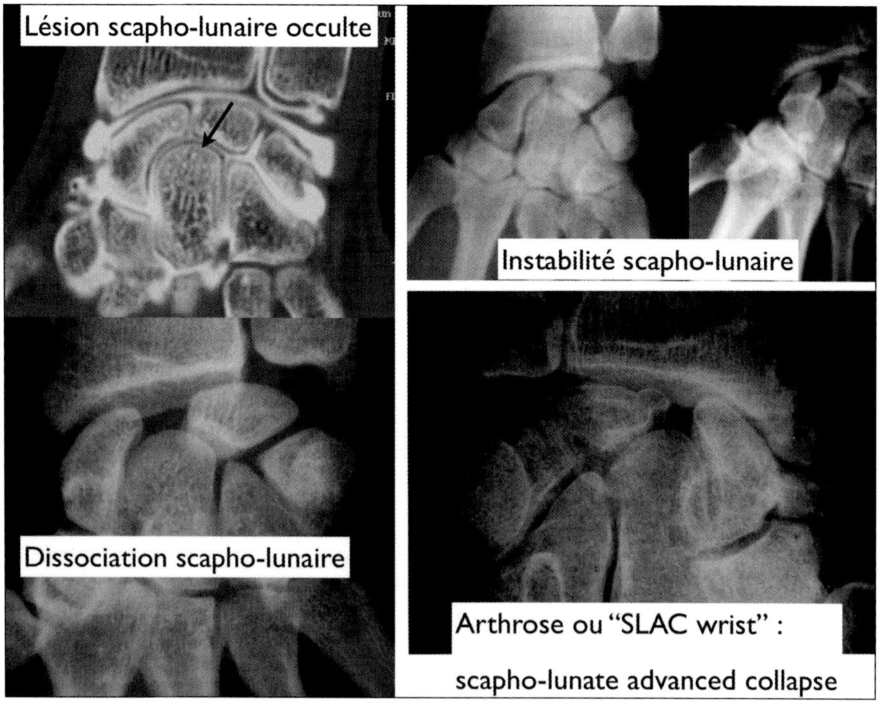

Fig. 7 : *Classification des lésions scapho-lunaires*

- *Lésion scapho-lunaire dynamique :*
  - Lésion complète du ligament scapho-lunaire interosseux
  - Tableau d'entorse du poignet simulant une fracture du scaphoïde
  - *Imagerie :* diastasis scapho-lunaire uniquement sur les clichés dynamiques. Pas de diastasis en statique
  - *Evolution et pronostic :* l'évolution spontanée ou après échec thérapeutique se fera vers une lésion statique dans un délai plus ou moins long, puis à long terme vers une arthrose du poignet. Le traitement chirurgical n'est indiqué que chez des patients en activité.
  - *Traitement :* les meilleurs résultats sont obtenus dans les réparations initiales en urgence ou semi-urgence. Toutefois, nombre de ces lésions sont méconnues. La chirurgie secondaire de ligamentoplastie évolue moins favorablement.

- *Lésion scapho-lunaire statique*
  - Lésion complète du ligament scapho-lunaire interosseux avec lésions associées des ligaments scapho-trapézo-trapézoïdiennes et radio-scapho-capitate.
  - *Imagerie :* diastasis sur les clichés statiques et dynamiques
  - *Evolution et pronostic :* ces lésions évolueront spontanément inéluctablement vers l'arthrose du poignet en 5 à 20 ans.
  - *Traitement :* la chirurgie de ligamentoplastie a ici ses plus mauvais résultats. Les arthrodèses partielles du carpe améliorent partiellement l'état au prix d'une réduction partielle de mobilité. Les activités de force peuvent être limitées.

- *Arthrose ou SLAC wrist (scapho-lunate advanced collapse)*
  L'arthrose est à point de départ radio-scaphoïdien et se développe ensuite au niveau capito-lunarien pour enfin se généraliser. L'évolution se fait sur 5 à 20 ans en fonction de l'intensité de l'activité manuelle.

Luxations du carpe

- Les formes le plus souvent observées sont les luxations rétro-lunaires du carpe. Des fractures peuvent être associées notamment scaphoïde, styloïde radiale, tête capitate, triquétrum, styloïde ulnaire.
- *Traitement :* le traitement chirurgical urgent afin d'éviter une compression aiguë du nerf médian est justifié.
- *Evolution et pronostic :* le pronostic dépend de la qualité de la réduction et de sa stabilisation ainsi que des lésions de "passage". Il s'agit des lésions cartilagineuses dues à la luxation notamment au niveau de la tête du capitate. Ces lésions donnent le plus souvent des séquelles notables à type de douleurs, raideur et évolution arthrosique possible. Le retour à une activité manuelle de force est rarement obtenu.

Lésions ligamentaires du bord ulnaire du poignet

- *La rupture du ligament luno-triquétral (pyramido-lunaire)* (fig. 8) sans instabilité sur les clichés dynamiques, chez un travailleur de force de plus de 40 ans est banale et est à considérer comme bénigne sans conséquence pathologique à moins qu'il y ait un syndrome d'impaction ulno-carpien (contact ulna et carpe dû à un ulna long constitutionnel ou post-fracture du radius distal).
- *Rupture du complexe fibreux triangulaire (articulation radio-ulnaire distale)*
  - Nombre de perforations centrales du complexe fibreux triangulaire sont prises à tort pour des lésions. Il s'agit d'une "fenêtre physiologique" favorisée par un ulna long.
  - Ces lésions ne sont chirurgicales que s'il y a une instabilité.
  - En cas d'instabilité voire de subluxation avérée, un traitement chirurgical est licite soit de ligamentoplastie soit palliatif en cas d'arthrose radio-ulnaire distale. Les résultats postopératoires ne permettent pas souvent de reprise de travail de force ou manuel répétitif.

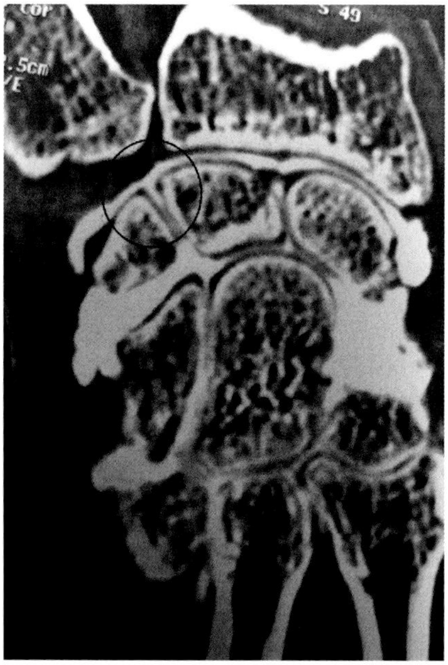

Fig. 8 : *Lésion du ligament luno-triquétral*

Evaluation secondaire

Du point de vue clinique, le score d'évaluation actuellement le plus utilisé internationalement est le *"Mayo Wrist Score"* auquel nous associons un certain nombre d'éléments comme : les mobilités, la localisation des points douloureux, les tests de stabilité du carpe, la mesure de force des prises palmo-digitales (grasp) et pollici-digitales (pinch). Ceci abouti à une fiche complète (tableau 2), utilisée en pratique clinique courante, permettant le suivi du patient opéré pour un traumatisme du poignet.

Tableau 2 : *Fiche d'examen du poignet*

Nom **Prénom**

Date naissance **Date opération**

Côté dominant **Profession** **Sport**

	Droit	Gauche	Droit	Gauche	Droit	Gauche	Droit	Gauche
Date								
Mobilités								
Extension								
Flexion								
Inclinaison radiale								
Inclinaison ulnaire								
Pronation/supination								
Points douloureux (+ ou -)								
Styloïde radiale								
Radio-scapho-lunaire dorsal								
Styloïde ulnaire/ARUD								
STT								
Pisiforme								
Tests dynamiques (+ ou -)								
Watson								
Luno-triquétral								
Piso-triquétral								
Hamato-triquétral								
Tiroir médiocarpien								
Instabilité RUD ant/post								
Hyperlaxité								
Force								
Grasp								
Pinch								
EVA								
Mayo wrist score modifié								

Douleur
(25 points)

25	Aucune
20	Légère lors activités intenses
15	modérée lors activités intenses
10	légère lors activités quotidiennes
5	Modérée lors activités quotidiennes
0	sévère ou au repos

Travail
(25 points)

25	travail habituel
20	travail restreint
15	apte à travailler mais non employé
0	inapte au travail

Mobilité
(25 points)

25	> 120°
20	100°-119°
15	90°-99°
10	60°-89°
5	30°-59°
0	0°-29°

Force grip (% normal ou controlatéral)
(25 points)

25	90-100
15	75-89
10	50-74
5	25-49
0	0-24

TRAUMATISMES DE LA MAIN

Plaies de la main

Il existe deux situations en cas de plaies de la main :

• les plaies reconnues d'emblée comme graves : amputations uni ou pluridigitales, lésions complexes pluritissulaires.

• les plaies de moins d'un centimètre, par objet tranchant, qui semblent banales et qui ne le sont pas et qui peuvent comporter :
  - *une plaie palmaire :* lésions des nerfs collatéraux, lésions des tendons fléchisseurs, lésions artérielles.
  - *une plaie dorsale :* lésions des tendons extenseurs, ouverture articulaire (métacarpo-phalangienne, interphalangienne proximale, interphalangienne distale), lésions des branches dorsales des nerfs radial et ulnaire.

Amputations digitales

La réimplantation de la main et des doigts est l'un des plus grands progrès de ces quatre dernières décennies en chirurgie de la main, grâce au développement de la microchirurgie.

Les indications de réimplantation sont :

- Les enfants, les femmes (esthétique).
- Le pouce dont le rôle fonctionnel est fondamental.
- Amputations distales par rapport à l'articulation interphalangienne proximale. L'insertion du fléchisseur superficiel est intacte ce qui permet une restitution fonctionnelle souvent bonne.
- Amputations pluridigitales quel que soit le niveau.
- Patients ayant déjà une main mutilée et pour laquelle chaque doigt est précieux.
- Patients ayant des besoins professionnels.

Les contre-indications sont :

- Age trop élevé pour permettre une régénération nerveuse et une resensibilisation utile.
- Mauvaise conservation du segment amputé.
- Co-morbidités ou lésions associées engageant le pronostic vital ne permettant pas une réimplantation.
- Délabrement important du segment amputé.

Parfois le contexte socio-professionnel fera discuter l'amputation.

Le résultat final d'une réimplantation est conditionné par de nombreux facteurs : le mécanisme et le niveau d'amputation, le conditionnement et la durée d'ischémie du fragment amputé, la technique chirurgicale, les soins et la rééducation postopératoire. Si la réussite d'une réimplantation se joue d'abord sur la survie du segment replanté, c'est surtout d'après le résultat fonctionnel qu'il faut l'apprécier.

Depuis la première réimplantation d'une main complètement amputée réalisée avec succès par Chen en janvier 1963 à Shangaï, le domaine des réimplantations de la main et des doigts a considérablement évolué grâce au développement de la microchirurgie. La possibilité de suturer des vaisseaux et des nerfs de segments anatomiques amputés par des techniques microchirurgicales a tout naturellement entraîné des succès facilement médiatisés. Mais derrière cet aspect bruyant, une réimplantation de la main et des doigts n'est désormais légitime que si elle a des chances d'aboutir à un résultat fonctionnel utile. Un doigt raide insensible avec une intolérance au froid devra être amputé secondairement à la demande du patient.

Lésions complexes pluritissulaires [9, 10]

- *Les traumatismes type "main-toupie"* occasionnent fréquemment des lésions complexes très sévères pluridigitales et étendues aux zones I à V. Perte de substance cutanée pluridigitale, fractures phalangiennes et destruction interphalangienne proximale et distale sont observées avec des pertes de substances étendues de l'appareil extenseur, sans le plus souvent dévascularisation digitale.
- *Les traumatismes type "main-portière"* intéressent principalement la zone VI et débordent sur les zones V et VII. Aux lésions des métacarpiens s'associent des *lésions des muscles interosseux.*
- *Les lésions par vis* sans fin occasionnent des lésions majeures non réimplantables.

Lésions nerveuses [11]

La réparation des lésions traumatiques des nerfs périphériques a bénéficié de l'apport des techniques microchirurgicales depuis la fin des années 60. Malgré les progrès actuels, essentiellement liés à l'amélioration des indications chirurgicales, des techniques opératoires utilisées et des techniques de rééducation, de nombreux facteurs limitants persistent expliquant les résultats fonctionnels souvent incomplets après réparation nerveuse périphérique chez l'adulte. Les critères de pronostic de la récupération nerveuse intrinsèques au patient (âge, consommation tabagique, terrain), seront mis en corrélation avec les critères propres au traumatisme (niveau lésionnel, étiologie, traumatisme vasculaire associé).

Les plaies des nerfs collatéraux palmaires des doigts doivent être considérées comme des lésions graves et urgentes. A ce titre, elles doivent être traitées par des opérateurs entraînés aux techniques de réparation microchirurgicale. En cas d'échec, elles font en effet courir au patient un risque de névromes douloureux, de paresthésies d'hypo- ou d'anesthésies pulpaires dont le retentissement peut être important en particulier pour la fonction des pulpes dominantes.

Les progrès apportés par les techniques microchirurgicales ont diminué la survenue de ces complications redoutables. Malgré cela, les résultats neurologiques, en dehors du cas de l'enfant, restent imparfaits. Certes, ils sont les meilleurs parmi tous ceux qui concernent les réparations des nerfs périphériques, néanmoins, des progrès restent certainement à accomplir dans le domaine des réparations nerveuses distales au membre supérieur.

L'analyse des résultats de la réparation des nerfs collatéraux doit non seulement faire intervenir les données de l'examen neurologique mais aussi celles subjectives qui participent aussi à la qualité de la fonction digitale : douleur, dysesthésies, intolérance au froid "hot point", qui lorsqu'il est situé en zone de prise et quand il persiste peut être très handicapant.

Le test de discrimination cutanée de deux points de Weber, simple dans sa conception, est de pratique courante. Il consiste à appliquer simultanément une pression équivalente [deux pointes mousses], sans déclencher d'ischémie cutanée, en deux points voisins sur la pulpe à explorer et à rechercher la distance minimum pour laquelle le patient perçoit la double pression. Au-delà le patient ne perçoit plus qu'une seule pression, le seuil de discrimination est alors atteint. La normale est inférieure ou égale à 5 mm.

Les résultats de la réparation directe des nerfs collatéraux sont connus comme meilleurs que ceux des nerfs mixtes et on peut admettre qu'environs 60 % des patients retrouvent une sensibilité entre S3+ et S4 c'est-à-dire une sensibilité fonctionnelle bonne ou acceptable mais il est tout à fait exceptionnel que le test de Weber obtenu sur le doigt lésé soit égal à celui relevé sur le doigt équivalent de l'autre main. La qualité des résultats des différentes séries dépend pour beaucoup de l'âge moyen.

Lésions tendineuses

Le diagnostic d'une lésion tendineuse des doigts ne peut être que clinique mais peut être méconnu. Toute plaie en regard d'un trajet tendineux à la main nécessite une exploration chirurgicale au moins sous anesthésie locale. Il faut se méfier d'un examen clinique rapide dans le contexte de l'urgence.

Le bilan clinique fera référence à la classification par zones de la Fédération Internationale des Sociétés de Chirurgie de la Main. Cette classification représente une référence de dialogue mais aussi et surtout permet d'avoir pour chaque zone topographique, une correspondance thérapeutique.

L'examen tendineux sera analytique voire contre résistance. En effet, un testing contre résistance réveillant une douleur est en faveur d'une plaie tendineuse partielle. Dans ce cas, la possibilité d'extension active sans résistance peut être totalement conservée.

La nature du traumatisme et les lésions associées sont importantes à préciser.

Les structures de glissement péritendineuses peuvent être plus ou moins gravement lésées.

Le type de traumatisme, section franche, écrasement, dilacération, ainsi que l'importance des lésions associées (ouverture articulaire, fracture, perte de substance cutanée) sont des éléments de pronostic importants vis-à-vis des résultats de la réparation tendineuse.

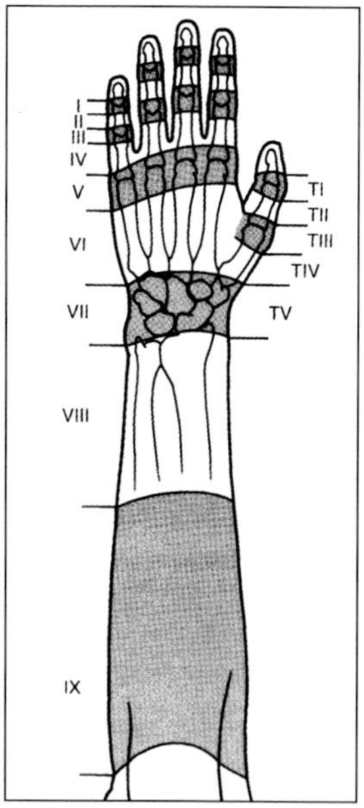

Fig. 9 : *Classification internationale des zones des lésions des tendons extenseurs*

• <u>*Lésions des tendons extenseurs*</u> [12]

Les lésions des tendons extenseurs des doigts ont une fausse réputation de bénignité notamment à la face dorsale des doigts. Les tendons extenseurs de par leur situation immédiatement sous-cutanée sont particulièrement vulnérables lors de toute plaie de la face dorsale de la main. La méconnaissance de telles lésions, par un examen clinique trop sommaire ou un traitement inapproprié, sont susceptibles d'entraîner des séquelles fonctionnelles graves compromettant la fonction de la main toute entière et obligeant à une chirurgie secondaire délicate, à des soins de rééducation prolongés, avec comme corollaire des répercussions sociales et professionnelles importantes.

Les séquelles des lésions de l'appareil extenseur sont autant le fait d'un défaut d'extension que d'un déficit d'enroulement digital.

Les facteurs pronostiques péjoratifs de la réparation initiale des sections des tendons extenseurs sont :
- fracture associée,
- mécanisme par écrasement,
- perte de substance cutanée,
- accident de travail,
- lésions pluridigitales.

Il faut aussi rappeler que toute lésion de l'appareil extenseur au dos d'une articulation (zones I, III, V) s'associe à une plaie articulaire qu'il convient de ne pas négliger vu le risque septique.

Les plaies septiques et notamment les morsures au niveau métacarpophalangien, associant plaie tendineuse et effraction articulaire, ont un risque d'arthrite septique majeur qui peut faire surseoir à la réparation tendineuse en urgence malgré le parage. En cas de fracture phalangienne associée à une lésion en zones II, IV ou VI les structures de glissement sont gravement atteintes et la qualité de la stabilisation fracturaire va être un critère pronostique important.

Le traitement des lésions de l'appareil extenseur doit être fait en urgence lorsque la plaie tendineuse se situe en regard d'une articulation superficielle (zones I, II, V) ou si elle est associée à une fracture ouverte ou si elle est largement souillée. Dans les autres cas de figure, le traitement en urgence différé à 24 heures peut aussi être admis si une antiseptie locale a été réalisée. Le traitement des lésions fermées par rupture sous-cutanée de l'appareil extenseur mérite aussi une prise en charge la plus précoce possible de principe même si le traitement orthétique est ici privilégié.

• *Lésions des tendons fléchisseurs* [13]

La réparation primaire d'une section des tendons fléchisseurs est devenue la règle, avec quelques rares exceptions. C'est une chirurgie délicate qui doit être suivie d'une rééducation spécialisée. Ses deux complications majeures sont la rupture de la suture et l'adhérence des tendons.

La tendance est clairement à une suture solide, alliant un point axial de quatre à six brins et un surjet épitendineux, permettant de mobiliser les tendons soit passivement soit activement. L'immobilisation n'est plus choisie qu'en cas de contre-indication de la mobilisation précoce.

Zone 1. Seul le tendon fléchisseur profond est sectionné. Le diagnostic doit être précoce, car sa rétraction dans le canal digital complique l'acte technique et risque d'altérer la fonction, demeurée jusqu'alors intacte, du fléchisseur superficiel.

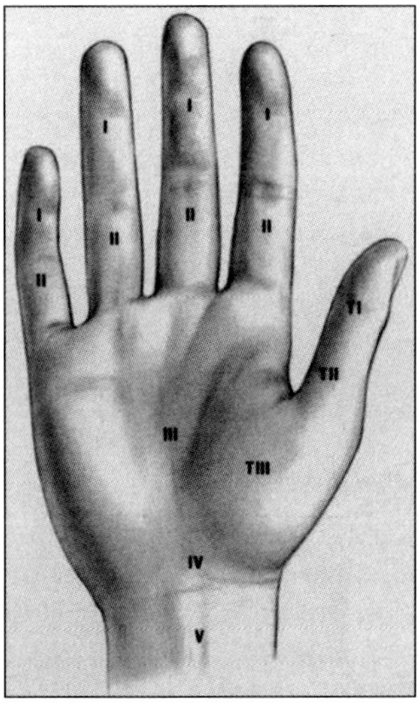

Fig. 10 : *Classification internationale des zones des lésions des tendons fléchisseurs*

Zone 2. C'est la zone de toutes les difficultés puisqu'il convient de réparer à la fois les tendons fléchisseurs superficiel et profond dans un canal digital.

Zone 3. C'est une zone de bon pronostic car la lésion siège dans la paume de la main.

Zone 4. Les lésions sont sévères car elles associent une lésion du nerf médian aux lésions des fléchisseurs.

Zone 5. Les lésions y sont fréquemment associées à des lésions des fléchisseurs du poignet, du nerf médian, du nerf cubital et de l'artère cubitale et radiale. La réparation doit être globale sur le plan tendineux et vasculo-nerveux.

La chirurgie secondaire digitale (après lésion des tendons fléchisseurs) regroupe un grand nombre d'interventions en fonction de tableaux cliniques variés. Le bilan clinique est essentiel s'attachant à préciser :

- La fonction résiduelle de la main, le niveau des douleurs, les séquelles d'un syndrome douloureux régional complexe et l'existence d'une exclusion du doigt.
- Les lésions initiales (zone IFSSH), la ou les interventions préalables et les soins postopératoires, et l'existence d'un épisode infectieux.
- Le traitement rééducatif et les orthèses déjà utilisées.
- Les structures incriminées dans l'enraidissement :
  - l'état cicatriciel cutané et sous-cutané,
  - l'état des tendons fléchisseurs et des poulies ainsi que de l'appareil extenseur
  - la mobilité et l'état articulaire avec bilan radiographique.
- L'état vasculaire avec notamment test d'Allen digital et le degré d'intolérance au froid.
- Les souhaits du patient et son contexte socioprofessionnel.
- Les possibilités de rééducation et l'adhésion du patient.

Les principaux tableaux cliniques sont :

- Section négligée de tendon fléchisseur.
- Rerupture.
- Enraidissement en flexion avec flexion active partiellement conservée avec ou sans lésion des poulies A2 et A4.
- Enraidissement en flexion sans flexion active avec ou sans lésion de A2, A4.
- Crochet digital.

Les interventions de ténolyse et ténoarthrolyse peuvent être indiquées dans les 3 derniers cas de figure sous réserve d'une continuité tendineuse, d'articulations radiographiquement intactes et de l'état des poulies principales. Le patient sera prévenu de la possibilité de conversion en 2 temps si l'état tendineux et des poulies le nécessitent.

Toute chirurgie secondaire conservatrice sera contre-indiquée en cas de précarité vasculaire (2 pédicules lésés) et neurologique, d'exclusion digitale, de lésions articulaires ou de non-possibilité de rééducation adaptée ou de coopération du patient. Dans ce cas seront discutées l'abstention, une arthrodèse IPP, une amputation.

Après ténolyses, globalement dans la littérature, les améliorations retrouvées sont entre 65 et 85 % et le taux de rerupture entre 2 et 9 %.

Fractures des métacarpiens et des phalanges

Les deux facteurs qui influencent le plus le pronostic fonctionnel après fracture phalangienne ou métacarpienne, sont représentés par la gravité du traumatisme causal et le type du traitement initial. Foucher rappelait en 1988, à juste titre, l'aphorisme de Sterling Bunnell, toujours d'actualité, expliquant qu'il y avait souvent plus de temps d'arrêt de travail après les fractures de la main, qu'après les fractures des os longs. Cela ne tient pas seulement au fait que la main représente la localisation fracturaire la plus fréquente, mais aussi aux conséquences liées au traumatisme au niveau des parties molles : revêtement cutané, appareils tendineux, ligaments, structures de glissement.

Les moyens du traitement des fractures à la main doivent permettre d'obtenir une réduction fracturaire précise et une contention autorisant ce qui doit être un dogme, à savoir la possibilité d'une mobilisation précoce des doigts. Cette mobilisation précoce représente le premier élément de prévention vis-à-vis de l'œdème, des adhérences au niveau des zones de glissement et des rétractions capsulo-ligamentaires, notamment au niveau interphalangien proximal.

Deux objectifs sont à atteindre dans le traitement des fractures de la main :
- la consolidation osseuse en bonne position,
- la restitution de la fonction.

Cette consolidation en bonne position est tributaire de la réduction précise du déplacement fracturaire et de sa contention. Ce déplacement est fonction du traumatisme initial, du type de trait fracturaire, mais aussi des contraintes provenant des parties molles appliquées au squelette, plus particulièrement exercées par les appareils tendineux. Ces forces n'agiront pas seulement à la phase initiale du traumatisme, mais tout au long de la consolidation tant que celle-ci ne sera pas suffisante. Ces contraintes, au demeurant néfastes, pourront être "apprivoisées", maîtrisées pour aller dans le sens de la réduction fracturaire. C'est le cas notamment de la méthode proposée par Thomine en ce qui concerne les fractures diaphysaires de la première phalange des doigts longs.

L'exceptionnelle balance existant entre appareil extenseur et tendons fléchisseurs, entretenue notamment par les muscles lombricaux et les ligaments rétinaculaires pourront être perturbés par la déformation du squelette et ainsi pérenniser un enraidissement articulaire. C'est le cas pour les bandelettes latérales de l'appareil extenseur qui se subluxent en palmaire sur les faces latérales d'une articulation interphalangienne proximale enraidie en flexion.

Une lésion tendineuse associée à une fracture phalangienne ou métacarpienne représentera un élément de mauvais pronostic, pas seulement par le risque d'adhérences majoré, mais aussi en cas de perturbation du moment d'action tendineux par rapport à telle ou telle articulation ; ainsi comme cela peut se voir en cas de lésion non réparée des poulies de réflexion des tendons fléchisseurs au niveau du canal digital.

• *Classification* [14]

Les fractures des métacarpiens et des phalanges hormis la 3e phalange sont classées en :

- *Fractures articulaires*
  - fractures de la base,
  - fractures de l'épiphyse distale.
- *Fractures extra-articulaires*
  - fractures diaphysaires,
  - fractures du col.

Les fractures de la 3e phalange comportent :

- Fractures avulsion de l'insertion de la bandelette terminale de l'extenseur
- Fractures de la houpe
- Fractures du col

• *Fractures des métacarpiens des doigts longs*

Les fractures des métacarpiens résultent le plus souvent d'un impact direct ou d'un écrasement. A cause de la localisation du point d'impact, de la direction de la force vulnérante et de l'action déformante des muscles interosseux, l'angulation au niveau du foyer de fracture est toujours dorsale. Du fait de la mobilité des 4e et 5e articulations carpo-métacarpiennes (CMC), une angulation du foyer de fracture peut être compensée jusqu'à 30°. Au-delà d'une telle angulation qui ne peut être évaluée que sur une radiographie de profil, la saillie palmaire de la tête métacarpienne peut exercer une gène vis-à-vis des prises palmo-digitales en force. De plus, la déformation du squelette peut être à l'origine d'une hyperextension métacarpophalangienne et d'un déséquilibre de la chaîne de Landsmeer avec déficit d'extension IPP et déficit de flexion IPD. Etant donné l'absence de mobilité des 2e et 3e articulations CMC, une bascule épiphysio-métaphysaire, même minime, sera mal tolérée. Le seuil admis est celui de 10 à 15°.

Le trouble de rotation constitue le deuxième type de déplacement. Il est toujours mal toléré. Cette malrotation devra être dépistée en extension mais surtout en flexion des doigts par l'analyse de la convergence digitale vers le tubercule scaphoïdien, et le plan de l'ongle.

• *Fractures des phalanges des doigts longs*

Il est important de distinguer : fractures articulaires et fractures extra-articulaires dont les caractéristiques, le pronostic et le traitement sont bien différents ; les fractures ouvertes, les fractures avec perte de substance osseuse ou comminutives, les fractures instables après réduction qui relèvent toutes du traitement chirurgical. Parmi les fractures articulaires le plus souvent chirurgicales, les fractures-luxations dorsales interphalangiennes proximales doivent être parfaitement diagnostiquées et sont de traitement difficile. Pour les autres lésions articulaires les indications chirurgicales sont larges afin d'en minimiser les séquelles. Par ailleurs, les avulsions-fractures des tendons extenseurs détachant un petit fragment osseux à l'origine d'une déformation en boutonnière ou en maillet rentrent dans le cadre du traitement des lésions de l'appareil extenseur.

• *Fractures de la colonne du pouce*

Le traitement des fractures de la colonne du pouce ne doit pas seulement permettre la consolidation osseuse, mais aussi redonner la mobilité, préserver l'ouverture de la première commissure, restaurer la longueur du pouce et assurer sa stabilité.

Les fractures de la base du premier métacarpien sont divisées en fractures articulaires et extra-articulaires. Quelle que soit leur forme, le déplacement est fréquent sous l'effet de puissantes contraintes musculaires. La place du traitement orthopédique seul est confinée aux fractures peu ou pas déplacées. Le traitement chirurgical est la règle afin de restaurer l'articulation principale de la colonne du pouce qu'est la trapézo-métacarpienne.

Retentissement des raideurs des doigts

L'évaluation de la mobilité digitale fait appel à différentes méthodes. La méthode la plus répandue est celle du TAM (total active motion) et TPM (total passive motion). Cela consiste à additionner les degrés de flexion angulaire des articulations métacarpo-phalangiennes (MP), interphalangiennes proximales (IPP) et interphalangiennes distales (IPD) en flexion active maximale à laquelle on soustrait la somme angulaire du déficit d'extension de ces 3 articulations. Le TPM (total passive motion) est la somme des flexions angulaires passives des articulations MP, IPP et IPD à laquelle on soustrait la somme angulaire du déficit d'extension passive de ces 3 articulations. Pour le pouce on utilise la cotation de l'opposition selon Kapandji (0 à 10), angle d'écartement entre M1 et M2 qui évalue l'ouverture commissurale, et les mobilités de la métacarpo-phalangienne et l'inter-phalangienne.

Le retentissement fonctionnel en cas de raideur digitale est variable dépendant du rayon atteint, du degré de raideur et de son secteur, des lésions et troubles associées notamment neurovasculaires, de l'activité du patient et de ses capacités de compensation. C'est l'enraidissement interphalangien proximal qui aura le plus de conséquences sur la fonction globale du doigt avec d'éventuelles lésions associées neurologiques et vasculaires. Le secteur de mobilité fonctionnel au niveau interphalangien proximal (IPP) et métacarpo-phalangien est de 30° à 80°. La mobilité interphalangienne distale (IPD) requise est plus limitée et une ankylose de cette articulation en bonne position a un retentissement fonctionnel limité sous réserve de l'état IPP et métacarpo-phalangien (MP).

BIBLIOGRAPHIE

[1] BELLEMERE P. La prévention des accidents de la main au travail, in Cours européen de pathologie chirurgicale du membre supérieur et de la main. *2013, Sauramps médical. p. 479-85.* — [2] BELLEMERE P. Pour une campagne nationale de prévention des accidents de la main. *Chir Main, 2003. 22(5): p. 233-9.* — [3] DE PUTTER CE *et al.* Economic impact of hand and wrist injuries: health-care costs and productivity costs in a population-based study. *J Bone Joint Surg Am, 2012. 94(9): p. e56.* — [4] LAULAN J. *et al.* Classification analytique des fractures de l'extrémité distale du radius : la classification "M.E.U". *Chir Main, 2007. 26(6): p. 293-9.* — [5] OBERT L. *et al.* Aspects anatomiques et biomécaniques des fractures du radius distal de l'adulte : revue de la litterature. *Chir Main 2012, 31(6): p. 287-97.* — [6] LENOIR H. *et al.* Resultats a long terme du traitement chirurgical des pseudarthroses du scaphoïde : influence de la correction du DISI. *Chir Main, 2011. 30(6): p. 400-5.* — [7] LAULAN J. *et al.* The arthritic

wrist. II-the degenerative wrist: indications for different surgical treatments. *Orthop Traumatol Surg Res, 2011. 97(4 Suppl): p. S37-41.* — [8] WATSON HK, FL BALLET The SLAC wrist: scapholunate advanced collapse pattern of degenerative arthritis. *J Hand Surg Am, 1984. 9(3): p. 358-65.* — [9] COULET B. *et al.* Mains de portière : classification lésionnelle et stratégie thérapeutique. *Chir Main, 2011. 30(4): p. 246-54.* — [10] COULET B. *et al.* Mains de «blast»: stratégie thérapeutique. *Chir Main, 2004. 23(5): p. 215-23.*

[11] ALNOT JY, M. CHAMMAS Lésions traumatiques des nerfs périphériques. De la réparation nerveuse directe aux interventions palliatives. *Cahiers d'enseignement de la SOFCOT, ed. J. Duparc. 2007: Elsevier.* — [12] CHAMMAS M. Lésions récentes traumatiques des tendons extenseurs au poignet et à la main, in Cahier d'Enseignement de la société française de chirurgie de la main (GEM). *1999 Expansion Scientifique Française Paris.* — [13] FOUCHER G. Lésions traumatiques des tendons flechisseurs, in Appareil locomoteur. *Encycl Med Chir. 2003, Editions Scientifiques et Medicales Elsevier SAS, Paris.* — [14] LE NEN D. *et al.* Fractures, entorses et luxations de la main et des doigts, in *Encycl Med Chir Appareil locomoteur. 2003, Elsevier SAS, Paris.*

IMAGERIE LÉSIONS LIGAMENTAIRES ET DOULEURS DU POIGNET

PAR

J. LAULAN, E. MARTEAU, A. PETIT, G. BACLE

La particularité de la biomécanique et la finesse des mouvements du poignet reposent avant tout sur la présence d'une structure composite, ostéo-ligamentaire, et déformable : la première rangée des os du carpe. Cette "déformabilité" de la première rangée, permise par les ligaments intrinsèques, augmente les mobilités et favorise une adaptation très précise de la position de la main, mais au prix d'une fragilité accrue. Ce "segment intercalaire" (intercalated segment) [15], interposé entre le radius et la 2e rangée, est mobilisé de façon indirecte par des forces de compression [22].

L'examen clinique et les radiographies standards, sous réserve d'une bonne réalisation technique et d'une analyse soigneuse, permettent de faire le diagnostic de la quasi-totalité des lésions ligamentaires susceptibles d'évoluer vers l'arthrose et pouvant justifier d'un éventuel traitement. Une analyse radiographique pertinente nécessite au préalable quelques connaissances sur la biomécanique du poignet.

RAPPEL ANATOMIQUE ET BIOMÉCANIQUE

La première rangée des os du carpe est constituée, d'un point de vue fonctionnel, par 3 os : scaphoïde, lunatum et triquétrum (le pisiforme est un os sésamoïde et ne participe pas directement à la biomécanique de la première rangée). Ces 3 os sont unis entre eux par des ligaments intrinsèques, ligament scapholunaire (LSL) et ligament triquétrolunaire (LTL), qui ont un double rôle. D'une part, en autorisant un certain débattement entre les 3 os, ils rendent la 1re rangée déformable. Et, d'autre part, conjointement aux ligaments extrinsèques, ils transmettent les forces et le mouvement d'un os à l'autre, de façon harmonieuse, en maintenant une étroite cohésion de ces 3 os. Les 2 ligaments intrinsèques sont donc soumis à des contraintes importantes expliquant la fréquence des lésions traumatiques (ruptures) mais aussi dégénératives (perforations).

De façon grossière, le complexe articulaire du poignet peut être réduit à 3 articulations : l'articulation radio-carpienne (RC) ; l'articulation médio-carpienne (MC) ; et, l'articulation radio-ulnaire distale (RUD). Les articulations RC et MC sont "fonctionnellement liées". La mobilité globale du poignet, tant dans le plan frontal que dans le plan sagittal, résulte de la mobilité dans chacun de ces deux interlignes mais aussi des déplacements relatifs des os de la première rangée. La RUD participe essentiellement à la prono-supination mais elle est intégrée à l'étude du poignet en raison de sa proximité anatomique. Elle est directement intéressée dans la pathologie traumatique du poignet.

Unité de Chirurgie de la Main, Hôpital Trousseau CHU de Tours - 37044 Tours cedex

Il y a 3 cavités articulaires, correspondant à chacune de ces articulations. Ces cavités sont indépendantes grâce à la présence des 2 ligaments intrinsèques et du ligament triangulaire. Ainsi, l'injection de produit de contraste dans une de ces 3 cavités articulaires ne doit pas entraîner d'opacification des 2 autres, au moins chez le sujet jeune.

Les mouvements du poignet dépendent essentiellement de la forme des os, de la conformation des surfaces articulaires ainsi que du débattement autorisé par les ligaments, en particulier intrinsèques. Fait important : il n'existe pas d'insertion tendineuse sur la 1re rangée qui est mobilisée de façon indirecte par les déplacements imposés à la 2e, lors des contractions musculaires. Les mouvements du poignet sont donc créés par des forces en compression [22].

Le scaphoïde, repose par son pôle distal sur le socle trapézo-trapézoïdien. Du fait de son obliquité et de sa conformation anatomique, toute force de compression agissant sur le poignet va entraîner une flexion du scaphoïde qui est associée à une diminution de hauteur de la colonne latérale. Si le LSL est intègre, ainsi que les ligaments extrinsèques participant à la cohésion du couple scapholunaire, les mouvements imposés au scaphoïde sont transmis au lunatum.

Le triquétrum (pyramidal) a un aspect grossièrement quadrangulaire. Sa surface distale s'articule avec l'hamatum (os crochu) dont la surface, proximale et médiale, a une conformation hélicoïdale qui conditionne les déplacements du triquétrum. Sous l'action d'une force de compression, il se produit un déplacement proximal de l'hamatum. Au fur et à mesure que le chevauchement de ces 2 os augmente, le triquétrum subit une extension obligatoire. Si le LTL est intègre, le mouvement d'extension est transmis au lunatum. La stabilisation du triquétrum pendant ces mouvements de "vissage" est aussi assurée par des ligaments extrinsèques. Tout cet ensemble assure la progression harmonieuse du triquétrum sur l'hamatum. Là aussi, la position relative de ces 2 os est associée à une variation de la hauteur du versant médial du carpe : la hauteur du versant médial est maximale quand le triquétrum est en position haute et donc en flexion ; inversement, la hauteur est minimale quand le triquétrum est en position basse et donc en extension.

Le lunatum (semi-lunaire) est donc soumis à l'influence du scaphoïde sur son versant latéral et à l'influence du triquétrum sur son versant médial. Il est donc soumis, par l'intermédiaire du LSL, à des forces fléchissantes et, par l'intermédiaire du LTL, à des forces d'extension. C'est l'équilibre de ces forces qui conditionne la position du lunatum.

Le centre des mouvements du poignet, tant en flexion-extension qu'en inclinaison frontale, est relativement fixe et passe par la tête du capitatum [25]. La conformation des surfaces articulaires MC et RC, va imposer le déplacement relatif des os de la première rangée. Ce déplacement relatif est autorisé et transmis de façon harmonieuse entre les 3 os de la première rangée grâce aux ligaments intrinsèques (LSL et LTL). Tout ceci se fait sous l'action de force de compression et sous le contrôle permanent des ligaments.

Il faut noter que les insertions tendineuses et donc les points d'application des forces sont excentrés par rapport au capitatum. De façon schématique, on peut considérer que la 2e rangée est comparable au fléau d'une balance [12] et bascule autour d'un axe instantané passant par la tête du capitatum avec ascension du versant latéral sous l'effet de la contraction des muscles latéraux, qui s'associe alors à descente du versant médial ou, à l'inverse, ascension du versant médial sous l'effet de la contraction des muscles ulnaires, associé à une descente du versant latéral.

En résumé, le tonus musculaire soumet le carpe à des forces de compression permanentes dont les points d'application sont excentrés par rapport au centre de rotation. Le scaphoïde, sur le versant latéral, transforme les forces de compression en force de flexion, alors que le triquétrum (la surface T-H) sur le versant médial, transforme les forces de compression en forces d'extension de la première rangée. Par conséquent, le semi-lunaire se trouve pris entre deux forces opposées expliquant que la majorité des lésions ligamentaires intra-carpiennes soient localisées de part et d'autre du lunatum. Ces données permettent aussi d'expliquer les déséquilibres induits par des lésions ligamentaires.

NOTIONS DE STABILITÉ ET D'INSTABILITÉ [1, 20, 21, 22].

La stabilité du carpe repose sur l'intégrité des ligaments, intrinsèques et extrinsèques, et sur la cohérence spatiale des os du carpe [1]. Il faut différencier 2 types d'instabilité [20, 22]. Les instabilités "dissociatives" résultent d'une lésion des ligaments intrinsèques, c'est le cas dans l'instabilité résultant de lésions ligamentaires entre les os de la 1re rangée (dissociations SL et TL) mais aussi entre les os de la 2e rangée (dissociations longitudinales du carpe). Les instabilités "non dissociatives" dans lesquelles les ligaments intrinsèques sont normaux : en l'absence de lésion ligamentaire entre les os de la première rangée celle-ci continue à fonctionner comme une seule unité. Ce groupe est représenté par les subluxations radio-carpiennes palmaire (très rare) et dorsale, l'instabilité MC et les translocations cubitales [12, 22]. Il faut aussi différencier les instabilités "statiques" – et il est alors préférable de parler de désaxations [11] – qui peuvent être diagnostiquées sur des radiographies standards, des instabilités "dynamiques" qui nécessitent des clichés dynamiques (voire des manipulations) pour être mises en évidence [22].

Nous allons nous intéresser aux désaxations SL, TL et péri-lunaires, c'est-à-dire aux instabilités dissociatives statiques touchant la première rangée. Il est important de savoir les diagnostiquer car elles sont susceptibles d'évoluer vers l'arthrose. Elles peuvent donner lieu soit à une instabilité en extension *(dorsal intercalated segment instability ou DISI)*, soit à une instabilité en flexion *(ventral intercalated segment instability ou VISI)* du lunatum [15], en sachant que la DISI et la VISI sont des syndromes radiologiques et ne préjugent pas d'un diagnostic étiologique spécifique (fig. 1).

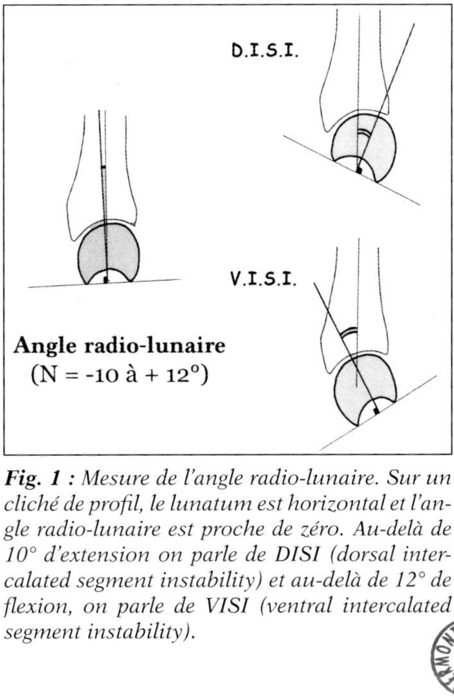

***Fig. 1 :** Mesure de l'angle radio-lunaire. Sur un cliché de profil, le lunatum est horizontal et l'angle radio-lunaire est proche de zéro. Au-delà de 10° d'extension on parle de DISI (dorsal intercalated segment instability) et au-delà de 12° de flexion, on parle de VISI (ventral intercalated segment instability).*

La notion classique de collapsus carpien ne permet pas à elle seule d'expliquer l'évolution vers l'arthrose. Il faut aussi prendre en compte la subluxation radio-scaphoïdienne et l'effet de décentrage de la médio-carpienne secondaire à la rupture de la première rangée et source d'arthrose secondaire à ce niveau. L'évolution vers l'arthrose MC est le point commun des instabilités dissociatives statiques de la première rangée et des pseudarthroses du scaphoïde [13].

RADIOGRAPHIES "STANDARD"

En complément de l'examen clinique, elles suffisent pour porter la majorité des diagnostics. Mais l'analyse de la position des os et les mesures angulaires nécessitent que les radiographies aient été réalisées dans des conditions strictes.

Les 2 incidences de base sont la face et le profil. Le cliché de face doit être réalisé sans déviation et en pronosupination neutre. Pour cela, l'avant-bras et la main sont alignés et posés à plat, l'épaule étant à 90° d'abduction, et le coude à 90° de flexion. Le profil doit être réalisé poignet dans l'axe de l'avant-bras, de préférence maintenu sur une planchette, coude près du corps pour ne pas induire de rotation de l'avant-bras.

Ces clichés de base pourront parfois être complétés par des incidences spécifiques et des clichés dynamiques en inclinaison frontale.

Radiographie normale

Après avoir vérifié que les clichés ont été réalisés dans des conditions strictes (3e métacarpien dans l'axe radius et styloïde ulnaire dans le prolongement du bord médial de l'ulna), il faut analyser la position relative des différents os ainsi que les espaces interosseux.

Sur la radiographie de face, en l'absence de rupture ligamentaire grave, les 3 os doivent avoir une position concordante et être alignés, dessinant 2 arches (arcs de Gilula) sans marche d'escalier. Un scaphoïde fléchi apparaît court et le tubercule se projette sur la partie distale donnant le signe de l'anneau. En extension, il est déroulé et paraît plus allongé ; il n'y a plus de superposition du tubercule. Quand le triquétrum est en position haute sur l'hamatum, il est en flexion ; inversement en position basse il est en extension.

Le lunatum (semi-lunaire) a une forme asymétrique avec une corne antérieure large et une corne postérieure pointue. Dans un poignet normal en position neutre, les 2 cornes du lunatum sont à la même hauteur, sur une ligne perpendiculaire au grand axe du radius. Ces critères morphologiques sont importants pour apprécier la position du lunatum sur la radiographie de face : quand il est fléchi, sa corne postérieure est dégagée (projection la plus distale sur la radiographie de face) et il a un aspect triangulaire ; quand il est en extension, sa corne antérieure est dégagée et il a un aspect quadrangulaire. Sur le profil le lunatum doit être proche de la position horizontale (fig. 1).

Sur les clichés dynamiques, l'analyse du déplacement des os de la première rangée dans les mouvements d'inclinaison frontale permet de vérifier le déplacement harmonieux des 3 os et l'absence de diastasis anormale ou de marche d'escalier sur une des lignes de Gilula (fig. 2).

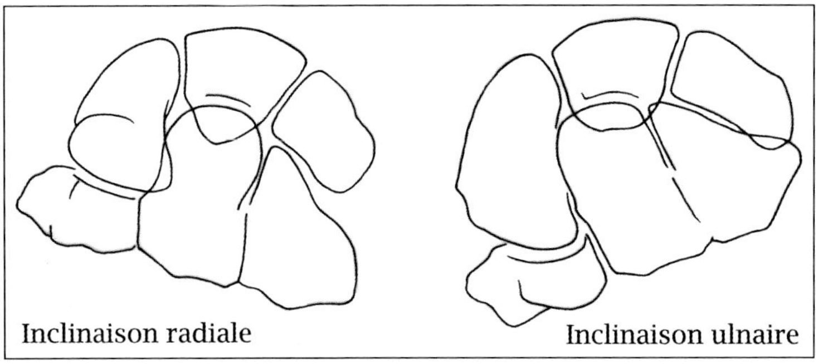

Fig. 2 : *Représentation schématique de clichés dynamiques de face. En inclinaison radiale, il existe une flexion conjointe des 3 os de la première rangée (scaphoïde fléchi avec signe de l'anneau, lunatum triangulaire et triquétrum en position haute sur l'hamatum). En inclinaison ulnaire, les 3 os de la première rangée sont en extension (scaphoïde vertical, lunatum quadrangulaire et triquétrum en position basse).*

Analyse radiographique des lésions dissociatives de la première rangée

Nous avons montré qu'il était possible sur des radiographies standards de diagnostiquer de façon fiable les lésions ligamentaires dissociatives de la première rangée susceptibles d'être évolutives [14].

Dans l'entorse grave SL, le lunatum échappe à l'influence fléchissante du scaphoïde et se place en extension (DISI) sous l'action du triquétrum via un ligament TL intègre. Pour avoir un aspect de désaxation SL, la simple rupture du ligament SL ne suffit pas, il faut des lésions associées de certains ligaments capsulaires. Les anomalies doivent être interprétées avec prudence étant donné la fréquence d'anomalies comparables sur le poignet controlatéral [6]. La sémiologie radiologique de la désaxation SL est caractéristique avec un scaphoïde fléchi alors que le lunatum et le triquétrum sont en extension. Sur la radiographie de face, outre le diastasis scapho-lunaire et une éventuelle marche d'escalier sur les lignes de Gilula, le scaphoïde apparaît court avec le signe de l'anneau (flexion), le lunatum est quadrangulaire (extension) et le triquétrum en position basse (extension). Sur le profil, le lunatum est en DISI (extension) avec un angle SL supérieur à 65-70° et il existe une perte de la congruence radio-scaphoïdienne témoignant de la subluxation dorsale du pôle proximal du scaphoïde (fig. 3).

L'évolution des instabilités SL statiques se fait vers l'arthrose radio-scaphoïdienne puis MC ; l'interligne radio-lunaire est en général préservé [24] (fig. 4). Il n'a pas été démontré que les instabilités SL dynamiques vraies ou *a fortiori* les ruptures isolées du ligament SL puissent évoluer vers l'arthrose [17].

A l'inverse, en cas de dissociation TL, le lunatum échappe à l'action du triquétrum et se place en flexion (VISI) sous l'influence du scaphoïde via les structures ligamentaires de cohésion SL. Pour avoir un aspect de désaxation TL, la simple rupture du ligament TL ne suffit pas, il faut des lésions associées de certains ligaments capsulaires [23]. Sur la radio de face, on peut retrouver une anomalie de l'espace TL (élargi, non parallèle) ou un décroché sur les arcs de Gilula. Surtout il existe un aspect typique de dissociation TL avec une flexion

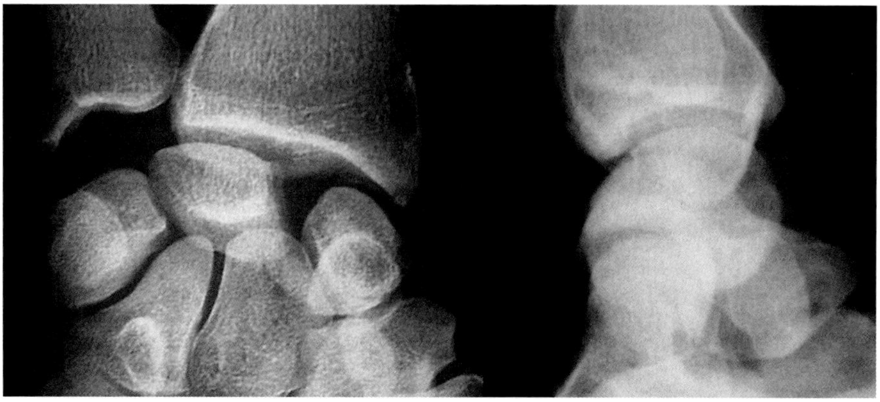

Fig. 3 : *Radiographies de face et de profil d'une instabilité scapholunaire. Outre le diastasis patent, le scaphoïde est fléchi (signe de l'anneau) alors que le binôme triquétrolunaire est en extension (lunatum quadrangulaire et triquétrum en position basse). Sur le profil le lunatum est en DISI et l'interligne radio-scaphoïdien est ouvert en avant (subluxation du pôle proximal du scaphoïde).*

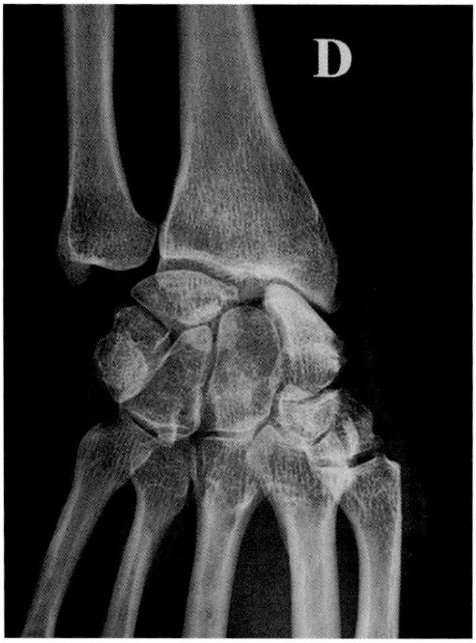

Fig. 4 : *Arthrose sur instabilité scapholunaire. Il existe une arthrose radio-scaphoïdienne évoluée et médio-carpienne moins marquée. Notez que l'interligne radio-lunaire est préservé.*

conjointe du scaphoïde (signe de l'anneau) et du lunatum (triangulaire) alors que le triquétrum est en extension (position basse). Ces anomalies peuvent être sensibilisées par les dynamiques de face. Sur la radiographie de profil, le lunatum est en VISI (fig. 5). Il n'a pas été montré que les instabilités TL dynamiques vraies, sans retentissement sur la statique du carpe puissent évoluer vers l'arthrose. Par contre, nous avons montré que les instabilités TL statiques (VISI) évoluent vers l'arthrose [4, 19]. Cette arthrose touche la MC et respecte la RC en l'absence d'instabilité SL associée.

En cas de lésion ligamentaire péri-lunaire, TL et SL, le lunatum se place le plus souvent en position neutre [18]. Parfois, une fracture associée du scaphoïde est le seul témoin de lésions ligamentaires intracarpiennes extensives.

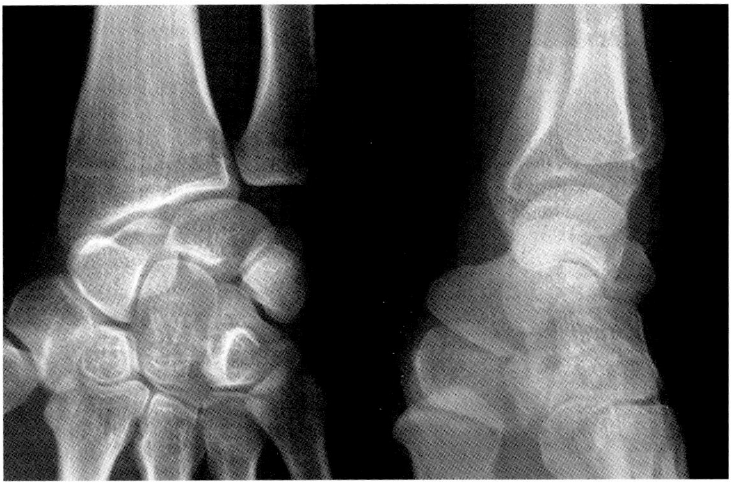

Fig. 5 : *Radiographies de face et de profil d'une instabilité triquétrolunaire. Le scaphoïde et le lunatum sont fléchis alors que le triquétrum est en position basse. Il existe une marche d'escalier entre le lunatum et le triquétrum. Sur le profil le lunatum est en VISI.*

AUTRES EXAMENS

Le scanner est un examen intéressant pour les fractures occultes mais n'a qu'une faible sensibilité, et un scanner normal n'élimine en aucun cas une fracture (Groves). La sensibilité du scanner dans cette indication varie de 73 à 97 %. C'est un examen intéressant pour l'étude de la RUD. La réalisation de coupes axiales comparatives en pronation et en supination permet de confirmer une instabilité RUD dont le diagnostic est avant tout clinique. Il permet une analyse morphologique précise d'une pseudarthose du scaphoïde ou du lunatum dans une maladie de Kienbock. Il est aussi utile dans le bilan géodes intra-osseuses (géode "essentielle", intra-osseuse ; kyste synovial intra-osseux).

L'arthrographie ne se conçoit actuellement que couplée au scanner. L'arthroscanner reste le meilleur examen pour l'analyse des ligaments intrinsèques et du cartilage [5]. Son principal intérêt concerne le diagnostic des lésions des ligaments intrinsèques et du ligament triangulaire. Il permet de localiser le siège et préciser l'étendue d'une rupture (fig. 6),

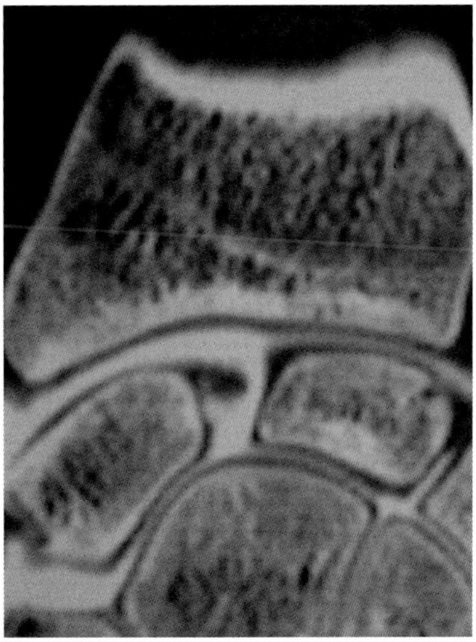

Fig. 6 : *Arthroscanner d'une instabilité scapholunaire. Le moignon du ligament intrinsèque, détaché du lunatum, est bien visible ainsi que l'état des cartilages articulaires.*

mais il existe des faux négatifs. Surtout, les résultats dans un contexte de poignet douloureux chronique doivent être interprétés avec la plus grande prudence. En effet, d'une part, les lésions ligamentaires dégénératives sont fréquentes et, d'autre part, la présence d'anomalies comparables sur le poignet controlatéral est rapportée dans plus de 50 % des cas, peut atteindre ¾ des cas pour les ligaments intrinsèques et près de 90 % des cas pour le ligament triangulaire [3, 10]. Cela pose donc le problème de la relation entre les symptômes et les lésions observées [3]. Cet examen est aussi utile pour l'analyse des lésions articulaires dégénératives car il permet une bonne analyse de l'état du cartilage. Il est, en théorie, indiqué en présence d'un poignet douloureux post-traumatique à radiographies normales car il peut dépister à la fois les lésions osseuses occultes et les lésions ligamentaires [5].

La scintigraphie est un examen très sensible. Elle est indiquée en post-traumatique devant un tableau douloureux à radiographies normales. Par rapport à la tomodensitométrie la sensibilité de la scintigraphie osseuse est supérieure en particulier en ce qui concerne les fractures de petite taille ou trabéculaires. Elle peut être couplée au scanner (imagerie hybride TEMP-TDM) permettant une meilleure localisation de la lésion éventuelle [16]. Elle peut aussi être indiquée devant un poignet douloureux chronique mal systématisé. Sa normalité, dans ce contexte, permet d'éliminer une lésion grave et de pouvoir se dispenser d'autres examens.

L'IRM est particulièrement adaptée à l'exploration des os du carpe ainsi qu'à celle des parties molles environnantes. Mais elle est moins performante que l'arthroscanner dans l'analyse des lésions cartilagineuses. Elle a un intérêt pour le diagnostic précoce d'une maladie de Kienbock au stade pré-radiologique. Associée à l'injection de Gadolinium, elle permet de délimiter une nécrose éventuelle et elle a une valeur pronostique dans le bilan des pseudarthroses du scaphoïde (vitalité du fragment proximal). Par rapport à l'arthrographie, elle présente l'intérêt de permettre à la fois l'exploration des ligaments intrinsèques, des ligaments capsulaires et des structures osseuses mais sa fiabilité pour le diagnostic des lésions ligamentaires reste encore l'objet de controverses. L'IRM est actuellement considérée comme le gold standard dans la détection des fractures occultes du poignet. Elle très performante pour les lésions osseuses uniquement trabéculaires ; sa sensibilité et sa spécificité sont proches de 100 %. Elle a pour intérêt majeur de n'être pas irradiante. Ses défauts sont le coût et le délai d'accès.

Concernant ***l'échographie***, les progrès techniques ont conduit à une amélioration de la résolution spatiale permettant une meilleure visualisation d'anomalies post-traumatiques subtiles comme la rupture de la corticale ou du périoste, la tuméfaction des tissus mous ou encore les lésions de la gaine des extenseurs du poignet. L'échographie est une technique d'accès facile, peu coûteuse et non irradiante. Elle impose cependant l'emploi de sondes de très haute fréquence pour détecter de petites anomalies [9]. Elle reste très opérateur dépendant et manque de reproductibilité.

L'arthroscopie est un examen invasif, véritable "geste chirurgical", et elle n'est indiquée que quand les examens complémentaires ne permettent pas d'éliminer formellement une pathologie intracarpienne [7]. Il est, en théorie, possible d'y associer certains gestes thérapeutiques. Elle permet le diagnostic de lésions qui peuvent être méconnues par les autres examens. Mais le problème est de savoir s'il faut aller aussi loin dans la démarche diagnostique [2] car le devenir de ces lésions diagnostiquées à un stade infra-radiologique reste méconnu et à ce stade les moyens thérapeutiques à disposition donnent des résultats incertains et peuvent même aggraver certains sans parvenir à empêcher la survenue d'une arthrose... [11]. Son principal intérêt est au stade aigu, car c'est seulement pendant les 4 à 6 premières semaines que la réparation ligamentaire peut donner un bon résultat. Mais, même à ce stade, si les radiographies sont normales, rien ne prouve que les lésions observées sous arthroscopie soient des lésions déstabilisantes susceptibles d'évoluer vers l'arthrose.

RÉSUMÉ

La connaissance de la biomécanique du poignet et une analyse radiologique soigneuse permettent de faire le diagnostic de la quasi-totalité des instabilités dissociatives statiques (désaxations). C'est pendant les 4 premières semaines après le traumatisme qu'il est fondamental de faire le diagnostic et, à ce stade, le recours à des examens plus sophistiqués est justifié si la suspicion est élevée alors que les radiographies sont normales. Au-delà de 6 semaines, seules les lésions symptomatiques avérées justifient d'être traitées. Rien ne prouve que les lésions capsulo-ligamentaires qui ne sont pas diagnostiquées par un clinicien expérimenté sur un bilan radiographique standard associé à d'éventuels clichés dynamiques soient susceptibles d'évoluer vers l'arthrose. De plus, du fait de la prévalence élevée des lésions ligamentaires dégénératives et d'anomalies comparables sur le poignet controlatéral, la présence d'une anomalie sur un examen complémentaire ne suffit pas pour affirmer qu'elle est obligatoirement responsable des symptômes présentés par le patient. Dans un contexte douloureux chronique, avec radiographies normales, il est parfois préférable de ne pas multiplier les examens complémentaires. En particulier, l'arthroscanner est un examen potentiellement "dangereux" car il existe un risque important au-delà de 35-40 ans qu'il montre une "fuite" sur laquelle peut se cristalliser les plaintes du patient.

BIBLIOGRAPHIE

[1] ALLIEU Y. Instabilité du carpe. Instabilités ligamentaires et désaxations intracarpiennes. Démembrement du concept d'instabilité du carpe. *Ann Chir Main 1984;3: 317-21.* — [2] BURKE FD. Carpal confusion: is well intentioned surgery enough? *J Hand Surg 2000; 25B: 472-4.* — [3] CANTOR RM, STERN PJ, WYRICK JD, MICHAELS SE. The relevance of ligaments teras or perforations in the diagnosis of wrist pain: an arthrographic study. *J Hand Surg 1994; 19A: 945-53.* — [4] CLÉMENT PH, LAULAN J, SICRE G. Les lésions triquétro-lunaires et leurs séquelles dans les luxations périlunaires du carpe. *La Main 1998; 3: 109-18.* — [5] COLIN D. Arthrographie, scanner et arthroscanner. In: Le Nen D, Laulan J, ed. Sémiologie de la main et du poignet. *Montpellier, Sauramps Médical, 2001; 149-63.* — [6] CRISCO JJ, PIKE S, HULSIZER-GALVIN DL, AKELMAN E, WEISS APC, WOLFE SW. Carpal bone postures and motions are abnormal in both wrists of patients with unilateral SLL tears. *J Hand Surg 2003; 28A: 926-37.* — [7] DAP F. Indications de l'arthroscopie du poignet. *EMC, App Locom, 2000.* — [8] GROVES AM, CHEOW H, BALAN K, COURTNEY H, BEARCROFT P, AND DIXON A. 16-MDCT in the detection of occult wrist fractures: a comparison with skeletal scintigraphy. *Am J Roentgenol 2005; 184: 1470-4.* — [9] HAUGER O, BONNEFOY O, MOINARD M, BERSANI D, and DIARD F. Occult fractures of the waist of the scaphoid: early diagnosis by high-spatial-resolution sonography. *Am J Roentgenol 2002; 178: 1239-45.* — [10] HERBERT TJ, FAITHFULL RG, MCCANN DJ, IRELAND J. Bilateral arthrography of the wrist. *J Hand Surg 1990; 15B: 233-5.*

[11] LAULAN J. Désaxation scapholunaire : physiopathologie et orientations thérapeutiques. *Chir Main 2009; 28: 192-206.* — [12] LAULAN J. Biomécanique du poignet. In : Le Nen D, Laulan J, ed. Sémiologie de la main et du poignet. *Montpellier, Sauramps Médical, 2001: 29-41.* — [13] LAULAN J. Le poignet traumatique. In : Le Nen D, Laulan J, ed. Sémiologie de la main et du poignet. *Montpellier, Sauramps Médical, 2001: 247-67.* — [14] LAULAN J, BISMUTH JP. Intracarpal ligamentous lesions associated with fractures of the distal radius: outcome at one year. A prospective study of 95 cases. *Acta Orthop Belg 1999; 65: 418-23.* — [15] LINSCHEID RL, DOBYNS JH, BEABOUT JW, BRYAN RS. Traumatic carpal instability of the wrist. Diagnosis, classification and pathomechanics. *J Bone Joint Surg 1972; 54A: 1612-32.* — [16] NOEL V, AUBAULT M, LAULAN J, EDER V. Poignets douloureux post traumatiques à radiographies normales : apport de la tomoscintigraphie couplée au scanner (TEMP-TDM). *Communication, congrès du GEM, Paris décembre 2009.* — [17] O'MEEGHAN CJ, STUART W, MAMO V, STANLEY JK, TRAIL IA. The natural history of an untreated isolated scapholunate interosseous ligament injury. *J Hand Surg 2003; 28: 307-10.* — [18] PIN PG, NOWACK M, LOGAN SE, YOUNG VL, GILULA LA, WEEKS PM. Coincident rupture of the scapho-lunate and lunotriquetral ligaments without perilunate dislocation: Pathomechanics and management. *J Hand Surg 1990; 15A: 110-9.* — [19] ROUX C, LAULAN J, ROSSET P, KERJEAN Y, CLÉMENT P. Retentissement à long terme des lésions ligamentaires intra-carpiennes associées aux fractures du radius distal. *Chir Main 2001; 6: 508-9.* — [20] SAFFAR Ph. L'instabilité du carpe post-traumatique. *Cahier d'Enseignement de la Société Française de chirurgie de la Main 1989;1: 31-50.*

[21] STANLEY JK, TRAIL IA. Carpal instability. *J Bone Joint Surg 1994; 76B: 691-700.* — [22] TALEISNIK J. Carpal instability. Current concepts review. *J Bone Joint Surg 1988; 70A: 1262-8.* — [23] VIEGAS SF, PATTERSON RM. Ulnar-sided perilunate instability: An anatomic and biomechanic study. *J Hand Surg 1990; 15A: 268-78.* — [24] WATSON HK, BALLET FL. The SLAC wrist: scapholunate advanced collapse pattern of degenerative arthritis. *J Hand Surg 1984; 9: 358-65.* — [25] YOUM Y, McMURTRY RY, FLATT A, GILLESPIE TE. Kinematics of the wrist. *J Bone Joint Surg 1978; 60A: 423-31.*

MOYENS D'ÉVALUATION EN MILIEU PROFESSIONNEL

PAR

A. ROULET[1]

Le retour à l'emploi de personnes souffrant de séquelles de traumatisme de la main peut s'avérer complexe. En effet, ces lésions peuvent être particulièrement invalidantes et peuvent avoir de lourdes conséquences socioprofessionnelles pour le travailleur. Le médecin du travail, dans la démarche de maintien dans l'emploi d'un salarié, a un rôle d'interlocuteur privilégié entre les médecins assurant la prise en charge de la personne, les intervenants en milieu de travail et le médecin-conseil de l'assurance-maladie. Dans un premier temps, une concertation pluridisciplinaire médicale permet d'évaluer les aptitudes physiques et psychologiques du travailleur et de déterminer l'existence d'éventuelles restrictions d'aptitude à la reprise du travail. Elle repose sur les données de l'examen clinique, de l'évaluation de la capacité fonctionnelle, des explorations complémentaires et sur les caractéristiques du poste de travail. Dans un deuxième temps, l'étude du poste de travail occupé par le salarié et des conditions de travail au sein de l'entreprise permettent d'envisager successivement les possibilités de retour au poste de travail initial, d'aménagement de ce poste, de changement de poste au sein de l'entreprise ou encore d'une réorientation professionnelle, avec les différents acteurs du maintien dans l'emploi au sein et à l'extérieur de l'entreprise. Dans un troisième temps, en cas d'échec de la réinsertion professionnelle, il est important de conseiller au mieux le travailleur sur les perspectives socio-économiques et de l'accompagner dans ses démarches.

DONNÉES DU DOSSIER MÉDICAL

La détermination de l'aptitude d'un patient à occuper un poste de travail précis repose notamment sur les données de l'examen clinique, l'évaluation de la capacité fonctionnelle, les explorations complémentaires et la description du poste de travail occupé.

Les données de *l'examen clinique et l'évaluation de la capacité fonctionnelle* sont essentielles. Les critères à rechercher sont la douleur, l'impotence fonctionnelle, les troubles de la sensibilité, les limitations des mobilités articulaires et la diminution de force musculaire. D'éventuels mécanismes de compensation du handicap mis en place par le patient sont également à prendre en compte. La description succincte par le patient du *poste de travail* occupé et des différentes tâches effectuées permet aux médecins spécialistes et traitant de caractériser la nature de l'activité professionnelle (non manuelle, manuelle ou manuelle lourde) et de déterminer si une restriction d'aptitude à la reprise du travail est à prévoir.

[1] Centre de consultation des pathologies professionnelles, CHRU Lapeyronie - 371, avenue du Doyen Gaston Giraud - 34295 Montpellier cedex 5, France

EN MILIEU DE TRAVAIL, DÉMARCHE DE RETOUR À L'EMPLOI DE PATIENTS APRÈS TRAUMATISME DE LA MAIN

La démarche de retour à l'emploi est un travail en réseau, pluridisciplinaire, adapté à chaque travailleur en fonction des éléments médico-professionnels. Elle repose sur la collaboration de plusieurs intervenants : les équipes médicales de soins (chirurgien de la main, médecin physique et réadaptateur, ergothérapeute, kinésithérapeute et psychologue), médecin traitant, médecin-conseil, l'entreprise, les acteurs de maintien dans l'emploi et le médecin du travail. Celui-ci a un rôle d'interlocuteur privilégié entre le milieu médical, le milieu du travail et l'assurance-maladie. Il est important qu'il soit sollicité par les équipes médicales traitantes ou le médecin-conseil précocement, afin de préparer le retour à l'emploi, surtout si des restrictions d'aptitude au poste de travail initial sont à prévoir.

Une visite de préreprise, effectuée à la demande du salarié, du médecin traitant ou du médecin-conseil permet d'envisager les différentes possibilités de reprise. Une étude du poste et des situations de travail, avec les diverses tâches effectuées par le salarié est ensuite réalisée par le médecin du travail. Elle détermine particulièrement les circonstances de sollicitation de la main traumatisée, évalue les contraintes biomécaniques et les éventuels moyens de compensation qui pourraient être mis en place. Les facteurs de risque psychosociaux et organisationnels au sein de l'entreprise sont également à étudier. En fonction des éléments médico-professionnels, un aménagement ou un changement de poste peuvent être envisagés. Dans ce cas, le médecin du travail peut être amené à solliciter les acteurs de maintien dans l'emploi: le service appui maintien emploi travailleur handicapé (SAMETH), les assistantes sociales de l'assurance-maladie ou du service de santé au travail, la Caisse d'Assurance Retraite et de la Santé au Travail (CARSAT), l'Agence Régionale pour l'Amélioration des Conditions de Travail (ARACT), des ergonomes [2].

La reconnaissance de la qualité de "travailleur handicapé" (RQTH) d'un salarié auprès de la Maison Départementale des Personnes Handicapées (MDPH) permet de favoriser son maintien dans l'emploi de plusieurs façons. L'employeur, informé du statut du salarié, pourra, si ce n'est pas le cas, remplir son obligation d'emploi de personnes handicapées. En effet, les entreprises de plus de 20 salariés sont tenues d'employer des personnes en situation de handicap, à hauteur de 6 % de leur effectif, sous peine de sanctions financières avec obligation de versement d'une contribution à l'AGEFIPH *(Association de Gestion du Fonds pour l'Insertion des Personnes Handicapées)*. Cet organisme permet de contribuer financièrement, grâce aux cotisations des entreprises, à des projets de maintien dans l'emploi des travailleurs handicapés, en participant notamment au financement d'aménagement de postes de travail au sein de l'entreprise, de bilans de compétence ou de formations professionnelles dans le cadre d'un changement de poste dans l'entreprise ou d'une réorientation professionnelle [1, 2].

Une reprise à temps partiel thérapeutique peut être proposée, dans un premier temps, au salarié, notamment après un arrêt de travail prolongé, afin de permettre une réadaptation progressive au milieu de travail. Cette mesure temporaire nécessite l'accord du médecin-conseil et de l'employeur [2].

Le contrat de rééducation en entreprise est un autre moyen de reprise progressive de l'activité professionnelle. Il est financé par les organismes de sécurité sociale [2].

Dans le cadre d'un accident de travail ou d'une maladie professionnelle, une évaluation des séquelles et la fixation, après consolidation, d'un taux d'Incapacité Permanente Partielle (IPP) sont réalisées par le médecin-conseil. Dans le cas d'un taux d'IPP supérieur à 10 %, l'assuré bénéficiera d'une rente pendant toute sa vie. Ce financement permet un complément de revenu ; en effet, le taux d'IPP doit atteindre 67 % pour que la rente soit équivalente à une pension d'invalidité.

En cas d'échec du retour à l'emploi après la prise en charge spécialisée, plusieurs éventualités peuvent être envisagées. Le salarié peut bénéficier d'une réinsertion professionnelle en s'inscrivant sur la liste des demandeurs d'emploi à l'Agence Nationale Pour l'Emploi (ANPE) ; il percevra une allocation-chômage ou une aide au retour à l'emploi (ARE). Une mise en invalidité par le médecin-conseil de la sécurité sociale permet à l'assuré de percevoir une pension d'invalidité jusqu'à la retraite, mais il n'est pas possible de percevoir, pour une même pathologie, une pension d'invalidité et une rente d'accident du travail ou de maladie professionnelle.

Dans certains cas, un départ à la retraite peut être envisagé. La loi n° 2010-1330 du 9 novembre 2010 portant réforme des retraites a fixé l'âge légal de la retraite à 62 ans pour les salariés nés à partir de 1955. Pour les personnes nées entre 1951 et 1955, les âges de départ varient de 60 ans et 4 mois à 61 ans et 7 mois en fonction de la date de naissance. Il reste toutefois possible de prétendre aux droits à la retraite avant cette date dans certaines conditions. Une retraite anticipée avant l'âge de 60 ans peut être envisagée soit pour carrière longue, soit pour handicap. Dans le premier cas, l'assuré doit justifier d'une durée totale d'assurance minimale de 174 trimestres (pour une personne née en 1956 et un départ à 56 ans et 8 mois), ainsi que d'une durée d'assurance minimale en début de carrière (5 trimestres à la fin de l'année des 16 ans). Dans le deuxième cas, l'assuré doit être atteint d'une incapacité permanente d'au moins 80 % ou d'un handicap de niveau comparable ou bénéficier d'une reconnaissance de la qualité de "travailleur handicapé", et justifier d'une durée totale d'assurance minimale, tous régimes de base confondus, depuis la reconnaissance du handicap. Les salariés dont l'état de santé est gravement altéré peuvent prétendre à la retraite pour inaptitude au travail, obtenant ainsi le taux plein dès l'âge légal de la retraite quelle que soit la durée d'assurance effectivement accomplie. La loi du 9 novembre 2010 a également créé un dispositif de retraite à raison de la pénibilité, à compter du 1er juillet 2011, qui permet aux assurés reconnus au titre d'un accident du travail ou d'une maladie professionnelle de partir en retraite à partir de 60 ans avec une pension calculée au taux plein. Elle concerne les assurés justifiant d'un taux d'IPP au moins égal à 20 %, après vérification, pour les victimes d'accident de travail, de l'appréciation de la notion de lésions identiques à celles indemnisées au titre d'une maladie professionnelle. Lorsque le taux d'IPP est au moins égal à 10 % et inférieur à 20 %, le bénéfice de la retraite est subordonné, d'une part, au fait que l'assuré puisse apporter la preuve qu'il a été exposé, pendant au moins dix-sept ans, à des facteurs de risque professionnels et d'autre part, à l'avis d'une commission pluridisciplinaire chargée d'apprécier à la fois la validité des modes de preuve apportés par l'assuré et la réalité du lien entre l'incapacité permanente et l'exposition aux facteurs de risque professionnels.

* *
*

Le maintien dans l'emploi de travailleurs après traumatisme de la main est un problème souvent complexe qui nécessite une démarche pluridisciplinaire dans laquelle le médecin du travail a un rôle d'interlocuteur privilégié entre les médecins traitants (généralistes et spécialistes), le médecin-conseil, l'entreprise et les acteurs de maintien dans l'emploi. Un aménagement du poste de travail avec parfois une modification de l'organisation de l'entreprise est nécessaire afin de compenser le handicap du salarié. Dans d'autres cas, un changement de poste au sein de l'entreprise ou encore une réorientation professionnelle permettent de maintenir la personne dans l'emploi.

RÉSUMÉ

Le maintien dans l'emploi de travailleurs après traumatisme de la main peut s'avérer complexe, selon l'incapacité en résultant, particulièrement invalidante dans certains cas. La prise en charge de ces patients nécessite une démarche pluridisciplinaire associant une prise en charge thérapeutique optimale et souvent un aménagement ergonomique du poste de travail. Au sein de cette démarche, le médecin du travail a un rôle d'interlocuteur privilégié entre les médecins traitants (généraliste et spécialistes), le médecin-conseil et les intervenants en milieu de travail. Elle repose successivement sur une concertation pluridisciplinaire médicale permettant d'évaluer les aptitudes physiques et psychologiques du travailleur et de déterminer l'existence d'éventuelles restrictions d'aptitude à la reprise du travail et sur l'étude du poste de travail occupé par le salarié. Elle permet d'envisager les possibilités de retour au poste de travail initial, d'aménagement de ce poste, de changement de poste au sein de l'entreprise ou encore d'une réorientation professionnelle, avec les différents acteurs du maintien dans l'emploi au sein et à l'extérieur de l'entreprise.

BIBLIOGRAPHIE

[1] ARNAUDO B. Impact de la loi sur le handicap : effets sur les salariés vieillissants. In : Vieillissement des salariés et troubles musculo-squelettiques. *Masson Ed Paris; 2006. pp. 107-12.* — [2] JONCHÈRE D, ROQUELAURE Y, ROCHE-LEBOUCHER G, DESCATHA A. Maintien en emploi et réinsertion des patients souffrant de pathologies ostéo-articulaires du pied. In : Pied, chaussage et pathologies professionnelles. *Masson Ed Paris; 2009. pp. 101-7.*

RECLASSEMENT PROFESSIONNEL APRÈS TRAUMATISME GRAVE DE LA MAIN
Ou comment se passer de l'outil autour duquel la société a construit le travail

PAR

G. BERNADAC

La main est l'instrument dont la nature a généreusement doté l'homme pour lui permettre d'interagir avec son milieu. Au cours des âges, elle a suivi, par sa sophistication et surtout par sa dextérité, l'évolution prodigieuse du cerveau et des capacités humaines de réflexion pour que ce dernier puisse efficacement interagir avec l'environnement dont il souhaitait tout d'abord profiter puis maintenant utiliser à son seul profit.

L'apparition du fonctionnement en société a spécialisé les mains et surtout **les a obligées à souvent dépasser leurs limites fonctionnelles en termes d'usure et de force**. Et même si de nos jours on se préoccupe de prévenir les risques professionnels et si l'on met en place la législation sur la pénibilité, la main comme les autres éléments du squelette sont soumis à une usure importante du fait de l'activité professionnelle qui bien souvent se résume pour ce qui concerne notre thème d'aujourd'hui à **la notion de répétition dans beaucoup de travaux ce que probablement n'a pas prévu la nature**.

La main qui est le prolongement de l'esprit est un organe noble par excellence et la perte de sa fonction est traumatisante psychologiquement. Il faut également en tenir compte lorsque les pathologies surviennent et surtout lorsque l'accident survient et que l'on envisage donc de se passer de ce seul outil interactif que l'homme possède. Il faut en connaître les fonctions utiles pour les tâches qu'exécute habituellement le salarié. C'est la vision spécifique du médecin du travail que je développe dans ces propos.

LES FONCTIONS DE LA MAIN EN LIEN AVEC L'ACTIVITÉ PROFESSIONNELLE

De manière macro et synthétique, elle a trois fonctions :

- ***C'est un outil*** par elle-même puisqu'elle exécute les pensées cérébrales en agissant sur l'environnement. *Je pousse, je tire, je déplace, je tourne, je touche, etc.*
- ***C'est un porte-outil***, de nombreux outils ne peuvent fonctionner que s'ils sont "greffés" à la main de l'homme qui leur donne une âme pour accomplir leur œuvre. *Perceuse meuleuse marteau, etc.*

MSA - 166, rue Maurice Béjard - 34500 Béziers
MSA Languedoc. Place Chaptal - 34000 Montpellier

- ***C'est une interface machine*** puisque tous les appareils même s'ils peuvent fonctionner seuls sont conçus plus ou moins ergonomiquement pour que la main puisse leur donner des ordres. *Clavier bouton manette, etc.*

Sur le plan de la spécialisation elle a également trois fonctions principales :
- ***La dextérité*** que l'on retrouve chez les instrumentistes chez lesquels la moindre déficience rend impossible la poursuite du métier ; *Violoniste, etc.*
- ***La sensibilité***, qui est une composante de la première mais qui même dans les activités *a priori* sans aucune dextérité prend toute sa part dans la tache. *Tenir définir une force de préhension travail à l'aveugle, etc.*
- ***La force*** ou la main et le poignet supporte bien souvent toute la puissance développée par les autres muscles du squelette. Est-elle faite pour cela et quelles en sont les limites ? En tout cas, dans le milieu professionnel, par défaut, elle est supposée être capable de prouesse. *Porter soulever frapper serrer, etc.*

Le "travail" bien plus d'ailleurs que dans les autres composantes des activités "de l'humanité" a donc été construit autour d'elle.

La main c'est l'action, "le faire" et tant que la technologie n'aura pas trouvé d'autre moyen d'interagir avec l'environnement comme la parole ou la pensée il en sera ainsi.

LE BILAN DU TRAUMATISME

Il faut donc, lorsque la consolidation de l'accident survient, faire le bilan des fonctions restantes de manière globale ; Mais le plus important est de faire ce bilan, bien sûr, et surtout en lien avec l'ensemble des composantes gestuelles nécessaires à l'activité professionnelle. *Dextérité sensibilité et force.* Si le poignet, le coude ou l'épaule sont également touchés, cela complique la tache d'évaluation mais nous ne l'évoquerons pas dans ces lignes.

Bien évidemment, il n'y a pas deux situations identiques de par la complexité de l'organe en raison de sa composante essentielle dans la tâche et à cause de la composante psychologique.

LES PRÉREQUIS D'UN RECLASSEMENT RÉUSSI OU EFFICIENT

Il faut d'abord s'assurer de la volonté de l'employeur d'accepter éventuellement une lenteur d'exécution ou une réorganisation souvent importante de la répartition des tâches surtout pour les petites entreprises. Au besoin, bien sûr, il faut argumenter dans ce sens et faire valoir l'expérience du salarié dans le domaine qui est le sien et qui est souvent même pour des taches d'exécutions un atout essentiel.

Il faut aussi s'assurer de la volonté du salarié dans les traumatismes importants de faire l'effort de se réinsérer dans sa tâche ou dans une autre, sachant que bien souvent il sera contraint d'adapter sa gestuelle, de compenser ses déficiences, voire d'accepter de souffrir s'il persiste des douleurs séquellaires.

Les réflexions techniques viennent dans un deuxième temps ou du moins ne sont pas prédominantes dans les décisions de finaliser un processus de reclassement professionnel impliquant la main. **Elles sont là pour faire entrevoir à l'employeur et aux salariés les possibilités de compensation du handicap commun** (celui du salarié et de l'entreprise). L'employeur même le plus humain et compatissant même lorsqu'il s'agit d'un accident de travail dont il se sent responsable perçoit l'événement et le reclassement comme un handicap pour son entreprise. Pour le salarié cela coule de source.

Leur mise en place et leur réflexion doivent être assez précoces, en tout cas lorsque l'on perçoit qu'un reclassement est envisageable au moment de la visite de pré reprise notamment.

LE PRINCIPE DU RECLASSEMENT PROFESSIONNEL

Les tâches à exclure

C'est la première démarche à réaliser. Il faut lister et exclure les tâches qui ne pourront de toute manière être réalisées par l'accidenté, soit parce qu'elles ne pourront pas être aménagées même avec une aide technique soit parce que l'aide technique n'est pas suffisamment sécurisante pour éviter un risque ultérieur grave.

Les tâches réalisables sans aides particulières

Cela paraît simple mais il faut là aussi intégrer la notion de risque pour l'accidenté ou pour autrui. Cet élément est souvent de la seule responsabilité du médecin du travail, l'employeur et même le salarié ne prenant pas toujours la mesure des enchaînements de faits qui par cascades peuvent aboutir à un risque inacceptable.

Les tâches réalisables avec une adaptation de la gestuelle

Dans cette catégorie, il est difficile de prévoir les résultats finaux mais, ce qui est sûr, c'est que la volonté de l'accidenté et la "bienveillance" de l'employeur permettent souvent de réaliser des prouesses d'adaptabilité, que l'on pressentait mais que l'on voit se dessiner qu'au fil des mois.

Il s'agit soit d'un transfert de dextérité sur les doigts restant soit quelquefois un apprentissage de la gestuelle avec l'autre main qui quelquefois n'était pas la main dominante et qui va tenter de le devenir. J'ai vu deux ouvriers agricoles apprendre à tailler avec la main gauche après une amputation ; certes le rendement n'était pas le même mais l'expérience du travailleur a pu s'exprimer par ce biais. La taille étant une activité "intellectuelle".

Les tâches aménageables

Ce sont celles qui peuvent être réalisées d'une autre manière que celles qui étaient réalisées par le salarié.

Il s'agit d'un transfert d'une activité manuelle (main outil) vers une activité réalisée par un outil portatif (la main devenant porte-outil) ou d'un transfert vers un process plus mécanisé notamment par un outillage automoteur (la main n'étant plus qu'interface).

En agriculture, c'est souvent l'occasion d'externaliser certaines tâches de l'exploitation, ce qui n'est pas souvent plus onéreux, le volant modulable de main-d'œuvre se faisant par la réduction de la main-d'œuvre saisonnière. Ce qui implique que le reclassement d'un salarié permanent sera plus aisé à réaliser que celui en contrat saisonnier.

EN SYNTHÈSE

Tout se passe comme si la main régressait entre ses trois états définis en introduction. D'une manière générale, même si dans toutes les situations, ce n'est pas toujours vrai, il existe un ordre chronologique de perte des fonctions entre la main normale et l'amputation. La première fonction qui disparaît c'est la main outil avec sa finesse de fonctionnement puis la main porte-outil plus ou moins adaptable par la gestuelle puis la main interface. Il est de ce fait bien évident que ce sont les professions techniques et manuelles qui seront les plus difficiles à reclasser. Les opérateurs occupant des professions dans lesquelles la main ne sert que d'interface seront les moins pénalisés et les plus faciles à reclasser. Le tableau ci-dessous reproduit une situation d'ouvriers manuels...

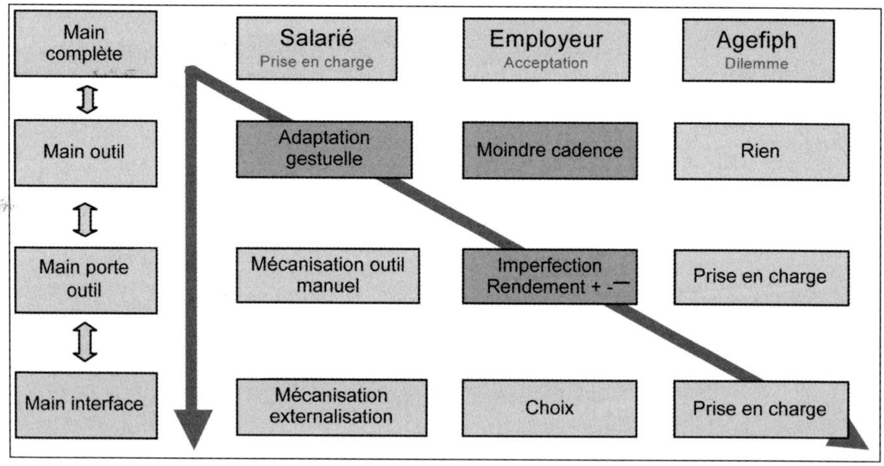

***Fig. 1** : Déclinaison de l'arbre de reclassement*

DISCUSSION - PARTS PRÉPONDÉRANTES DES PARAMÈTRES DU RECLASSEMENT PROFESSIONNEL

Cette partie est difficile à apprécier. Elle fait appel à l'expérience du médecin du travail qui a essayé souvent en vain de trouver une solution pour un salarié victime d'un traumatisme.

En l'absence de statistiques dont on ne sait d'ailleurs sur quels paramètres doivent-elles être tenues, je transmets ici mon expérience de 30 ans de métier.

- D'une manière globale, ce n'est pas l'importance des séquelles qui est l'élément péjoratif majeur.
- C'est à coup sûr le poste de travail et ses côtés technique et manuel qui rendent la tache de reclassement difficile. **Les métiers dans lesquels la main outil est le prolongement de la spécialisation de l'opérateur sont quasi impossibles à aménager.**
- **La volonté de l'opérateur de compenser par sa gestuelle les fonctions manquantes de sa main est l'élément majeur d'un reclassement pouvant aboutir.**
- La précarité de l'emploi et les opérateurs peu qualifiés sont des éléments souvent pesants pour trouver une solution. Mais parfois aussi un déclic dans la carrière d'un opérateur ayant des capacités supérieures au poste dans lequel il exerçait. C'est assez fréquent, la société actuelle ne favorisant pas les évolutions de carrière sauf par l'intermédiaire des textes sur le handicap… !
- La législation d'aide à l'handicap fonctionne bien et permet de mobiliser des fonds suffisants pour faire face aux besoins lorsqu'ils existent techniquement. Le revers de la médaille c'est de les utiliser à bon escient…

DISCUSSION PAR LE TYPE DE DOIGT INTÉRESSÉ PAR LES SÉQUELLES

- La situation la plus délicate est la perte des deux doigts index et majeur. La perte de l'index seul permet à un opérateur motivé de le suppléer par son majeur.
- La perte de l'auriculaire est quasi sans conséquences. La perte de l'annulaire crée une gène dans les activités de force mais que les opérateurs arrivent à compenser.
- La raideur en extension est souvent un handicap réel qui impose même pour la vie privée de reconsidérer une solution chirurgicale.
- Concernant le pouce et sa fonction primordiale d'opposition, son absence totale rend bien évidemment impossible les reclassements dans les métiers utilisant la main outil et porte-outil. La greffe d'un pouce opposable est le préalable indispensable à la reconstitution d'une main fonctionnelle.

LES DIVERSES SITUATIONS SE PRÉSENTANT

Elles ont en commun un élément transversal qui n'est ni médical ni technique mais éminemment subjectif ou en tout cas psychologique. C'est vrai pour tous les opérateurs traumatisés mais surtout pour les traumatisés de la main.

Celui qui pense ne pas y arriver.

Il faut dans ces situations avancer pas à pas, ne pas précipiter la reprise, bien la préparer et surtout utiliser le temps partiel thérapeutique qui sert bien sûr à la réadaptation professionnelle mais dans ce cas-là surtout à permettre à l'opérateur de reprendre confiance en retrouvant quelques sensations professionnelles.

Celui qui travaille dans sa tête et ne se rend pas compte que le corps ne suivra pas.

C'est souvent le cas des exploitants en agriculture qui "moulinent" dans leurs têtes toute la journée les tâches imposées par le déroulement des saisons et qui se projettent sans cesse sur le terrain sans vraiment se rendre compte que certains travaux ne seront plus possibles. Certes, cela dénote une certaine motivation mais confronté à la réalité, la déception serait trop forte. Il faut donc les préparer en parlant organisation et exclusion de tâches.

Celui qui se met dans la position "de victime"

Ce n'est nullement une critique mais on rencontre ce type de situation chez les opérateurs usés par le travail et déjà avant l'accident dans un état d'esprit proche de la démotivation. Ce n'est bien sûr pas un élément favorable au reclassement sauf par la voie du changement de métier.

Celui qui veut bénéficier des aides

Je parle ici de l'employeur qui lorsqu'on lui parle aide à l'aménagement de poste voit aussitôt avantage financier et rendement accru. C'est un travers que permet la législation sur le handicap. Ce ne sont pas des cas fréquents mais le médecin du travail doit considérer cela comme un critère péjoratif surtout dans la pérennité du reclassement, qui est un des critères à considérer. Au besoin, dans ces cas précis, s'il y a d'autres solutions, il convient de les privilégier.

* *
*

Il est présomptueux de dire que l'on arrive à reclasser facilement les personnes traumatisées de la main. Il est utile de rappeler ici et en premier lieu que rien ne remplacera une prévention primaire évitant de tels traumatismes. Il convient de définir avant tout ce que peut faire la nouvelle main en évaluant le plus tôt possible son niveau de "régression" par rapport aux trois fonctions principales d'un point de vue professionnel "main outil, main porte-outil, et main interface", et les corréler avec les contraintes de la tâche. Ensuite, l'organisation interne de l'entreprise, la suppression et ou la mécanisation des tâches ne pouvant plus être exécutées par l'opérateur, sont les premières étapes du reclassement professionnel.

Puis et surtout selon "la motivation de l'opérateur", il faut évaluer les adaptations de la gestuelle qu'il pourra imaginer et réaliser avec le temps pour compenser son handicap.

Il est à noter que l'organisme est capable de prouesses d'adaptation pour peu que les conditions environnementales professionnelles ou privées y soient propices.

Enfin, et c'est quelquefois la voie qui valorise le plus le rôle du médecin du travail, Réorienter l'opérateur lorsqu'il ne peut plus exécuter ses tâches manuelles "outils ou portes outils" et que son "handicap devient une opportunité" pour lui de rebondir sur un poste correspondant plus à ses capacités et à ses aspirations.

En fin de compte, c'est l'opérateur qui réussit ou non son reclassement professionnel pour peu que son employeur soit ouvert à son épreuve et que le médecin du travail analyse et argumente correctement toutes les étapes par lesquelles devra nécessairement passer la personne traumatisée de la main.

RÉSUMÉ

La main est toujours, encore aujourd'hui, l'outil autour duquel la société a construit le travail. Elle possède trois niveaux de fonction, qui régressent dans cet ordre selon l'importance du traumatisme : **La main outil** qui exécute la tâche souvent dans les métiers techniques, **la main porte-outil** où le process lui greffe un outil qui fait corps avec elle, **la main interface** où elle sert à donner des ordres à une machine. Le reclassement est difficile dans les métiers relevant des deux premiers niveaux. Pour y parvenir, il convient de faire jouer les leviers de l'organisation de l'entreprise, recentrer l'opérateur sur ce qu'il peut faire en espérant que l'adaptation de sa gestuelle compensera la part des tâches que la technique ne peut remplacer. Les éléments environnementaux que sont l'implication de l'employeur et la motivation du salarié sont les éléments majeurs d'un reclassement réussi.

LE SYNDROME DU CANAL CARPIEN : PLACE DES EXPLORATIONS MORPHOLOGIQUES

PAR

C. CYTEVAL

Le syndrome du canal carpien est la plus fréquente des neuropathies canalaires. Il représente l'expression de la compression du nerf médian au sein du tunnel du canal carpien situé à la face antérieure du poignet. Il est le plus souvent idiopathique. Bien que classiquement basée sur le diagnostic électro-myographique, l'évaluation objective avec des techniques d'imagerie en coupe non invasive telles que l'IRM et l'échographie est possible [1, 2, 3, 14, 17].

L'ÉCHOGRAPHIE [2-13]

Le nerf médian normal, sur les coupes longitudinales présente un aspect de fascicules hypo-échogènes réguliers et parallèles (nerfs) séparées par les fibres hyper-échogènes du tissu conjonctif. Dans le plan axial transverse, la section du nerf est ovalaire, à grand axe horizontal avec des petits points hypo-échogènes (les faisceaux nerveux) noyés dans le tissu collagène hyper-échogène. Dans ce

CHRU - Hôpital Lapeyronie - Service Imagerie Médicale - 34295 Montpellier cedex 5 plan sa surface est identique en amont et dans le canal carpien (<10 mm²). Le nerf est situé, à la partie distale de l'avant-bras, entre les faisceaux profonds et superficiels des fléchisseurs puis il va se placer dans le canal carpien directement en surface de ces tendons sous le ligament annulaire.

Lorsqu'il existe une compression du nerf médian, le nerf perd dans le plan longitudinal son aspect parallèle. Il est alors renflé en amont du ligament annulaire et se rétrécit sous le ligament annulaire. Une surface de section du nerf en amont du canal carpien supérieur à 15 mm² est considérée comme pathologique. On peut également faire le rapport entre cette surface de section en amont et dans le canal carpien pour objectiver la compression. Par ailleurs, il est possible de retrouver une hyperémie au sein du nerf médian en échoDoppler, témoins de sa souffrance.

L'échographie sert surtout à rechercher des causes de compression du nerf dont la plupart sont extrinsèques. La première de celles-ci étant une des ténosynovites des fléchisseurs facilement visibles sous forme de petit halo hypo-échogène entourant chacun des tendons. Des kystes mucineux synoviaux dus à une dégénérescence mucineuse du tissu conjonctif péri-articulaire sont également possiblement responsables. Enfin, des dépôts articulaires ou péri-articulaires (amylose, goutte, etc.) peuvent toujours être responsables de compressions.

Les tumeurs neurogènes, quant à elles, sont une cause beaucoup plus rare et sont visibles comme une masse développée aux dépens du nerf.

L'IRM PRÉOPÉRATOIRE DES SYNDROMES DU CANAL CARPIEN [14-20]

Normalement le nerf médian sous le canal carpien présente des bords parallèles et une structure en hypo-signal sur l'ensemble des séquences. Comme en échographie, une compression se traduira par une augmentation de la surface de section du nerf médian dans sa partie proximale en amont du canal. Une différence de surface du nerf médian de 2 mm² entre la partie proximale et sous le rétinaculum constituerait le meilleur signe en faveur du diagnostic de syndrome du canal carpien. D'autres signes peuvent être des arguments supplémentaires : Aplatissement du nerf médian qui présente un aspect étalé dans le plan axial transverse. Aspect horizontalisé du rétinaculum des fléchisseurs en regard de la deuxième rangée du carpe. Un hypersignal du nerf dans les séquences pondérées en T2 et un rehaussement après l'injection de gadolinium sont des signes de souffrance. Plus tardivement, l'hypo-signal neural peut traduire une fibrose.

L'IRM recherchera une cause extrinsèque acquise avec une vision plus globale que l'échographie, en particulier pour visualiser les rapports avec la face profonde du canal carpien et les interlignes articulaires et osseuses (cal hypertrophique). L'IRM retrouve plus facilement les anomalies congénitales des structures musculo-tendineuses : tendon fléchisseur superficiel de l'index intracarpien, muscle fléchisseur superficiel de l'index digastrique, présence de muscles de tendons surnuméraires. L'IRM permet également de rechercher des variantes anatomiques du nerf médian qui sont nombreuses : Le nerf médian pouvant se diviser en amont du canal carpien ou être bifide. Récemment, de nouvelles séquences IRM ont été évaluées pour l'analyse des nerfs, en particulier l'imagerie par tenseur de diffusion et son application directe la tractographie qui exploite les différents mouvements des molécules d'eau au sein des tissus et leur direction qui permettent de suivre en temps réel les anomalies morphologiques des différentes structures nerveuses et différentier les tumeurs nerveuses des gaines, des tumeurs développées à partir des cellules nerveuses elles-mêmes.

QUELLE PLACE DONNER À L'IMAGERIE DANS LE SYNDROME DU CANAL CARPIEN ? [14, 17, 21, 22]

Sur le plan diagnostique, il existe une littérature abondante comparant les performances de l'échographie et de l'IRM à celles de l'électromyographie et aux tests cliniques. L'imagerie est intéressante en cas de compression chronique pour montrer les altérations du nerf mais ces renseignements sont purement morphologiques alors que l'électromyographie donne des informations fonctionnelles. Au stade de début, l'imagerie est plus utile au diagnostic étiologique en montrant une compression extrinsèque et sa cause. L'échographie du canal carpien peut également servir à guider les infiltrations du canal, largement pratiquées par les cliniciens. C'est surtout après l'échec d'une première infiltration que l'échographie présente un intérêt en éliminant un nerf médian bifide ou une artère du nerf médian persistante et en dépistant une étiologie qui pourrait conduire plus rapidement à un traitement chirurgical.

Enfin les indications de l'imagerie sont difficiles à évaluer en cas de récidive douloureuse postopératoire, le volume du nerf médian décroissant en quelques mois mais l'examen n'ayant aucune valeur prédictive sur les résultats postopératoires.

* *
*

Au total, le diagnostic de syndrome du canal carpien idiopathique se fonde sur les antécédents et l'histoire clinique du patient, son examen clinique et les tests de provocation. En cas de doute, la majorité des praticiens confirme le diagnostic grâce à la réalisation d'explorations neurophysiologiques. Les examens morphologiques peuvent également apporter des éléments au diagnostic positif en particulier en cas de discordance clinico-électromyographique mais ils sont surtout utiles pour retrouver des causes de souffrance du nerf : compression extrinsèque d'origine congénitale ou acquise, ou tumeur développée au sein du nerf médian.

RÉSUMÉ

Le diagnostic de syndrome du canal carpien idiopathique se fonde sur les antécédents et l'histoire clinique du patient, son examen clinique et les tests de provocation. En cas de doute, la majorité des praticiens confirme le diagnostic grâce à la réalisation d'explorations neurophysiologiques. Les examens morphologiques peuvent également apporter des éléments au diagnostic positif en particulier en cas de discordance clinico-électromyographique mais ils sont surtout utiles pour retrouver des causes de souffrance du nerf : compression extrinsèque d'origine congénitale ou acquise, ou tumeur développée au sein du nerf médian.

BIBLIOGRAPHIE

[1] SMIDT MH, VISSER LH. Carpal tunnel syndrome: clinical and sonographic follow up after surgery. *Muscle Nerve, 2008, 38: 987-91.* — [2] TAGLIAFICO A, PUGLIESE F, BIANCHI S, *et al.* High résolution sonography of the palmar cutaneous branch of the median nerve. *AJR Am J Roentgenol 2008. 191: 107-14.* — [3] KURCA E, NOSAL V, GROFIK M, SIVAK S, TURCANOVAKOPRUSAKOVA M, KUCERA P Single parameter wrist ultrasonography as a first line screening examination in suspected carpal tunnel syndrome patients. *Bratisl Lek Listy 109: 2008. 177-9.* — [4] SERNIK RA, ABICALAF CA, PIMENTEL BF, BRAGABAIAK A, BRAGA L, CERRI GG. Ultrasound features of carpal tunnel syndrome: a prospective case control study. *Skeletal Radiol 2008. 37:49-53.* — [5] WANG LY, LEONG CP, HUANG YC, HUNG JW CHEUNG SM, PONG YP Best diagnostic criterion in high resolution ultrasonography for carpal tunnel syndrome. *Chang Gung Med J 31: 2008. 469-76.* — [6] HOBSON WEBB LD, MASSEY JM, JUEL VC, SANDERS DB. The ultrasonographic wrist to forearm median nerve area ratio in carpal tunnel syndrome. *Clin Neurophysiol. 2008. 119: 1353-7.* — [7] ALEMAN L, BERNA JD, REUS M, MARTINEZ F, DOMENECH RATTO G, CAMPOS M. Reproducibility of sonographic measurements of the median nerve. *J Ultrasound Med 2008. 27: 193-7.* — [8] PINILLA I, MARTIN HERVAS C, SORDO G, SANTIAGO S. The usefulness of ultrasonography in the diagnosis of carpal tunnel syndrome. *J Hand Surg Eur Vol 2008. 33: 435-9.* — [9] KLAUSER AS, HALPERN EJ, DE ZORDO T. *et al.* Carpal tunnel syndrome assessment with US: value of additio¬nal cross sectional area measurements of the median nerve in patients versus healthy volunteers. *Radiology 2009. 250: 171-7.* — [10] ASHRAF AR, JALI R, MOGHTADERI AR, YAZDANI AH. The diagnostic value of ultrasonography in patients with electrophysiologicaly confirmed carpal tunnel syndrome. *Electromyogr Clin Neurophysiol 2009. 49:3-8.*

[11] BOUTTE C, GAUDIN P, GRANGE L, GEORGESCU D, BESSON G, LAGRANGE E. Sonography versus electro¬diagnosis for the diagnosis of carpal tunnel syndrome in routine practice. *Rev Neurol 2009. (Paris).* — [12] KWON BC, JUNG KI, BAEK GH. Comparison of sonography and electrodiagnostic testing in the diagnosis of carpal tunnel syndrome. *J Hand Surg [Am] 2008. 33: 65-71.* — [13] SMIDT MH, VISSER LH. 2008. Carpal tunnel syndrome: clinical and sonographic follow up after surgery. *Muscle Nerve 38: 987-91.* — [14] MARTINS RS, SIQUEIRA MG, SIMPLÍCIO H, AGAPITO D, MEDEIROS M. Magnetic resonance imaging of idiopa¬thic carpal tunnel syndrome: correlation with clinical findings and electrophysiological investigation. *Clin Neurol Neurosurg. 110: 2008. 38-45.* — [15] ANDREISEK G, CROOK DW BURG D, MARINCEK B, WEISHAUPT D. Peripheral neuropathies of the median, radial, and ulnar nerves: MR imaging features. *Radiographics 2006. 26: 1267-87.* — [16] J HORCH RE, ALLMANN KH, LAUBENBERGER J, LANGER M, STARK GB. Median verve compression can be detected by magnetic resonance imaging of the carpal tunnel. *Neurosurgery 1997. 41: 76-82.* — [17] YAO L, GAI N. Median verve cross sectional area and MRI diffusion characteristics: normative values at the carpal tunnel. *Skeletal Radiol. 2009. 38: 355 61.* — [18] J KLAUSER AS, HALPERN EJ, DE ZORDO T, *et al.* Carpal tunnel syndrome assessment with US: value of additional cross sectional area measurements of the median verve in patients versus healthy volunteers. *Radiology. 2009. 250: 171-7.* — [19] KIM S, CHOI JY, HUH YM, *et al.* Role of magnetic resonance imaging in entrapment and compressive neuropathy what, where, and how to see the peripheral nerves on the musculoskeletal magnetic resonance image: part 2. Upper extremity. *Eur Radiol. 2007. 17: 509-22.* — [20] STEIN D, NEUFELD A, PASTERNAK O, *et al.* Diffusion tensor imaging of the median verve in healthy and carpal tunnel syndrome subjects. *J Magn Reson Imaging. 2009. 29: 657-62.*

[21] SMITH J, WISNIEWSKI SJ, FINNOFF JT, PAYNE JM. Sonographically guided carpal tunnel injections: the ulnar approach. *J Ultrasound Med 2008. 27: 1485-90.* — [22] BIANCHI S, DEMONDION X, BARD H, MONTET X, MARTINOLI C. 2007. Echographie du nerf médian. *Rev Rhum Ed Fr 74: 376-83.*

EVALUATION D'UN SYNDROME DU CANAL CARPIEN : PLACE DES EXPLORATIONS ÉLECTROPHYSIOLOGIQUES

PAR

P. SAMBUC

Les explorations neurophysiologiques utiles pour l'évaluation d'un syndrome du canal carpien (SCC) sont représentées par l'électroneuromyographie (ENMG), terme actuellement officiel, par opposition avec celui d'électromyographie, terme ancien trop restrictif.

L'ENMG permet une évaluation fonctionnelle du système neuromusculaire au voisinage du canal carpien, et réunit 2 temps d'exploration très différents :

- *L'électroneurographie* (ENG) de stimulodétection, étude de la conduction nerveuse motrice et sensitive, temps objectif de l'ENMG, car la participation active du sujet intervient peu.
- *L'électromyographie* (EMG) de détection, étude de l'activité électrique musculaire par électrode-aiguille, temps semi-objectif de l'ENMG, où la participation active du sujet est indispensable dans la phase de contraction volontaire.

Le terme d'"évaluation" doit être pris dans le sens le plus objectif possible de "mesure quantifiée" ; ceci est particulièrement vrai dans le temps de l'électroneurographie où le sujet ne participe pas activement.

L'exploration tente d'éviter, dans la mesure du possible, la dimension subjective de l'évaluation comme appréciation, approximation, estimation, que l'on peut rencontrer dans le temps d'électromyographie lorsque le patient participe mal à la contraction musculaire volontaire maximale.

ANATOMIE DU CANAL CARPIEN

Le canal carpien est la zone de transition entre l'avant-bras et la main, situé dans le talon de la main.

Il forme un défilé ostéofibreux inextensible délimité à la face dorsale par les os du carpe et fermé à la face ventrale par le rétinaculum des fléchisseurs. A l'intérieur de cette structure se trouvent le nerf médian et les tendons fléchisseurs des doigts extrinsèques de la main : long fléchisseur du pouce et huit tendons fléchisseurs superficiels et profonds des quatre doigts longs.

Praticien attaché, Service d'explorations fonctionnelles du système nerveux, (Dr D. Prat) - CHU Hôpital Carémeau - 30900 Nîmes

En cas d'œdème ou d'inflammation de la gaine des tendons fléchisseurs (ténosynovite), survient une augmentation de la pression intracanalaire entraînant une compression du nerf médian, donc un SCC.

CONDITIONS TECHNIQUES DE L'ENMG

- Une bonne connaissance de l'anatomie neuromusculaire, de la neurophysiologie, et de la pathologie neuromusculaire.
- La préparation du sujet est indispensable : cet examen est toujours à expliquer avec détails, voire à "négocier" avec un patient anxieux, de façon à ne pas dépasser le seuil de tolérance. *Un truc simple et efficace consiste à montrer l'effet de la stimulation sur soi, ce qui rassure la plupart des sujets.*
- La mise en place anticipée d'un protocole adapté pour l'exploration d'un syndrome canalaire, afin de ne pas oublier de tests utiles et de ne pas faire subir de tests inutiles.
- Faire preuve d'une grande rigueur technique dans les divers tests pour éviter les erreurs d'interprétation des résultats, les nombreux artefacts techniques, les erreurs de mesure, etc. *Par exemple, penser à réchauffer à 32° une main froide, à bien préparer la jonction peau électrode, maillon faible de la chaîne de mesure, positionner les marqueurs et mesurer les distances avec précision, etc.*
- L'exploration doit être large, bilatérale, comparative : nerfs médian et ulnaire en moteur, nerfs médian, ulnaire ou radial en sensitif, même si les signes sont unilatéraux ; le SCC est souvent bilatéral et les troubles souvent asymétriques ; cela donne une référence témoin individuelle quand les troubles sont unilatéraux.
- Si le logiciel le permet, faire l'acquisition des tableaux et courbes droite et gauche sur le même écran en temps réel, et le même cadre sur le rapport ENMG : cela facilite la lecture des données et permet d'éviter l'oubli de tests.

OBJECTIFS DE L'ENMG

Il n'existe pas toujours de corrélation électro-clinique, ou de relation étroite entre l'importance de troubles décrits par le sujet et les résultats objectifs de l'ENMG ; ce constat souligne le caractère indispensable de cette exploration à condition de respecter une certaine rigueur technique. Les buts sont nombreux :

- Permettre un diagnostic topographique positif en confirmant l'hypothèse clinique de SCC : l'ENMG apporte des arguments objectifs témoignant d'une mononeuropathie focale compressive du nerf médian au poignet.
- Permettre un diagnostic différentiel avec autres lésions focales, proximale, radiculo-plexique C6-C7, ou distale, mononeuropathie tronculaire d'un autre nerf.
- Dépister les neuropathies sous-jacentes, souvent favorisantes : diabète, insuffisance rénale, hypothyroïdie…
- Dépister les lésions associées comme le "double crush" : SCC associé au syndrome ulnaire au coude, au syndrome du défilé cervicothoracique, à une autre compression…

- Quantifier l'importance de la compression par l'étude de la lésion myélinique, ralentissement focal de la conduction nerveuse, bloc de conduction, et de la lésion axonale et les conséquences fonctionnelles musculaires.

  Echelle de Padua *et coll.* [16] donne une quantification en 6 stades, permettant d'évaluer la sévérité du SCC :

  . *Stade 0*, tests normaux, pas de SCC ;
  . *Stade 1* minime, seuls les tests sensibles ou comparatifs sont anormaux ;
  . *Stade 2* discret, réduction de la vitesse de conduction sensitive ou mixte transcarpienne ;
  . *Stade 3* moyen, idem et retard de la LDM du nerf médian ;
  . *Stade 4* sévère, réduction majeure d'amplitude ou absence de potentiel sensitif ou mixte ;
  . *Stade 5* très sévère, réduction majeure d'amplitude ou absence de potentiel moteur, EMG +.
- Permettre le suivi évolutif et le pronostic de la compression nerveuse grâce aux éléments objectifs quantitatifs.
- Aider la conduite à tenir et la décision thérapeutique grâce aux données quantifiées.
- Exploration indispensable pour reconnaître un SCC comme maladie professionnelle.

MÉTHODES D'EXPLORATION ÉLECTROPHYSIOLOGIQUE

L'évaluation comporte 3 types de tests : étude des conductions nerveuse, motrice, sensitive, et électromyographie.

Ces explorations doivent être larges, bilatérales, comparatives, comme précisé dans les conditions techniques, voire complétées d'une étude aux MI s'il existe une suspicion de neuropathie.

Les différentes techniques pour évaluer le statut du nerf médian dans le canal carpien sont nombreuses, et représentées sous forme de figures [3].

Etude de la conduction nerveuse motrice

Le nerf médian est stimulé au poignet et au coude pour enregistrer par électrodes de surface la réponse musculaire M ou potentiel d'action musculaire composé (PAMC) sur le muscle court abducteur du pouce (fig. 1) ; il s'agit d'une réponse musculaire obtenue à partir d'une stimulation nerveuse.

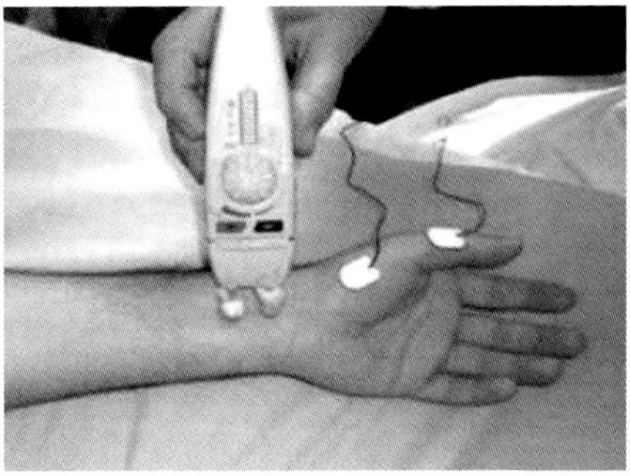

Fig. 1 : *Position des électrodes pour la stimulo-détection motrice du nerf médian au poignet.*

Les paramètres essentiels mesurés (fig. 2) sont la latence distale motrice du PAMC en msec, son amplitude en mvolts, et la vitesse de conduction en m/sec, rapport de la distance entre les 2 points de stimulation et la différence de latence poignet coude (fig. 3).

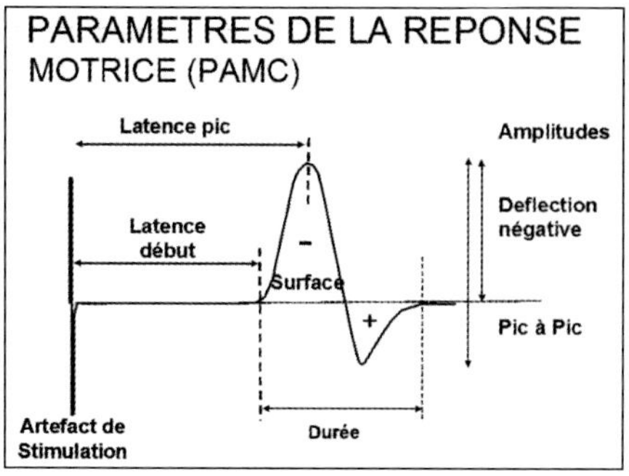

Fig. 2 : Forme et paramètres du potentiel d'action musculaire composé (PAMC) ou réponse M.

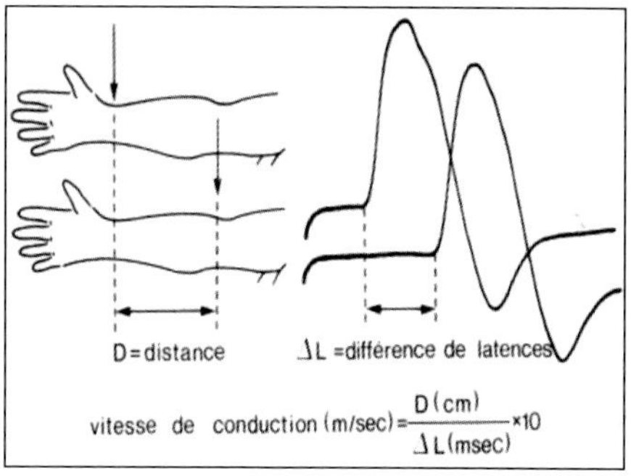

Fig. 3 : Principe de la mesure de la vitesse de conduction motrice du médian à l'avant-bras.

Latence distale motrice (LDM) sur le court abducteur du pouce

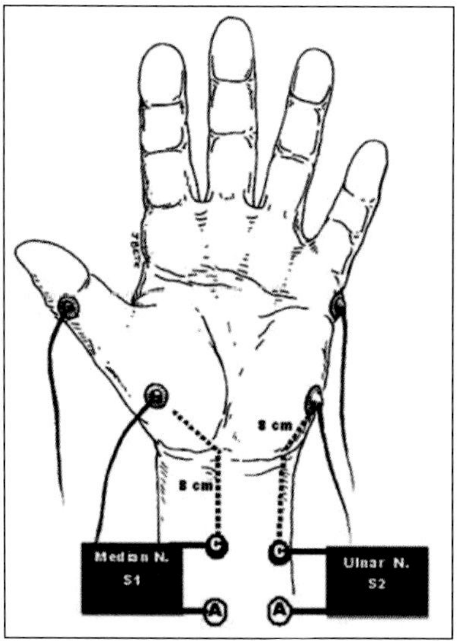

Fig. 4 : Position des électrodes pour la stimulo-détection du nerf médian au poignet sur thénar et comparaison avec le nerf ulnaire sur hypothénar à la même distance de 80 mm.

Première technique utilisée (1956) dans le syndrome du canal carpien ; il existe un retard de la LDM du nerf médian au poignet [24] ; limite supérieure de la normale de LDM : 3,7 ms.

Conditions : recueil du potentiel d'action musculaire composé (PAMC) avec électrodes de surface, distance stimulation-recueil de 8 cm.

Technique sensible seulement dans les formes évoluées, avec parfois déficit moteur thénarien.

Si LDM retardé mais inférieure à 4,7 ms, il faut la comparer avec LDM du nerf ulnaire (fig. 4) : la différence doit être supérieure à 1,8 ms. Dans des cas de syndrome modéré du canal carpien, 74 % de patients ont un retard de la LDM [10].

Sensibilité de LDM > 4 ms : 55 à 60 %.

Conduction motrice à l'avant-bras

Il existe dans 10 % des cas un ralentissement de la conduction motrice à l'avant-bras [25].

Ce ralentissement est dû à la lésion des fibres motrices de gros diamètre qui conduisent rapidement et sont bloquées dans le canal, ou à une dégénérescence rétrograde des fibres [27].

Mesure de l'amplitude du potentiel d'action musculaire composé (PAMC)

La mesure de l'amplitude du PAMC sur le court abducteur du pouce évalue de la perte axonale.

L'évaluation d'un bloc de conduction n'est possible qu'après stimulation au poignet et dans la paume.

Conduction motrice transcarpienne (fig. 5)

Recueil sur le court abducteur du pouce, stimulation au poignet et dans la paume.

Ce test permet de mesurer la vitesse de conduction transcarpienne et de détecter la présence d'un bloc de conduction moteur [6]. Dans le syndrome clinique du canal carpien, il existe un ralentissement transcarpien sans retard de LDM dans 23 % des cas [12]. La conduction motrice transcarpienne normale est de 49,0 + 5,7 m/s ;

Difficulté majeure : risque de stimulation de la branche motrice du nerf ulnaire par coactivation qui donne une réponse palmaire très ample, et un aspect de pseudo-bloc de conduction moteur du médian au poignet [17].

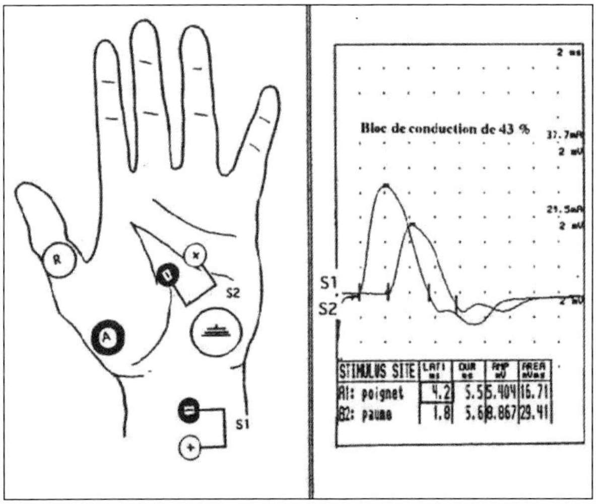

Fig. 5 : *Mesure de la conduction motrice transcarpienne et du bloc de conduction moteur éventuel du nerf médian au poignet par stimulation palmaire.*

Comparaison des latences médian/lombrical et ulnaire/interosseux (fig. 6)

Recueil sur la face palmaire du deuxième espace intermétacarpien, la référence sur la face palmaire de la première phalange. Stimulation au poignet des nerfs médian puis ulnaire.

Cette comparaison peut mettre en évidence une compression des fibres motrices du nerf médian pour le 2e lombrical alors que celles du nerf ulnaire pour le 2e interosseux sont normales [19]. La différence des latences médian/ulnaire est significative lorsqu'elle est supérieure à 0,5 ms [14].

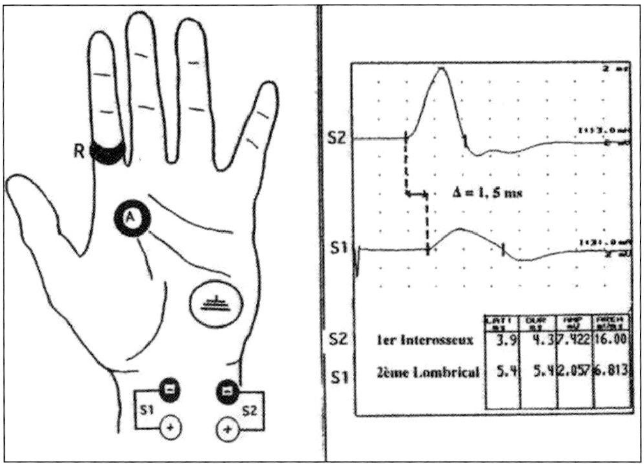

Fig. 6 : *Comparaison des latences distales motrices des nerfs médian sur le 2e lombrical et ulnaire sur l'interosseux palmaire.*

Etude de la conduction nerveuse sensitive

L'étude sensitive apporte une sensibilité et une spécificité nettement supérieures à celles de l'étude motrice, notamment dans les formes débutantes ou modérées.

Le nerf médian est stimulé par voie orthodromique ou antidromique, la réponse enregistrée est nerveuse, donc de faible amplitude (fig. 7).

Les paramètres essentiels mesurés (fig. 8) sont la latence sensitive du potentiel d'action sensitif composé (PASC) en msec, son amplitude en µvolts, et la vitesse de conduction en m/sec, rapport de la distance entre le point de stimulation et l'électrode active de recueil, sur la latence sensitive du PASC.

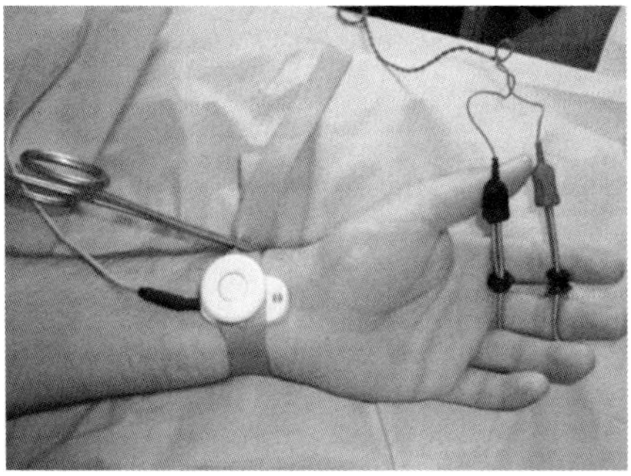

Fig. 7 : *Position des électrodes pour la stimulo-détection sensitive du nerf médian, orthodromique, segment long 3e doigt poignet.*

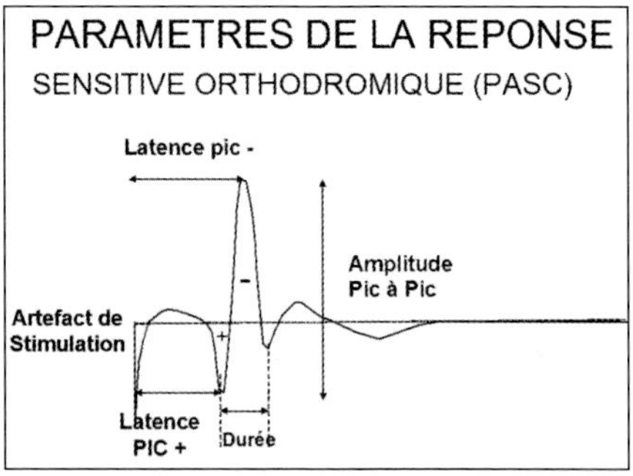

Fig. 8 : *Forme et paramètres du potentiel d'action sensitif composé (PASC) orthodromique.*

Etude de la conduction sensitive doigt/poignet ou poignet/doigt (fig. 9)

Technique antidromique ou orthodromique.

La distance entre stimulation et recueil est de l'ordre de 13 à 14 cm.

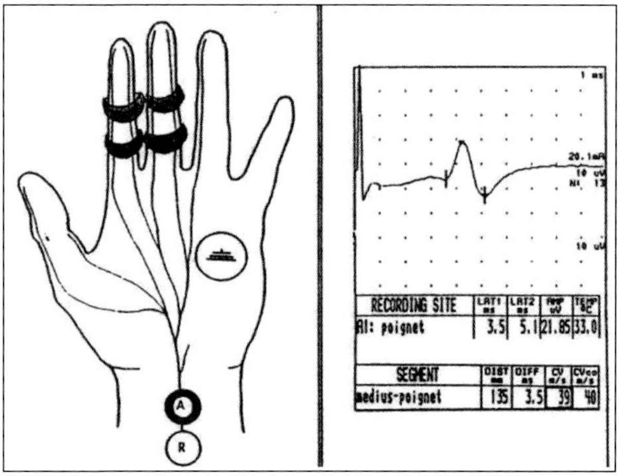

Fig. 9 : Mesure de la vitesse de conduction sensitive du nerf médian, orthodromique, segment long 2ᵉ ou 3ᵉ doigt poignet.

C'est le premier test sensitif recommandé [8, 1, 2] car il permet de juger de la sévérité de l'atteinte sensitive sur l'amplitude du potentiel évoqué sensitif.

L'inconvénient est qu'un ralentissement focal modéré n'est pas mis en évidence par effet de dilution du ralentissement de la conduction, en raison d'une distance trop longue englobant un trop long segment non comprimé du nerf.

Sensibilité VCS < 45 m/s : 66 %

Conduction transcarpienne sensitive ou mixte

Il s'agit de la mesure de la conduction paume/poignet ou poignet/paume.

En raccourcissant le segment étudié, l'étude se focalise sur le lieu de compression et obtient une bonne sensibilité dans l'évaluation de la conduction transcarpienne.

Technique par soustraction antidromique en stimulant le nerf médian au poignet et dans la paume et en recueillant la réponse évoquée au 3ᵉ doigt [7] (fig. 10).

Permet d'évaluer l'éventuel bloc de conduction sensitif [6].

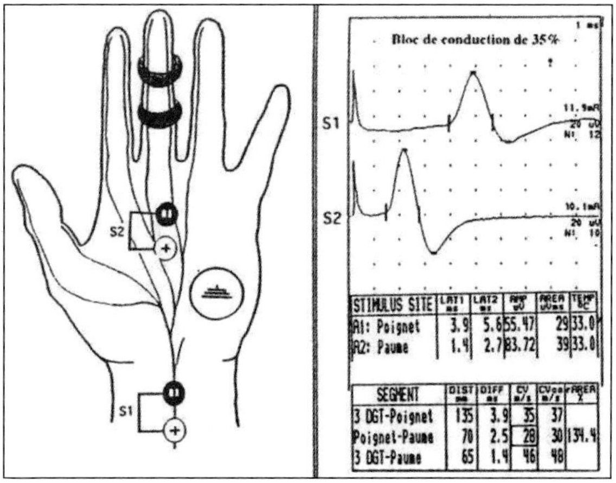

Fig. 10 : Mesure de la conduction sensitive du nerf médian, segment court par soustraction antidromique, et évaluation du bloc de conduction sensitif éventuel.

Technique simplifiée par électrodes de surface en stimulant le nerf médian dans la paume et en recueillant la réponse évoquée au poignet [26] (fig. 11).

Les fibres stimulées sont mixtes, sensitives et motrices (filets moteurs du 2ᵉ lombrical), avec un potentiel de grande amplitude qui facilite la mesure de la vitesse de conduction [15]. La distance paume/poignet est au maximum de 8 cm.

Sensibilité conduction transcarpienne < 45 m/s : 76 %.

Technique simplifiée avec comparaison des conductions paume/poignet du médian avec celles du nerf ulnaire ou radial sur une même distance (max 8 cm) est très sensible [10, 15] (fig. 11).

Une différence de latences supérieure à 0,5 ms entre médian et ulnaire est pathologique [20].

Sensibilité conduction transcarpienne comparée : près de 90 %.

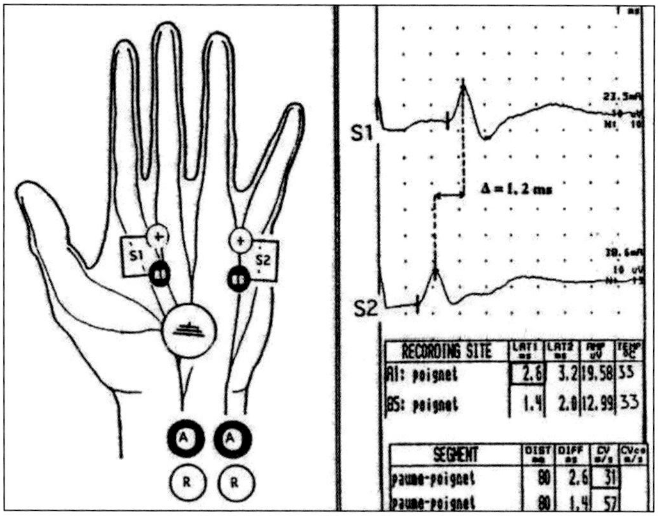

Fig. 11 : *Mesure de la conduction sensitive du nerf médian, segment court paume poignet orthodromique, et comparaison avec le nerf ulnaire sur même segment.*

Comparaison des latences médian/ulnaire sur le 4ᵉ doigt (fig. 12)

Le 4ᵉ doigt est innervé par le médian sur le bord latéral et par l'ulnaire sur le bord médial. La stimulation se fait par électrodes annulaires et recueil au poignet sur le médian et l'ulnaire par voie orthodromique [13, 28] ou par stimulation antidromique au poignet et recueil sur le 4ᵉ doigt [5, 11]. Les latences respectives médian et ulnaire sont comparées. Une différence de latences de 0,4 ms est significative [5]. Dans les formes modérées de syndrome du canal carpien, la différence médian/ulnaire sur le 4ᵉ doigt paraît être plus sensible que les autres techniques de conduction sensitive ou mixte [29].

La sensibilté du test différence des latences médian ulnaire du 4ᵉ doigt > 0.4 ms est de 92 %.

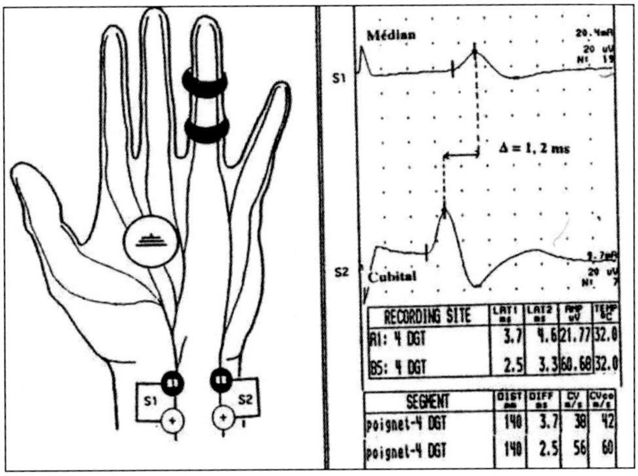

Fig. 12 : Mesure de la conduction sensitive du nerf médian, orthodromique, segment long 4e doigt poignet, et comparaison avec le nerf ulnaire sur même segment.

Comparaison des latences médian/radial sur le pouce (fig. 13)

Ce test est recommandé s'il existe une lésion associée du nerf ulnaire. Pour une distance de 10 cm et une stimulation antidromique, une différence de latence supérieure à 0,5 ms est anormale [18].

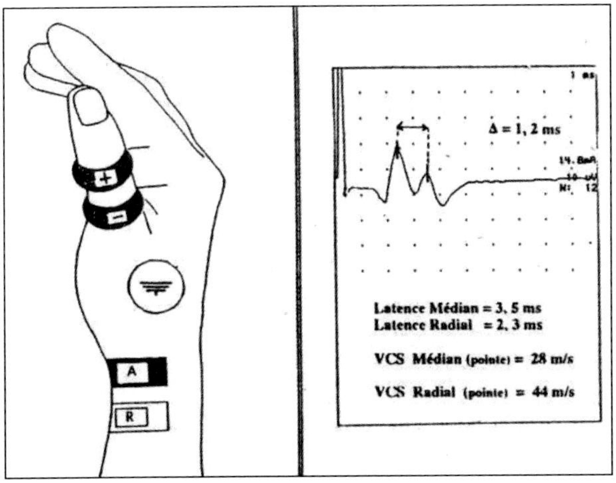

Fig. 13 : Mesure de la conduction sensitive du nerf médian, orthodromique, pouce poignet, et comparaison avec le nerf radial sur même segment.

Test centimétrique du médian (fig. 14)

La technique orthodromique semble supérieure à l'antidromique [22].

La stimulation est réalisée par électrodes annulaires sur le 3e doigt et le recueil tous les centimètres sur une distance de 10 cm [21]. Dans le SCC modéré, ce test permet d'obtenir une sensibilité de 96 % et une spécificité de 100 % [21].

Le résultat est très graphique pour la démyélinisation comme pour la révélation d'un bloc sensitif.

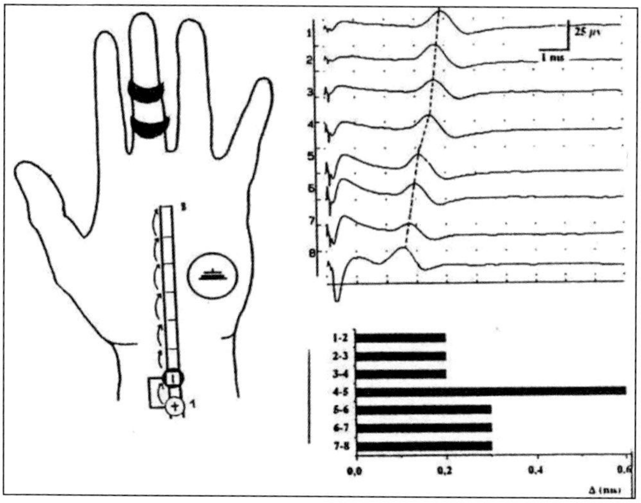

Fig. 14 : Test centimétrique sur la conduction sensitive antidromique du médian.

Technique difficile, chronophage, nécessitant une grande coopération de sujet, donc peu ou pas réalisée en pratique.

Electromyographie

L'examen électromyographique à l'aiguille électrode est nécessaire pour confirmer l'atteinte élective des muscles innervés par le nerf médian à la main, et évaluer la perte axonale (étude bilatérale des thénariens).

Au repos, l'EMG recherche la présence d'activités spontanées de dénervation (fig. 15), présentes dans les formes graves, témoignant d'une évolutivité de l'activité lésionnelle au présent.

A l'effort de contraction maximale, le tracé est souvent normal, interférentiel (fig. 16), dans les formes modérées.

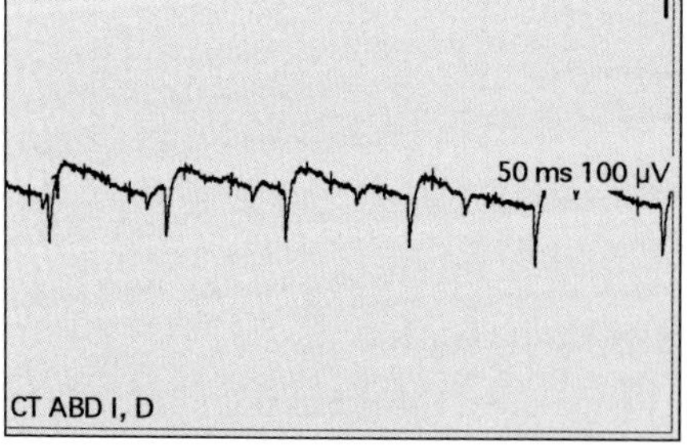

***Fig. 15** : Activité spontanée au repos de type potentiel lent (ou pointes positives), témoin d'une dénervation active actuelle.*

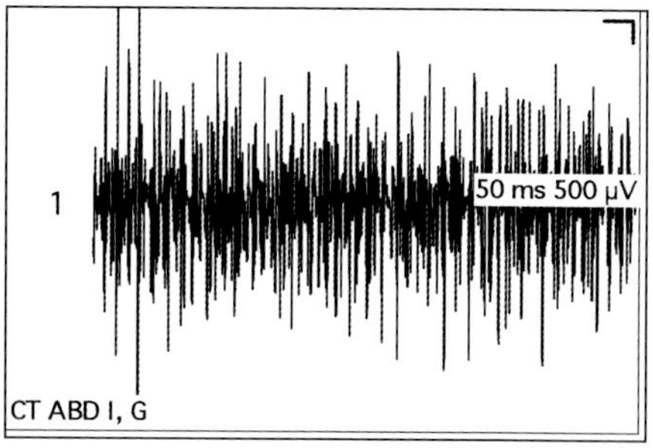

***Fig. 16** : Tracé EMG d'effort maximal normal sur le muscle court abducteur du pouce gauche : tracé interférentiel riche, recrutement spatial normal, sans recrutement temporel.*

La présence d'un tracé neurogène (fig. 17) témoigne de la perte axonale et permet parfois de montrer le degré de chronicité lésionnelle (réinnervation collatérale).

Au-delà des thénariens, l'EMG doit étudier d'autres muscles du territoire C8 T1 à la main, et même de C5 à T1, *a fortiori* si l'on suspecte une lésion radiculo-plexique associée.

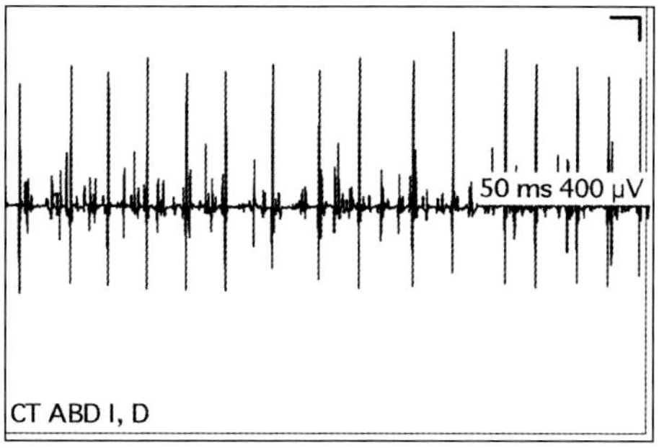

Fig. 17 : *Tracé EMG d'effort maximal anormal sur le muscle court abducteur du pouce droit : tracé simple accéléré neurogène.*

PROTOCOLE EN MG PROPOSE DANS LE SCC [4, 30]

Conduction nerveuse motrice **bilatérale**

- Nerf médian, poignet coude, recueil sur le court abducteur du pouce.
  LDM anormale si > 3,7 ms et si la main est à 32°
  Amplitude du pic négatif du PAMC anormale si < 5 mV
- Nerf ulnaire, poignet coude, recueil sur l'abducteur du 5e doigt.
  La comparaison des LDM médian/ulnaire permet d'améliorer la sensibilité.
- Comparaison des latences motrices lombrical/interosseux lorsque le court abducteur est atrophié.
- Conduction motrice transcarpienne, pour évaluer le bloc de conduction.

Conduction nerveuse sensitive **bilatérale**

- Nerf médian, stimulation digitale D2 ou D3, recueil au poignet.
  Amplitude du potentiel pic à pic anormale si < 10 µv. Vitesse de conduction anormale si < 45 m/s.
- Nerf ulnaire, stimulation du 5e doigt, recueil au poignet, à comparer avec le médian.
  Si ces tests classiques ci-dessus sont normaux et que les troubles cliniques sont très évocateurs d'un SCC, il est indispensable de réaliser systématiquement les techniques suivantes plus sensibles, afin de détecter les formes débutantes, voire frustres de SCC [23].
  La tendance actuelle se tourne vers l'abandon des tests sensitifs classiques car les tests sensibles sont aussi parlants dans les formes compressives.
- Conduction mixte médian paume/poignet transcarpienne : stimulation palmaire des fibres mixtes, motrices et sensitives. Distance stimulation recueil entre 60 et 80 mm, pour éviter de diluer le ralentissement focal.
  VCS anormale si < 45 m/s.
- Comparaison avec le nerf radial ou ulnaire sur même segment ; ceci augmente la sensibilité du test.
- Comparaison latence sensitive 4e doigt/poignet entre médian et ulnaire.
  On atteint ainsi des sensibilités d'environ 90 %.

Electromyographie à l'aiguille électrode (cf. plus haut).

PRÉSENTATION DES RÉSULTATS

Le neurophysiologiste doit être bien conscient que le demandeur de l'exploration n'est pas toujours compétent dans ces techniques. Il importe donc de réaliser un compte rendu présentant les tests réalisés classés sous forme claire non redondante, pour apporter une grille d'aide de lecture dans lesquels doivent figurer :

- les tableaux comparatifs de données des paramètres numériques essentiels des conductions nerveuses pour le diagnostic : latence distale, amplitude distale, vitesse de conduction.
- le tableau de données des résultats de la myographie.
- les réponses graphiques comparatives, notamment droite et gauche.

* *
*

L'ENMG est encore actuellement le meilleur moyen d'évaluation du syndrome du canal carpien. Le seul examen permettant d'évaluer l'état fonctionnel du nerf par ses propriétés neurophysiologiques.

Il objective l'atteinte du nerf médian, permet de préciser la topographie au niveau du poignet, révèle l'existence d'une démyélinisation focale et/ou d'une perte axonale, évalue la sévérité lésionnelle de manière quantifiée...

En présence d'un SCC, l'ENMG peut apporter des arguments pour une neuropathie sous jacente, pour un double crush syndrome par exemple. Si la recherche de SCC est négative, l'ENMG peut révéler une autre atteinte focale : nerf médian ou ulnaire, atteinte radiculaire.

Pour garder toute sa valeur, l'ENMG doit être réalisé avec une technique rigoureuse afin de fournir un résultat fiable. Dans 5 à 10 % des formes frustres de SCC, l'étude électrophysiologique est normale malgré la présence de signes en accord avec les critères cliniques de diagnostic ; si l'étude est réalisée avec des tests dont la sensibilité peut atteindre 90 % [9], il s'agit probablement d'un SCC frustre, irritatif, non compressif, donc sans gravité et non chirurgical.

Soulignons l'intérêt croissant porté aux techniques d'imagerie qui apportent les aspects structurels et dynamiques, échographie surtout, avec le critère fiable d'augmentation de la surface de section du nerf.

Elles sont utiles dans un contexte de rhumatisme inflammatoire, de forte suspicion de SCC symptomatique, en cas de discordance électro-clinique, en cas de refus de l'ENMG, et dans la persistance de troubles post-chirurgicaux.

RÉSUMÉ

Le syndrome du canal carpien est le syndrome canalaire le plus répandu : l'incidence varie entre 50 et 150 cas pour 100 000. C'est donc un motif très fréquent d'exploration électrophysiologique qui représente près de 30 % des demandes d'électroneuromyographie (ENMG). Son diagnostic est évoqué sur la symptomatologie clinique, mais les signes physiques ont une spécificité (70 à 83 %) et une sensibilité (20 à 70 %), médiocres. Il est souvent confirmé par l'évaluation quantifiée de l'ENMG, avec une spécificité de 98 % et une sensibilité pouvant atteindre 90 %, à condition que l'examen soit réalisé avec une technique rigoureuse et des tests sensibles afin de fournir un résultat fiable. L'exploration électrophysiologique permet d'évaluer la souffrance nerveuse, en quantifiant le degré de démyélinisation, de perte axonale, de lésion neurogène, voire de dénervation active en myographie pour les formes avancées. Cependant, 5 à 10 % des patients ayant un SCC clinique ont une ENMG normale, avec des tests très sensibles normaux : il s'agit alors d'une forme très discrète de SCC, plus irritative que compressive, frustre, peu grave, et non chirurgicale.

BIBLIOGRAPHIE

[1] American Association of Electrodiagnostic Medicine, American Academy of Neurology, American Academy of Physical Medecine and Rehabilitation. Practice parameter for electrodiagnostic studies in carpal tunnel syndrome: summary statement. *Muscle Nerve 1993; 16: 1390-1.* — [2] American Association of Electrodiagnostic Medicine, American Academy of Neurology. American Academy of Physical Medecine and Rehabilitation. Practice parameter for electrodiagnostic studies in carpal tunnel syndrome: summary statement. *Muscle Nerve 2002; 25: 918-22.* — [3] BADY B, VIAL C. Etude critique des techniques électrophysiologiques d'exploration du syndrome du canal carpien. *Neurophysiol Clin 1996; 26: 183-201.* — [4] BOUCHE P. Traité de Neurologie. Neuropathies périphériques : les mononeuropathies, Volume 3, *Doin, 2006.* — [5] CHARLES N, VIAL C, CHAUPLANNAZ G, BADY B. Clinical validation of antidromic stimulation of the ring finger in early electrodiagnosis of mild carpal tunnel syndrome. *Electroencephalogr Clin Neurophysiol 1990; 76; 142-7.* — [6] DI GUGLIELMO G, TORRIERI F, REPACI M, UNCINI A. Conduction block and segmental velocities in carpal tunnel syndrome. *Electroencephalogr Clin Neuraphysiol 1997; 105: 321-7.* — [7] FELSENTHAL G, SPINDLER H. Palmar conduction time of median and ulnar nerves of normal subjects and patients with carpal tunnel syndrome. *Am J Phys Med 1979; 58: 131-8.* — [8] JABLECKI CK, ANDARY MT, SO YT, WILKINS DE, WILLIAMS FH. AAEM Quality Assurance Committee, Literature review of the usefulness of nerve conduction studies and electromyography for the evaluation of patients with carpal tunnel syndrome. *Muscle Nerve 1993; 16: 1392-414.* — [9] JABLECKI CK, ANDARY MT, FLOETER MK *et al.* Practice parameter: electrodiagnostic studies in carpal tunnel syndrome. Report of the American Association of Electrodiagnostic Medicine, American Academy of Neurology, and the American Academy of Physical Medicine and Rehabilitation. *Neurology, 2002; 58: 1589-92.* — [10] JACKSON DA, CLIFFORD JC. Electrodiagnosis of mild carpal tunnel syndrome. *Arch Phys Med Rehabil 1989; 7 : 199-204.*

[11] JOHNSON EW, KUKLA RD, WONGSAM PE, PIEDMONT A. Sensory latencies to the ring linger: normal values and relation to carpal tunnel syndrome. *Arch Phys Med Rehabil 1981; 62: 206-8.* — [12] KIMURA J. The carpal tunnel syndrome: localization of conduction abnormalities within the distal segment of the median nerve. *Brain 1979; 102: 619-35.* — [13] LAURITZEN M, LIGUORI R, TROJABORG W. Orthodromic sensory conduction along the ring finger in normal subjects and in patients wilh a carpal tunnel syndrome. *Electroencephalogr Clin Neurophysiol 1991; 81: 18-23.* — [14] LÖSCHER WN, AUER-GRUMBACH M. TRINKA E, LADURNER G, HARTUNG HP. Comparison of second lumbrical and interosseus latencies with standard measures of median nerve function across the carpal tunnel: a prospective study of 450 hands. *J Neurol 2000; 247: 530-4.* — [15] Mills KR. Orthodromic sensory action potentials from palmar stimulation in the diagnosis of carpal tunnel syndrome. *J Neurol Neurosurg Psychiatry 1985; 48: 250-5.* — [16] PADUA L, LOMONACO M, GREGORI B, VALENTE EM, PADUA R, TONALI P. Neurophysiological classification and sensitivity in 500 carpal tunnel syndrome hands. *Acta Neurol Scand 1997; 96: 211-17.* — [17] PARK TA, WELSHOFER JA, DZWIERZYNSKI WW, ERICKSON SJ, DEL TDR. Median "pseudoneurapraxia" at the wrist: reassessment of palmar stimulation of the recurrent median nerve. *Arch Phys Med Rehabil 2001; 82:190-7.* — [18] PEASE WS, CANNELL CD, JOHNSON EW. Median to radial latency difference test in mild carpal tunnel syndrome. *Muscle Nerve 1989; 12: 905-9.* — [19] PRESTON DC, LOGICIAN EL. Lumbrical and interossei recording in carpal tunnel syndrome. *Muscle Nerve 1992; 15: 1253-7.* — [20] SANDER HW, QUINTO C, SAADEH PB, CHOKROVERTY S. Sensitive median-ulnar motor comparative techniques in carpal tunnel syndrome. *Muscle Nerve 1999; 22; 88-98.*

[21] SEROR P. Orthodromic inching test in mild carpal tunnel syndrome. *1998; 21: 1206-8.* — [22] SEROR P. Comparative diagnostic sensitivities of orthodromic or antidromic sensory inching test in mild carpal tunnel syndrome. *Arch Phys Med Rehabil 2000; 81: 442-6.* — [23] SEROR P. Conductions nerveuses. Techniques, pièges et solutions. *Elsevier, 2005; 2: 41-61.* — [24] SIMPSON JA. Electrical signs in the diagnosis of carpal tunnel and related syndromes. *J Neurol Neurosurg Psychiatry 1956; 19: 275-80.* — [25] STEVENS JC, SUN S, BEARD CM, O'FALLON WM, KURLAND LT. Carpal tunnel syndrome in Rochester, Minnesota. 1961 to 1980. *Neurology 1988; 3: 134-8.* — [26] STEVENS JC The electrodiagnosis of carpal tunnel syndrome. *Muscle Nerve 1997 ; 20: 1477-86.* — [27] UCHIDA Y, SUGIOKA Y. Electrodiagnosis of retrograde changes in carpal tunnel syndrome. *Electromyogr Clin Neurophysiol 1993 ; 33 : 55-3.* — [28] UNCINI A, LANGE DJ, SOLORNON M, SOLIVEN B, MEER J, LOVELACE RE. Ring finger testing in carpal tunnel syndrome: a comparative study of diagnostic utihty. *Muscle Nerve 1989; 12: 735-41.* — [29] UNCINI A, DI MUZIO A, AWAD J, MANENTE G, TAFURO M, GAMBI D. Sensitivity of three median-to-ulnar comparative tests in diagnosis of mild carpal tunnel syndrome. *Muscle Nerve 1993; 16: 1366-73.* — [30] WERNER RA, ANDARY M. American Association of Neuromuscular and Electrodiagnostic Medicine, AANEM Monograph, Electrodiagnostic evaluation of carpal tunnel syndrome. *Muscle Nerve, 2011; 44: 597-607.*

FACTEURS PRONOSTIQUES DE LA CHIRURGIE DU SYNDROME DU CANAL CARPIEN

PAR

G. BACLE, E. MARTEAU, A. PETIT, J. LAULAN

Le syndrome du canal carpien (SCC) est, de loin, le syndrome canalaire le plus fréquent. Sa prévalence serait de l'ordre de 5 à 15 % de la population générale [34]. Il est acquis que le traitement chirurgical donne de meilleurs résultats que le traitement conservateur, les patients opérés ayant 6 fois plus de chances de voir leurs symptômes disparaître [18].

Mais, malgré sa fréquence, les critères diagnostiques de SCC restent controversés [9] et la multiplicité des facteurs intervenant dans le résultat du traitement chirurgical apparaît de plus en plus clairement [58]. Le SCC est dominé par des manifestations subjectives et, avant l'apparition de signes déficitaires, les critères permettant de poser le diagnostic restent peu fiables. Seulement un patient sur 5 qui se plaint de douleurs, d'engourdissements et de fourmillements à la main aurait un SCC [4] et, même s'il s'agit bien d'un SCC, celui-ci n'est pas forcément isolé... Le but du traitement est la disparition des symptômes ressentis par le patient et c'est, d'ailleurs, le principal critère de satisfaction des patients [5, 37]. Mais l'évaluation du résultat manque, là aussi, de critères objectifs. De plus, le vécu de l'affection et les attentes de la chirurgie sont différents pour chaque patient en fonction de facteurs psychosociaux multiples.

L'incidence des SCC opérés en 2008 en France métropolitaine était de 2,7 pour 1 000, soit une augmentation de 25 % par rapport à 1999 (dont seulement la moitié peut être rapportée à l'augmentation de la population), avec des variations régionales de 1,1 à 5,5 pour 1000, liées à la densité des chirurgiens, à la proportion de travailleurs manuels et d'emplois dans l'industrie [56]. Malgré la "banalité" de ce syndrome, le taux de succès de la chirurgie varie de 70 à 90 % [11]. Après chirurgie, la durée moyenne d'arrêt de travail était de 27 jours en 2007 aux USA [55]. En France en 2008, près de 37 % des patients en activité n'ont repris leur travail qu'au-delà de 2 mois [56]. Le coût annuel pour l'Assurance Maladie, lié à arrêt de travail, est de 81 millions d'euros. Pour appréhender l'importance de ce problème voici quelques chiffres de la littérature : près d'un quart des patients n'a pas repris leur activité professionnelle à 6 mois postopératoires [38] et 8 % à un an [1], seulement 2/3 des cas reprennent le même travail [1] et le taux de non reprise est de 10 % dans une étude norvégienne [6].

Ces données expliquent l'importance – mais aussi la difficulté – de dégager des facteurs pronostiques. Ces facteurs sont évalués dans la littérature sur la persistance de symptômes et/ou la durée d'arrêt de travail voire la non reprise de l'activité antérieure. Tous ces résultats sont à prendre en compte avec prudence étant donné la faiblesse méthodologique de la majorité des études...

Unité de Chirurgie de la Main, Hôpital Trousseau CHU de Tours - 34044 Tours cedex

LES MANIFESTATIONS SUBJECTIVES ET LES DONNÉES OBJECTIVES

La topographie et la chronologie des symptômes

Le SCC "typique" est essentiellement une affection nocturne qui se manifeste par des symptômes à type de douleurs et de paresthésies (fourmillements et engourdissement) intéressant les 4 premiers doigts. Mais les symptômes ne seraient limités au territoire du nerf médian (NM) que dans 60 % des cas [61]. On peut penser que le traitement chirurgical a plus de chances d'être efficace dans une forme typique. Et effectivement, il ressort de la littérature que la présence de symptômes nocturnes importants est associée à une meilleure satisfaction des patients après chirurgie [59] et que la présence de paresthésies dans les 4 premiers doigts est associée à une meilleure satisfaction du patient 6 mois après la chirurgie [7]. Nous avons aussi retrouvé que la principale source de satisfaction était la disparition des symptômes nocturnes et que l'atteinte associée du 5e doigt était un critère de moins bon pronostic avec un recul de 8 ans [29]. Ainsi, le diagnostic de SCC en l'absence de symptômes nocturnes, au moins pendant la phase initiale de l'affection, doit être posé avec la plus grande prudence et rester un diagnostic d'élimination. Par ailleurs, la présence de paresthésies diffuses intéressant aussi le 5e doigt doit, jusqu'à preuve du contraire, faire rechercher une pathologie associée voire faire remettre en cause le diagnostic.

La durée et l'intensité "ressentie" des symptômes

Dans certaines séries, il n'a pas été trouvé de lien entre la durée des symptômes et l'évolution postopératoire [12]. Mais, dans d'autres études, la durée d'évolution apparaît comme un facteur de risque de moins bon résultat [2, 20]. L'influence de la durée ne pourrait se manifester qu'au-delà d'un certain délai. DeStefano *et al.* [18] ont trouvé que si les symptômes évoluaient depuis plus de 3 ans les patients avaient 2 fois moins de chances d'avoir une résolution de leurs symptômes par rapport à ceux opérés dans les 3 premières années. Dans l'étude de Haupt *et al* [30], la douleur évoluant depuis plus de 5 ans était un facteur de moins bon pronostic.

D'une façon globale, il apparaît que le degré d'amélioration est lié à l'importance des symptômes préopératoires [12]. La sévérité de la faiblesse subjective de la main est liée à une moins bonne résolution des symptômes à 3 mois postopératoires [60]. Un mauvais état fonctionnel du membre supérieur ressenti par le patient est un facteur prédictif d'arrêt prolongé voire de non reprise [39]. On peut en rapprocher l'incapacité perçue par le patient qui est négativement associée à sa réponse au traitement [53]. L'importance excessive des douleurs et de l'incapacité au vu des données objectives est de mauvais pronostic quant au soulagement des symptômes et à la reprise du travail [27].

Enfin, il faut signaler que la valeur du questionnaire de Levine – largement utilisé dans la littérature – ne permet pas de prédire le degré d'amélioration postopératoire [47].

Données de l'examen objectif

D'une façon générale, il n'y a pas de lien évident du résultat avec les données de l'examen physique préopératoire mais, dans la majorité des études, les données recueillies restent limitées à l'examen distal et n'évaluent pas les affections associées ni les critères de sensibilisation. Cependant, les formes évoluées semblent associées à un moins bon pronostic. Le résultat tend à être moins bon si le SCC est "avancé" [45] ou s'il s'agit d'une forme déficitaire évoluée [13]. Les cas avec une diminution de force objective ou une amyotrophie des thénariens latéraux sont associés à un moins bon résultat à long terme [42]. Mais, même ces formes évoluées tirent un bénéfice de la chirurgie et justifient d'être opérées [13].

Quelle est la valeur prédictive de la réponse à l'infiltration ?

Pour Green [25] : une bonne réponse à l'infiltration est un bon élément pronostic vis-à-vis de la réponse à la chirurgie. Mais une mauvaise réponse ne signifie pas que le patient soit un mauvais candidat à l'opération... Kulick *et al.* [42] ont aussi retrouvé que l'échec d'infiltration était lié à l'échec de la chirurgie et, réciproquement, Edgell *et al.* [19] ont retrouvé qu'une infiltration efficace était associée à de meilleurs résultats après chirurgie.

Tableaux cliniques complexes

Les manifestations en rapport avec le SCC peuvent être associées à des douleurs plus proximales voire intéressant l'ensemble du MS. L'étude de Katz *et al.* montrait que des mauvais scores d'auto-évaluation de la limitation fonctionnelle du MS étaient le principal facteur prédictif d'une évolution défavorable après chirurgie [40].

Une épicondylalgie associée est fréquente et le traitement du SCC peut parfois les faire disparaître. Mais nous avons trouvé que la présence en préopératoire d'une épicondylalgie était liée à la persistance de symptômes après chirurgie du SCC et seulement 55 % de ces cas se considéraient guéris à 8 ans de recul [29]. L'existence d'une épicondylite est aussi un facteur de mauvais pronostic dans l'étude de Manktelow [46].

Un STTB associé au SCC est susceptible d'entraîner des paresthésies plus étendues, touchant aussi le 5e doigt, et des symptômes touchant la région scapulo-brachiale [43]. On a vu que ce type de manifestations était associé à de moins bons résultats. L'existence de symptômes associés de STTB est liée à un plus grand risque d'évolution postopératoire défavorable [60]. Dans notre expérience, la présence d'un STTB diagnostiqué en préopératoire était liée à un moins bon résultat à 8 ans [29].

Un syndrome myofascial, en particulier du muscle infra-épineux, peut être responsable de paresthésies à la main. Qerama *et al.* [52], ont retrouvé la présence de zones gâchettes dans l'infra-épineux chez 1/3 des patients adressés pour SCC et leur prévalence était significativement plus élevée dans le groupe de patients ayant une ENMG normale. Ceci peut rendre compte en partie du moins bon pronostic, rapporté par certains auteurs, dans les cas avec ENMG normale.

La sensibilisation centrale pourrait constituer un facteur de moins bon pronostic [49]. Sa présence peut rendre compte de symptômes à la main plus étendus que le territoire du NM [62], d'une sensibilité diffuse à la palpation et d'une hyperalgésie [44]. Elle peut aussi rendre compte, dans certains cas, de la bilatéralisation des troubles [44] comme en atteste parfois la disparition des symptômes controlatéraux après chirurgie d'un côté ou le résultat de l'étude de Galasso [21] qui a retrouvé un moins bon pronostic sur la qualité de vie postopératoire en cas de symptômes bilatéraux.

Zanette *et al.* ont montré que les cas ayant des symptômes plus étendus que la distribution du NM étaient associés avec des niveaux plus élevés de douleurs et de paresthésies. Dans ce contexte, les données cliniques et électrophysiologiques ne sont pas corrélées à l'importance des manifestations subjectives [61].

Ceci peut expliquer qu'une atteinte associée du 5e doigt et la présence de symptômes "disproportionnés" soient liées à un moins bon pronostic. En effet, la sensibilisation centrale est un facteur de passage à la chronicité et à ce stade le traitement du seul SCC pourrait ne pas permettre la régression complète des symptômes.

Electroneuromyographie (ENMG) préopératoire

La valeur de l'ENMG et sa place dans le diagnostic du SCC restent débattues, en particulier du fait de faux négatifs et de faux positifs [9]. On conçoit donc que sa valeur pronostique puisse être limitée. Si Glowacki *et al.* [22] n'ont pas trouvé de lien entre le résultat et le fait que l'ENMG soit positive ou négative, ce n'est pas le cas dans d'autres études. Dans une population de diabétiques, al-Qattan *et al.* [3] ont trouvé que tous les cas associés à un mauvais résultat n'avaient pas ou peu d'anomalies ENMG. Les patients ayant une neurographie peu ou pas perturbée avaient plus de risque d'avoir un mauvais résultat ou de changer de travail après chirurgie du SCC aussi dans l'étude de Higgs *et al.* [31].

Si la présence d'anomalies en neurographie a plus de chances d'être associée à un bon résultat clinique [46], il ressort de la littérature qu'il n'y a pas de corrélation entre l'importance des anomalies ENMG préopératoires et le résultat de la chirurgie [47, 60] en particulier pour ce qui relève de la neurographie [2]. Cependant, Hansen *et al.* [28] ont trouvé que l'augmentation de la latence distale motrice était liée à la durée d'arrêt de travail et Galasso *et al.* [21] ont montré que des vitesses de conduction très ralenties étaient associées à une moins bonne qualité de vie après chirurgie. Quoi qu'il en soit, si des anomalies sévères peuvent faire craindre un résultat incomplet celui-ci est loin d'être obligatoire [47].

En conclusion, l'absence d'anomalies ENMG n'élimine pas le diagnostic mais doit rendre encore plus prudent. L'absence de lien étroit entre la clinique et la positivité de l'ENMG teste surtout la pertinence de l'examinateur pour poser le diagnostic ; cette dernière, jamais évaluée, a probablement plus de valeur que celle de l'ENMG [9].

Attention, l'ENMG n'est pas un bon critère pour le suivi postopératoire. La normalisation des anomalies en neurographie n'est observée que dans les cas où le ralentissement des vitesses de conduction est minime en préopératoire [47]. Dans 2/3 de nos cas, des anomalies étaient encore présentes 8 ans après chirurgie et il n'existait aucun lien entre la persistance d'anomalies ENMG et le résultat subjectif [29].

LE TERRAIN ET LE CONTEXTE

Age et sexe

Plusieurs études ne retrouvent pas de lien entre le résultat et l'âge, y compris au-delà de 70 ans [9]. Il n'y a que dans l'étude de Hobby *et al.* [32] que les patients de plus de 70 ans sont moins satisfaits que les sujets jeunes. Concernant le sexe, le plus souvent, il n'est pas mis en évidence de lien avec le résultat [32, 33] mais Carmona *et al.* [14] retrouvent une durée d'arrêt de travail plus longue pour les femmes.

Co-morbidités

Une affection métabolique prédisposante (diabète, hypothyroïdie) pourrait être associée à de moins bons résultats à long terme [18, 42]. L'amélioration des symptômes [50] et le soulagement de la douleur [30] sont moins marqués chez le diabétique. Cependant, dans une étude récente, le simple fait d'avoir du diabète ne semble pas avoir eu d'influence sur le résultat [35].

Outre le risque plus élevé de récidive chez les hémodialysés chroniques, le résultat tend à se dégrader à partir d'un an et demi chez 50 % des patients opérés [41].

L'abus d'alcool (plus de 2 verres par jour) est aussi un facteur défavorable quant à l'évolution postopératoire [40].

Enfin les co-morbidités locales semblent aussi jouer un rôle défavorable avec de moins bons résultats en cas de pathologie associée de la main [2].

Traits de personnalité et état psychique

La présence d'une dépression est liée à de moins bons résultats [45]. Hamlin *et al.* [27] ont aussi montré que des symptômes dépressifs et une somatisation évalués par le MMPI diminuent la probabilité d'amélioration après chirurgie du SCC.

Un mauvais statut de santé mentale des patients affecte la sévérité des symptômes à la fois en pré et postopératoire [8] et est un critère associé à la non reprise de l'activité professionnelle à 6 mois [38]. C'est un des principaux facteurs pronostiques d'une évolution moins favorable après chirurgie du SCC [40].

L'étude de Katz *et al.* [40], à partir des troubles psychiques évalués par la partie "mentale" du SF-36, a montré que plus le score est bas, plus les symptômes postopératoires de limitation fonctionnelle et l'insatisfaction sont importants. De faibles capacités à "faire face" sont liées à un moins bon résultat [45, 57].

Les facteurs psychologiques de retour au travail mis en évidence par Cowan *et al.* [17] sont les attentes du patient, le catastrophisme et l'anxiété en réponse à la douleur.

FACTEURS PSYCHOSOCIAUX ET MALADIE PROFESSIONNELLE

La perception personnelle de son état et de sa capacité à reprendre ont probablement un rôle important dans l'évolution postopératoire [53] de même que les attentes et les désirs effectifs du patient. Il faut en particulier faire attention aux attentes irréalistes comme espérer une amélioration de force après l'opération [8]. Nathan *et al.* [48] par le biais de la participation du patient à la rééducation postopératoire ont montré le rôle de la motivation sur le délai de reprise.

La prise en charge au titre de la maladie professionnelle (MP) pour leur SCC fait partie des principaux critères de non reprise à 6 mois dans la série de Katz *et al.* [38]. Les travailleurs opérés d'un SCC reconnu en MP, ont un retour au travail plus tardif que les autres [14, 22]. Cette catégorie de patients a plus de douleurs du poignet et de paresthésies 6 mois après la chirurgie ; l'évolution est moins favorable et ils sont moins satisfaits par la chirurgie [7].

Dans ce contexte de MP, le coût est 3 fois plus élevé que pour les autres travailleurs et 5 fois plus que pour les non actifs [51]. Mais même dans ce groupe de patients, le traitement chirurgical donne de meilleurs résultats que le traitement conservateur [54]. Enfin, une situation de contestation pour non-reconnaissance en MP est un facteur prédictif de non-retour au travail après chirurgie [39].

La durée d'arrêt de travail est liée à la qualité de prise en charge sociale, la durée d'arrêt la plus longue (49 jours) étant retrouvée chez les salariés relevant du régime des maladies professionnelles [15]. Par ailleurs, la durée d'arrêt de travail postopératoire est significativement plus longue si le patient était déjà en arrêt avant l'opération [28].

Facteurs liés au type de travail

Une activité professionnelle imposant des contraintes importantes aux mains et aux poignets est associée à un moindre soulagement des symptômes préopératoires [38] et à une durée d'arrêt de travail plus longue [14]. Par contre, Ibrahim *et al.* [33] sur une série prospective importante, mais non exempte de biais, n'ont pas trouvé de lien entre le résultat et le fait que l'activité professionnelle mette en jeu ou non une gestuelle répétitive.

Chez les manuels lourds, les résultats cliniques sont moins bons et il existe un risque plus important de ne pas reprendre le même travail [2, 46, 60] et le taux de reprise est significativement plus faible dans les activités professionnelles à risque [1].

Cowan *et al.* [17] ont trouvé que le principal critère de retour au travail était le type de travail ! Les travailleurs opérés d'un SCC reconnu en MP, ont une propension plus importante à un changement de travail si le travail est stressant ou s'il s'agit d'un manuel lourd [22].

Enfin, le risque d'avoir des paresthésies persistantes est plus important si le patient avait une exposition préopératoire importante aux vibrations [26].

Le chirurgien et la relation intersubjective avec le patient

Il ne faut pas "réduire" le patient à son SCC ; l'évaluation du contexte et la prise en compte du modèle biopsychosocial peuvent améliorer les indications, la prise en charge et les résultats [58]. En cas de facteurs psychosociaux défavorables, une prise en charge pluridisciplinaire peut être nécessaire d'emblée [10].

Schématiquement on peut distinguer 3 types d'approche dans le processus de décision : paternaliste, partagée et consumériste [16]. Plus des ¾ des patients préfèrent une décision partagée [24] et le résultat sur la satisfaction est meilleur si le patient a participé à la décision thérapeutique [23].

La pertinence clinique du chirurgien tant pour porter le diagnostic que pour détecter les éventuelles pathologies intriquées est probablement un élément fondamental qui va déterminer le résultat. Cela permet d'anticiper sur d'éventuels symptômes persistants et d'en informer le patient. Il est important pour le chirurgien de savoir expliquer les limites du traitement en fonction du tableau clinique et de ce qu'il a été capable de percevoir des attentes du patient [17, 53].

Son habileté technique et sa conception personnelle de la performance (rapidité vs sécurité) vont aussi conditionner l'évolution postopératoire. Les principales causes d'échec et de récidive sont : un diagnostic incorrect, la section incomplète du rétinaculum des fléchisseurs, une fibrose périneurale et l'apparition de nouveaux symptômes (section d'une branche nerveuse, douleurs neuropathiques) [36]. Les évolutions les plus défavorables sont dues à l'existence de complications chirurgicales et aux reprises chirurgicales [46].

Aussi bien une empathie "mal placée" qu'un intérêt financier excessif de la part du chirurgien peuvent amener à des traitements abusifs. Mais il ne faut pas toujours jeter la pierre et le chirurgien n'a parfois le choix qu'entre Charybde et Scylla ! Les pathologies étagées et la sensibilisation centrale ont peu de chances d'être améliorées tant que le SCC n'aura pas été opéré et le tableau risque d'entraîner une incapacité permanente. Dans notre expérience, la suppression cette épine irritative distale est, le plus souvent, indispensable pour la prise en charge secondaire des pathologies associées [10].

L'étude de Shin *et al.* [54] comparant les résultats du traitement conservateur et du traitement chirurgical dans un groupe de travailleurs ayant un SCC, montre que la reprise du même travail est plus fréquente et le handicap résiduel moins important dans le groupe des patients opérés. De même, l'analyse des résultats chez les travailleurs canadiens montre que les évolutions les plus favorables sont observées après chirurgie [46].

RÉSUMÉ

Les études montrent la complexité et la multiplicité des facteurs intervenant dans le résultat après chirurgie du SCC. Concernant la clinique, c'est plus le retentissement fonctionnel ressenti par le patient que l'importance des signes objectifs retrouvés par l'examinateur ou à l'ENMG qui semble avoir un rôle sur le pronostic après chirurgie. Par ailleurs, la présence associée d'une épicondylalgie, d'un STTB, d'un syndrome myofascial ou d'une sensibilisation centrale pourrait favoriser la persistance de symptômes après chirurgie du SCC. Les facteurs psychosociaux ont une forte influence sur l'importance du soulagement des symptômes préopératoires et sur la reprise de l'activité antérieure. Il est fondamental d'évaluer les traits de personnalité et le contexte socioprofessionnel. Les attentes du patient doivent être précisées et pondérées par les données cliniques. Il est parfois nécessaire d'inscrire d'emblée le patient dans une prise en charge pluridisciplinaire dans un service de réadaptation fonctionnelle après suppression éventuelle de l'épine irritative distale.

BIBLIOGRAPHIE

[1] ADAMS ML, FRANKLIN GM, BARNHART S. Outcome of tunnel carpal surgery in Washington State workers' compensation. *Am J Ind Med 1994;25: 527-36.* — [2] AL-QATTAN MM, BOWEN V, MANKTELOW RT. Factors associated with poor outcome following primary carpal tunnel release in non-diabetic patients. *J Hand Surg 1994; 19B: 622-5.* — [3] AL-QATTAN MM, MANKTELOW RT, BOWEN CV. Outcome of carpal tunnel release in diabetic patients. *J Hand Surg 1994; 19B: 626-9.* — [4] AMIRLAK B, UPADHYAYA K, AHMED O, WOLFF T, TSAI T, SCHEKER L. Median Nerve Entrapment. *1-11-2010. Internet Communication.* — [5] BECKER SJ, MAKANJI HS, RING D. Expected and actual improvement of symptoms with carpal tunnel release. *J Hand Surg Am. 2012; 37A: 1324-9.* — [6] BEKKELUND SI, PIERRE-JEROME C, TORBERGSEN T, INGEBRIGTSEN T. Impact of occupational variables in carpal tunnel syndrome. *Acta Neurol Scand 2001; 103: 193-7.* — [7] BESSETTE L, KELLER RB, LEW RA, SIMMONS BP, FOSSEL AH, MOONEY N, KATZ JN. Prognostic value of a hand symptom diagram in surgery for carpal tunnel syndrome. *J Rheumatol 1997; 24: 726-34.* — [8] BESSETTE L, KELLER RB, LIANG MH, SIMMONS BP, FOSSEL AH, KATZ JN. Patients' preferences and their relationship with satisfaction following carpal tunnel release. *J Hand Surg Am. 1997; 22: 613-20.* — [9] BICKEL KD. Carpal tunnel syndrome. Current concepts. *J Hand Surg 2010; 35A: 147-52.* — [10] BONTOUX L, FOUQUET B, LAULAN J, RAIMBEAU G, ROQUELAURE Y, VANNIER I. Les syndromes douloureux chroniques du MS : place de la chirurgie. *Chir Main 2009; 28: 207-18.*

[11] BROWN RA, GELBERMAN RH, SEILER JG 3rd *et al.* Carpal tunnel release. A prospective, randomized assessment of open and endoscopic methods. *J Bone Joint Surg 1993; 75A: 1265-75.* — [12] BURKE FD, WILGIS EFS, DUBIN NH, BRADLEY MJ, SINHA SHILADITYA S. Relationship between the duration and severity of symptoms and the outcome of carpal tunnel surgery. *J Hand Surg 2006; 31A: 1478-82.* — [13] CAPASSO M, MANZOLI C, UNCINI A. Management of extreme carpal tunnel syndrome: evidence from a long-term follow-up study. *Muscle Nerve 2009;40: 86-93.* — [14] CARMONA L, FAUCETT J, BLANC PD, YELIN E. Predictors of rate of return to work after surgery for carpal tunnel syndrome. *Arthritis Care Res 1998; 11: 298-305.* — [15] CHAISE F, BELLEMÈRE P, FRIOL JP, GAISNE E, POIRIER P, MENADI A. Return-to-work interval and surgery for carpal tunnel syndrome. Results of a prospective series of 233 patients. *J Hand Surg 2004; 29B: 568-70.* — [16] CHARLES C, GAFNI A, WHELAN T. Decision-making in the physician-patient encounter: revisiting the shared treatment decision-making model. *Soc Sci Med 1999; 49: 651-61.* — [17] COWAN J, MAKANJI H, MUDGAL C, JUPITER J, RING D. Determinants of return to work after carpal tunnel release. *J Hand Surg 2012; 37A: 18-27.* — [18] DESTEFANO F, NORDSTROM DL, VIERKANT RA. Long-term symptom outcomes of carpal tunnel syndrome and its treatment. *J Hand Surg Am 1997; 22A: 200-10.* — [19] EDGELL SE, MCCABE SJ, BREIDENBACH WC, LAJOIE AS, ABELL TD. Predicting the outcome of carpal tunnel release. *J Hand Surg 2003; 28A: 255-61.* — [20] EISENHARDT SU, MATHONIA C, STARK GB, HORCH RE, BANNASCH H. Retrospective analysis of 242 patients whose carpal tunnels were released using a one-port endoscopic procedure: superior results of early intervention. *J Plast Surg Hand Surg 2010; 44: 311-7.*

[21] GALASSO O, MARICONDA M, DONATO G, DI MIZIO G, PADUA L, BRANDO A, CONFORTI F, VALENTINO P, GASPARINI G. Histopathological, clinical, and electrophysiological features influencing postoperative outcomes in carpal tunnel syndrome. *J Orthop Res 2011; 29: 1298-304.* — [22] GLOWACKI KA, BREEN CJ, SACHAR K, WEISS AP. Electrodiagnostic testing and carpal tunnel release outcome. *J Hand Surg 1996; 21A: 117-21.* — [23] GOLIN C, DIMATTEO MR, DUAN N, LEAKE B, GELBERG L. Impoverished diabetic patients whose doctors facilitate their participation in medical decision making are more satisfied with their care. *J Gen Intern Med 2002; 17: 857-66.* — [24] GONG HS, HUH JK, LEE JH, KIM MB, CHUNG MS, BAEK GH. Patients' preferred and retrospectively perceived levels of involvement during decision-making regarding carpal tunnel release. *J Bone Joint Surg 2011; 93A: 1527-33.* — [25] GREEN DP. Diagnostic and therapeutic value of carpal tunnel injection. *J Hand Surg 1984; 9A: 850-4.* — [26] HAGBERG M, NYSTRÖM A, ZETTERLUND B. Recovery from symptoms after carpal tunnel syndrome surgery in males in relation to vibration exposure. *J Hand Surg 1991; 16A: 66-71.* — [27] HAMLIN C, HITCHCOCK M, HOFMEISTER J, OWENS R. Predicting surgical outcome for pain relief and return to work. *Best Pract Benchmarking Healthc 1996; 1: 258-61.* — [28] HANSEN TB, DALSGAARD J, MELDGAARD A, LARSEN K. A prospective study of prognostic factors for duration of sick leave after endoscopic carpal tunnel release. *BMC Musculoskelet Disord. 2009; 10: 144.* — [29] HÉRARD J, LE DÛ C, CORCIA P, LAULAN J. Devenir à long terme, clinique et électrique, des syndromes du canal carpien opérés. Facteurs pronostiques cliniques. *42e congrès du GEM, Paris décembre 2006.* — [30] HAUPT WF, WINTZER G, SCHOP A, LÖTTGEN J, PAWLIK G. Long-term results of carpal tunnel decompression. Assessment of 60 cases. *J Hand Surg 1993; 18B: 471-4.*

[31] HIGGS PE, EDWARDS DF, MARTIN DS, WEEKS PM. Relation of preoperative nerve-conduction values to outcome in workers with surgically treated carpal tunnel syndrome. *J Hand Surg 1997; 22A: 216-21.* — [32] HOBBY JL, VENKATESH R, MOTKUR P. The effect of age and gender upon symptoms

and surgical outcomes in carpal tunnel syndrome. *J Hand Surg 2005; 30B: 599-604.* — [33] IBRAHIM T, MAJID I, CLARKE M, KERSHAW CJ. Outcome of carpal tunnel decompression: the influence of age, gender, and occupation. *Int Orthop 2009; 33: 1305-9.* — [34] IBRAHIM I, KHAN WS, GODDARD N, SMITHAM P. Carpal tunnel syndrome: a review of recent literature. *Open Orthop J 2012 ; 6(suppl 1): 69-76.* — [35] JENKINS PJ, DUCKWORTH AD, WATTS AC, MCEACHAN JE. The outcome of carpal tunnel decompression in patients with diabetes mellitus. *J Bone Joint Surg 2012; 94B: 811-4.* — [36] JONES NF, AHN HC, EO S. Revision surgery for persistent and recurrent carpal tunnel syndrome and for failed carpal tunnel release. *Plast Reconstr Surg. 2012; 129: 683-92.* — [37] KADZIELSKI J, MALHOTRA LR, ZURAKOWSKI D, LEE SG, JUPITER JB, RING D. Evaluation of preoperative expectations and patient satisfaction after carpal tunnel release. *J Hand Surg 2008; 33A: 1783-8.* — [38] KATZ JN, KELLER RB, FOSSEL AH, PUNNETT L, BESSETTE L, SIMMONS BP, MOONEY N. Predictors of return to work following carpal tunnel release. *Am J Ind Med 1997; 31: 85-91.* — [39] KATZ JN, LEW RA, BESSETTE L, PUNNETT L, FOSSEL AH, MOONEY N, KELLER RB. Prevalence and predictors of long-term work disability due to carpal tunnel syndrome. *Am J Ind Med 1998; 33: 543-50.* — [40] KATZ JN, LOSINA E, AMICK BC 3rd, FOSSEL AH, BESSETTE L, KELLER RB. Predictors of outcomes of carpal tunnel release. *Arthritis Rheum. 2001; 44: 1184-93.*

[41] KIM SJ, SHIN SJ, KANG ES. Endoscopic carpal tunnel release in patients receiving long-term hemodialysis. *Clin Orthop Relat Res 2000; 376: 141-8.* — [42] KULICK MI, GORDILLO G, JAVIDI T, KILGORE ES Jr, NEWMAYER WL 3rd. Long-term analysis of patients having surgical treatment for carpal tunnel syndrome. *J Hand Surg 1986; 11A: 59-66.* — [43] LAULAN J, FOUQUET B, RODAIX C, JAUFFRET P, ROQUELAURE Y, DESCATHA A. Thoracic outlet syndrome : definition, aetiological factors, diagnosis, management and occupational impact. *J Occup Rehabil 2011; 21: 366-73.* — [44] DE-LA-LLAVE-RINCÓN AI, PUENTEDURA EJ, FERNÁNDEZ-DE-LAS-PEÑAS C. New advances in the mechanisms and etiology of carpal tunnel syndrome. *Discov Med 2012; 13: 343-8.* — [45] LOZANO CALDERON SA, PAIVA A, RING D. Patient satisfaction after open carpal tunnel release correlates with depression. *J Hand Surg 2008; 33A: 303-7.* — [46] MANKTELOW RT, BINHAMMER P, TOMAT LR, BRIL V, SZALAI JP. Carpal tunnel syndrome: cross-sectional and outcome study in Ontario workers. *J Hand Surg 2004; 29A: 307-17.* — [47] MONDELLI M, REALE F, SICURELLI F, PADUA L. Relationship between the self-administred Boston questionnaire and electrophysiological findings in follow-up of surgically-treated carpal tunnel syndrome. *J Hand Surg 2000; 25B: 128-34.* — [48] NATHAN PA, MEADOW KD, KENISTON RC. Rehabilitation of tunnel carpal tunnel surgery patients using a short surgical incision and an early program of physical therapy. *J Hand Surg 1993; 18A: 1044-50.* — [49] ORTEGA-SANTIAGO R, DE-LA-LLAVE-RINCON AI, LAGUARTA-VAL S, MARTINEZ-PEREZ A, PAREJA JA, FERNANDEZ-DE-LAS-PENAS C. Neurophysiological advances in carpal tunnel syndrome: process of central sensitisation or local neuropathy. *Rev Neurol 2012; 54: 490-6.* — [50] OZKUL Y, SABUNCU T, KOCABEY Y, NAZLIGUL Y. Outcomes of carpal tunnel release in diabetic and non-diabetic patients. *Acta Neurol Scand. 2002; 106: 168-72.*

[51] PALMER DH, HANRAHAN LP. Social and economic costs of carpal tunnel surgery. *Instr Course Lect. 1995; 44: 167-72.* — [52] QERAMA E, KASCH H, FUGLSANG-FREDERIKSEN A. Occurrence of myofascial pain in patients with possible carpal tunnel syndrome - a single-blinded study. *Eur J Pain 2009; 13: 588-91.* — [53] SHIFFLETT GD, DY CJ, DALUISKI A. Carpal tunnel surgery: patient preferences and predictors for satisfaction. *Patient Prefer Adherence 2012; 6: 685-9.* — [54] SHIN AY, PERLMAN M, SHIN PAP, GARAY AA. Disability outcomes in a worker's compensation population : surgical versus nonsurgical treatment of carpal tunnel syndrome. *Am J Orthop 2000; 29: 179-84.* — [55] Survey of occupational injuries and illnesses. Counts, rates, and characteristics, 2007. Bureau of Labor Statistics, US Department of Labor. Washington, DC, USA. 2008. — [56] TUPPIN P, BLOTIÈRE PO, WEILL A, RICORDEAU P, ALLEMAND H. Carpal tunnel syndrome surgery in France in 2008: patients' characteristics and management. *Rev Neurol (Paris) 2011; 167: 905-15.* — [57] VRANCEANU AM, JUPITER JB, MUDGAL CS, RING D. Predictors of pain intensity and disability after minor hand surgery. *J Hand Surg 2010; 35A: 956–60.* — [58] VRANCEANU AM, RING D. Factors associated with patient satisfaction. *J Hand Surg 2011; 36A: 1504-8.* — [59] WINTMAN BI, WINTERS SC, GELBERMAN RH, KATZ JN. Carpal tunnel release. Correlations with preoperative symptomatology. *Clin Orthop Relat Res 1996; 326: 135-45.* — [60] YU GZ, FIRRELL JC, TSAI TM. Pre-operative factors and treatment outcome following carpal tunnel release. *J Hand Surg 1992; 17B: 646-50.*

[61] ZANETTE G, MARANI S, TAMBURIN S. Extra-median spread of sensory symptoms in carpal tunnel syndrome suggests the presence of pain-related mechanisms. *Pain. 2006; 122: 264-70.* — [62] ZANETTE G, CACCIATORI C, TAMBURIN S. Central sensitization in carpal tunnel syndrome with extraterritorial spread of sensory symptoms. *Pain. 2010; 148: 227-36.*

FACTEURS PRONOSTIQUES DES DOULEURS DE LA MAIN : le point de vue du médecin du travail

PAR

C. BUGHIN[1,2,3], A. LECLERC[1,2], A. AUBLET-CUVELIER[4], Y. ROQUELAURE[5], A. DESCATHA[1,2,3]

Le travailleur est exposé de par son métier à de nombreux troubles et pathologies de la main comme on l'a vu précédemment. En cas de séquelles, les conséquences sociales et professionnelles peuvent être désastreuses.

Les aspects médicaux du pronostic ont déjà été traités et l'objectif de cette synthèse est de voir quels sont les éléments factuels influençant le retour au travail suite à une pathologie de la main en faisant une revue de littérature et en présentant une vision de praticiens.

MÉTHODES

Une revue systématique de la littérature a été conduite à partir des bases de données *Pubmed*, *Web of Science* et *Embase*, utilisant comme principaux mots-clé “Hand pain” ou “injury” ou “carpal tunnel syndrome” ET “occupational” ou “return to work” ou “prognosis factor”. Un symposium sur les facteurs pronostiques du syndrome du canal carpien a également été utilisé (Premus 2010) [1].

Les études ne traitant pas du retour au travail et des facteurs pronostiques n'ont pas été incluses. Des études sur les techniques chirurgicales et post-chirurgicales considérées comme trop anciennes (au-delà de 20 ans), n'ont pas été retenues compte tenu de l'évolution des techniques.

Pour l'analyse des pratiques, l'étude a été menée de manière non systématique et qualitative auprès des praticiens d'une consultation de pathologie professionnelle (Unité de pathologie professionnelle, de santé au travail, AP-HP, Hôpitaux universitaires de Paris Ile-de-France Ouest, site de Poincaré, Garches).

[1] Université de Versailles St-Quentin - F-78035, Versailles

[2] Inserm, Centre de recherche en Epidémiologie et Santé des Populations (CESP), U1018, Plateforme de recherche “Cohortes en Population” - 94807 Villejuif cedex

[3] AP-HP, Unité de pathologie professionnelle/SAMU92, Hôpitaux universitaires de Paris Ile-de-France Ouest, site de Poincaré - F92380 Garches

[4] INRS, Laboratoire de Biomécanique et d'Ergonomie, Département Homme au Travail - 54519 Vandœuvre-Les-Nancy Cedex

[5] Université d'Angers, Laboratoire d'Ergonomie et d'Epidémiologie en Santé au Travail (LEEST), UPRES EA 4336 - Unité associée à l'Institut de veille sanitaire, CHU - Angers.

RÉSULTATS

Détail des études

Sur 434 études identifiées, 19 ont finalement été incluses. Elles concernent très majoritairement le devenir après syndrome du canal carpien (n = 16) et principalement après chirurgie (n = 15).

Historiquement, la première étude a été réalisée par J. Katz *et al.* en 1997 qui ont étudié les facteurs prédictifs de retour au travail après une chirurgie du canal carpien de 135 travailleurs de 1992 à 1993 [2]. Cette étude prospective recensait 77 patients ayant repris une activité professionnelle à 6 mois. Etaient retrouvés des facteurs médicaux (faible souplesse de la cicatrice), professionnels (travail manuel) et également des facteurs liés à l'indemnisation en maladie professionnelle comme facteurs de mauvais pronostic (le recours à un avocat, un temps d'arrêt de travail préopératoire).

En 1998, Carmona *et al.* ont évalué l'impact de facteurs démographiques, cliniques et liés au travail sur la reprise professionnelle après chirurgie du canal carpien chez 59 patients, majoritairement des femmes, dans une étude rétrospective [3]. Le temps de reprise était de 5 semaines en moyenne et des facteurs professionnels péjoratifs ont également été retrouvés (longue durée d'exposition aux flexions et torsions de la main) de même que des facteurs liés à l'indemnisation financière.

Ces résultats sont cohérents avec ceux de l'équipe de Nantes (Chaise *et al.)* qui évoquent un temps de reprise professionnelle plus long dans le système français des patients indemnisés en maladie professionnelle [4]. Néanmoins, il n'y avait pas de prise en compte de facteurs professionnels précis ; il n'est donc pas possible de conclure de manière définitive.

Bitar, en 2002, a comparé le délai de reprise professionnelle après chirurgie pour un syndrome du canal carpien dans un système suédois très protectionniste et dans un système américain libéral pour savoir si le système de protection pouvait expliquer des variations de délais [5]. Ils retrouvent que les délais de reprise dans les systèmes avec protection sociale sont en moyenne de 46 jours, significativement plus longs que les 43 jours retrouvés dans le système libéral américain (chez les salariés sans aucune couverture sociale). Cette différence, bien que statistiquement significative, semble peu importante et s'explique par des facteurs professionnels et personnels, ce qui permet aux auteurs de conclure que l'indemnisation n'est pas un facteur significatif de mauvais pronostic.

A partir d'une étude menée entre 1997 et 1998, Amick *et al.* ont retrouvé en 2004, qu'à 6 mois, les facteurs associés à une bonne qualité de vie au travail chez les patients présentant un syndrome du canal carpien opéré étaient des bonnes conditions de travail, y compris une bonne organisation avec peu de risques psychosociaux [6].

Gimeno *et al.*, en 2005, dans une étude sur une population similaire, retrouvent que l'exposition à des facteurs psychosociaux et notamment au *Job Strain* du questionnaire "Karasek" – forte demande psychologique associée à une faible latitude décisionnelle – est associée à une plus faible reprise professionnelle à 6 mois [7].

Katz *et al.* ont publié une étude sur la même population, la même année. Ils retrouvent également l'importance de la comorbidité médicale et des démarches d'indemnisation comme obstacle au retour au travail (et avocats pour reconnaissance en maladie professionnelle) [8].

Meiners *et al.*, en 2005, ont mené une étude intéressante qui concerne la reprise professionnelle après une intervention de type neurolyse au niveau de la main ou de l'avant-bras sur 40 sujets au Pays-Bas, non centrée spécifiquement sur le syndrome du canal carpien [9]. Cette étude rétrospective retrouve un délai de reprise en moyenne de 13 semaines avec de moins bons pronostics pour les patients atteints de lésions digitales et les ouvriers et employés peu qualifiés.

Ellis *et al.*, en 2007, ont repris rétrospectivement 40 dossiers de canaux carpiens opérés chez les patients indemnisés ou non en maladie professionnelle [10]. Plus des deux-tiers reprennent le travail en 1 mois sans différence observée entre les deux groupes (mais la puissance est faible).

Pomerance *et al.*, en 2007, ont étudié l'effet de la kinésithérapie dans une étude randomisée contrôlée [11]. Cette étude a été incluse car le retour au travail était le critère principal de jugement. Il est intéressant de remarquer qu'après la prise en compte du système assurantiel, on n'observe plus de différence de taux de reprise professionnelle à temps complet entre le groupe avec et sans kinésithérapie.

De Kesel *et al.*, en 2008, ont mené une étude rétrospective en Belgique sur 107 travailleurs [12]. La moyenne d'arrêt de travail était de 34 jours et les auteurs retrouvent des facteurs médicaux péjoratifs (comme la faible souplesse de la cicatrice) mais également professionnels (travaux manuels lourds, port de charges, exposition aux vibrations). Le sexe masculin semble être de mauvais pronostic dans cette étude.

Wyatt *et al.*, en 2008, se sont intéressés au retour au travail dans une population néozélandaise affectée à la découpe de viande surgelée [13]. Cette étude, bien que méthodologiquement critiquable, a montré que le délai de retour au travail a été estimé de manière robuste dans la partie rétrospective à 4 semaines, y compris chez des travailleurs ayant des contraintes physiques multiples (mais un effet de sélection propre à l'étude peut expliquer ce court délai malgré des contraintes majeures).

Harrington *et al.*, en 2009, ont évalué le retour au travail chez 46 travailleurs non encore opérés de syndrome du canal carpien mais présentant une pathologie du membre supérieur de diagnostic précoce [14]. Ils ont retrouvé que le score sur les conditions de travail était le principal facteur ayant un effet sur le maintien dans l'emploi à 6 mois.

Opsteegh *et al.*, en 2009, ont étudié les facteurs influençant le retour au travail chez des patients opérés d'une pathologie de la main ou des doigts dans un centre de rééducation hollandais [15]. Les facteurs associés au retour au travail supérieur à 10 semaines étaient la douleur, le lieu de l'accident situé sur le lieu de travail et des symptômes de stress post-traumatique.

Daniell *et al.*, en 2009, ont examiné 1224 demandes d'indemnisation en maladie professionnelle de l'état de Washington de 1990 à 1994 avec un suivi jusqu'en 2000 [16]. Cette étude rétrospective retrouve une durée moyenne d'interruption professionnelle de 3,6 mois, qu'il y ait ou non chirurgie. Les facteurs de mauvais pronostic étaient un délai de plus de trois mois avant consultation d'un chirurgien, le sexe masculin et le fait de travailler dans une entreprise à forte incidence de demande d'indemnisation ("proxy" de mauvaises conditions de travail dans l'entreprise, qu'elles soient d'origine biomécanique ou psychosociale).

Hansen *et al.*, en 2009, ont étudié chez 75 employés danois la durée d'arrêt de travail après chirurgie de syndrome du canal carpien [17]. Cet arrêt, en moyenne de 20 jours, est beaucoup plus long chez ceux qui étaient déjà en arrêt de travail en préopératoire.

Parot *et al.* ont réalisé une étude publiée en 2011 sur les données des Pays-de-la-Loire afin de préciser si le système de protection sociale expliquait un mauvais retour au travail [18]. D'une part, on notera que les patients indemnisés en maladie professionnelle reprennent plus souvent le travail que ceux qui ne le sont pas (en oui-non, analyse multivariée). D'autre part, la reconnaissance en maladie professionnelle est associée à une reprise professionnelle significativement plus tardive. Néanmoins, cette différence significative disparaît quand les facteurs personnels, médicaux et professionnels sont pris en compte.

Cowan *et al.*, en 2012, retrouvent que sur 65 employés opérés pour un canal carpien entre 2005 et 2010 à Boston aux États-Unis, les facteurs menant à un retour au travail plus précoce sont le travail de bureau alors que l'exposition à des facteurs psychologiques et psychosociaux le retarde [19].

Kadzielski *et al.*, en 2012, ont étudié la reprise professionnelle après lésions des doigts [20]. Dans cette étude, le "burn-out" et l'insatisfaction au travail ne sont pas associés à la douleur mais la puissance statistique très faible ne permet pas de conclure formellement.

SYNTHÈSE

Au-delà de l'exhaustivité toujours questionnable (notamment pour les affections autres que le canal carpien), on remarque que les facteurs pronostiques de retour au travail sont principalement étudiés pour les syndromes du canal carpien opérés et que les études portant sur d'autres affections de la main sont moins nombreuses (et méthodologiquement plus faibles), ce qui limite l'interprétation des résultats. Sur le syndrome du canal carpien, la durée de reprise est variable et dépend principalement de facteurs professionnels et du système d'indemnisation. En effet, les facteurs liés au système de santé et d'indemnisation/couverture en maladie professionnelle apparaissent de manière significative dans différentes études ; on peut cependant se demander si, comme il a été montré dans l'étude française de Parot, ce n'est pas un indicateur indirect de situations professionnelles délicates. Les facteurs professionnels impliqués sont biomécaniques mais également organisationnels et psychosociaux. Des facteurs médicaux semblent également intéressants, y compris la souplesse de la cicatrice, probablement témoin indirect de la qualité de cicatrisation et du terrain (ie comorbidité médicale). Le facteur genre n'est retrouvé que dans très peu d'études citées alors qu'il est systématiquement étudié, ce qui semble donc confirmer que même si les facteurs de risque chez les hommes et chez les femmes doivent être étudiés séparément, la reprise professionnelle peut être étudiée de manière globale.

ANALYSE DES PRATIQUES AU SEIN D'UNE CONSULTATION DE PATHOLOGIE PROFESSIONNELLE

Après discussion avec les praticiens de l'Unité de pathologie professionnelle de Raymond Poincaré, différents éléments semblent particulièrement importants à prendre en compte pour le médecin du travail en vue d'une reprise précoce.

Le premier élément est l'évaluation de l'intérêt d'une déclaration de maladie professionnelle qui doit être expliqué afin de prévenir des arrêts prolongés délétères sur le plan de la reprise professionnelle. Bien entendu l'intérêt individuel (et collectif) n'est pas remis en cause, et une déclaration de maladie professionnelle permet, comme l'a montré l'étude de Parot *et al*, une meilleure reprise malgré un temps pouvant sembler plus long, si elle est réalisée à bon escient.

Une évaluation précoce, deux à trois semaines avant la date estimée du retour au travail, doit être faite par le médecin du travail en lien avec le médecin spécialiste, afin de connaître les possibilités d'aménagement du poste. L'évaluation portera sur les capacités fonctionnelles restantes, la fonction globale, les activités et limitations, les facteurs personnels et environnementaux et la participation attendue de l'individu comme de l'entreprise [21]. En effet, la reprise dépend non seulement d'éléments individuels mais également de l'entreprise. Les structures de maintien dans l'emploi, qu'elles soient générales (MDPH-CDAPH...) ou spécifiques ("réseaux mains" quand ils existent) en lien avec l'équipe en santé au travail, permettent d'optimiser et préciser les possibilités réalistes d'aménagement ainsi que la durée.

Le temps partiel thérapeutique est souvent nécessaire afin de permettre une phase de réadaptation progressive au travail. En cas de doute sur les récupérations chez le patient jeune, le reclassement doit être précocement envisagé compte tenu de la longueur et des difficultés des démarches à mettre en œuvre.

* *
*

Le retour au travail pour le syndrome du canal carpien est associé à des éléments médicaux (non détaillés ici car vus ailleurs), des facteurs personnels et psychologiques, mais également des facteurs professionnels dont certains sont modifiables. Des études ultérieures sur les autres pathologies que le syndrome du canal carpien sont nécessaires pour préciser les facteurs pronostiques modifiables et la prévention. L'évaluation précoce anticipée par une visite de pré-reprise permet soit d'envisager des aménagements temporaires s'ils sont possibles, soit un reclassement en fonction de l'évaluation fonctionnelle précise en lien avec les spécialistes qui prennent en charge le patient. Le travail en réseau est nécessaire entre les différents acteurs impliqués.

RÉSUMÉ

Le médecin du travail est souvent confronté au problème de reprise professionnelle après une pathologie de la main chez le travailleur manuel. Afin de clarifier cette question, une revue de la littérature sur les facteurs liés à la reprise professionnelle pour pathologie de la main a été conduite. Un chapitre "pour la pratique" a également été ajouté, portant notamment sur les éléments d'évaluation par le médecin du travail lors de la reprise professionnelle. Ainsi, 19 études ont été identifiées, majoritairement centrées sur la reprise professionnelle après syndrome du canal carpien (n = 16). Ces études, le plus souvent américaines, apportent des éléments sur les facteurs conditionnant le retour au travail et notamment ceux potentiellement modifiables. Le retour au travail à la suite d'une chirurgie pour syndrome du canal carpien est associé à des éléments médicaux (non détaillés ici car vu dans le chapitre sur le point de vue du chirurgien), des facteurs personnels et psychologiques, mais également des facteurs professionnels dont certains sont modifiables. L'évaluation précoce anticipée par une visite de pré-reprise permet soit d'envisager des aménagements temporaires s'ils sont possibles (incluant le temps partiel thérapeutique), soit un reclassement en fonction de l'évaluation fonctionnelle précise en lien avec les spécialistes qui prennent en charge le patient.

BIBLIOGRAPHIE

[1] DESCATHA A, DALE AM, FRANZBLAU A, CALFEE R, EVANOFF B. What are the strongest predictors of the medical prognosis of CTS? *Premus Conference. 2010.* — [2] KATZ JN, KELLER RB, FOSSEL AH, PUNNETT L, BESSETTE L, SIMMONS BP, MOONEY N. Predictors of return to work following carpal tunnel release. *Am J Ind Med 1997 janv;31(1):85-91.* — [3] CARMONA L, FAUCETT J, BLANC PD, YELIN E. Predictors of rate of return to work after surgery for carpal tunnel syndrome. *Arthritis Care Res. 1998;11(4): 298-305.* — [4] CHAISE F, BELLEMÈRE P, FRIOL JP, GAISNE E, POIRIER P, MENADI A. Professional absenteeism and surgery for carpal tunnel syndrome. Results of a prospective series of 233 patients. *Chir Main. 2001 avr; 20(2): 117-21.* — [5] BITAR G, ALEXANDRIDES J, MISSIRIAN R, SOTEREANOS D, NYSTROM A. Carpal tunnel release in the United States and Sweden: reimbursement patterns, cost for treatment, and return to work. *Plast Reconstr Surg. 2002 avr 15; 109(5): 1574-8.* — [6] AMICK BC, HABECK RV, OSSMANN J, FOSSEL AH, KELLER R, KATZ JN. Predictors of successful work role functioning after carpal tunnel release surgery. *J Occup Environ Med. 2004 mai; 46(5): 490-500.* — [7] GIMENO D, AMICK BC, HABECK RV, OSSMANN J, KATZ JN. The role of job strain on return to work after carpal tunnel surgery. *Occup Environ Med 2005 nov; 62(11): 778-85.* — [8] KATZ JN, AMICK BC, KELLER R, FOSSEL AH, OSSMAN J, SOUCIE V, LOSINA E. Determinants of work absence following surgery for carpal tunnel syndrome. *Am J Ind Med 2005 févr; 47(2): 120-30.* — [9] MEINERS PM, COERT JH, ROBINSON PH, MEEK MF. Impairment and employment issues after nerve repair in the hand and forearm. *Disabil Rehabil 2005 juin 3; 27(11): 617-23.* — [10] ELLIS RA, NOVAK CB, MACKINNON SE, CHENG CJ. Workers' compensation, return to work, and patient satisfaction after carpal tunnel decompression. *Am J Orthop (Belle Mead NJ). 2007 avr; 36(4): E63-E66.*

[11] POMERANCE J, FINE I. Outcomes of carpal tunnel surgery with and without supervised postoperative therapy. *J Hand Surg Am 2007 oct; 32(8): 1159-63.* — [12] DE KESEL R, DONCEEL P, DE SMET L. Factors influencing return to work after surgical treatment for carpal tunnel syndrome. *Occup Med (Lond). 2008 mai; 58(3): 187-90.* — [13] WYATT MC, VEALE GA. Early return to work following open carpal tunnel decompression in lamb freezing workers. *J Hand Surg Eur Vol. 2008; 33(4): 440-4.* — [14] HARRINGTON CB, SIDDIQUI A, FEUERSTEIN M. Workstyle as a predictor of pain and restricted work associated with upper extremity disorders: a prospective study. *J Hand Surg Am. 2009 avr; 34(4): 724-31.* — [15] OPSTEEGH L, REINDERS-MESSELINK HA, SCHOLLIER D, GROOTHOFF JW, POSTEMA K, DIJKSTRA PU, VAN DER SLUIS CK. Determinants of return to work in patients with hand disorders and hand injuries. *J Occup Rehabil. 2009 sept; 19(3): 245-55.* — [16] DANIELL WE, FULTON-KEHOE D, FRANKLIN GM. Work-related carpal tunnel syndrome in Washington State workers' compensation: utilization of surgery and the duration of lost work. *Am J Ind Med 2009 déc; 52(12): 931-42.* — [17] HANSEN TB, DALSGAARD J, MELDGAARD A, LARSEN K. A prospective study of prognostic factors for duration of sick leave after endoscopic carpal tunnel release. *BMC Musculoskelet Disord. 2009; 10: 144.* — [18] PAROT-SCHINKEL E, ROQUELAURE Y, HA C, LECLERC A, CHASTANG J-F, RAIMBEAU G, CHAISE F, DESCATHA A. Factors affecting return to work after carpal tunnel syndrome surgery in a large French cohort. *Arch Phys Med Rehabil. 2011 nov; 92(11): 1863-9.* — [19] COWAN J, MAKANJI H, MUDGAL C, JUPITER J, RING D. Determinants of return to work after carpal tunnel release. *J Hand Surg Am. 2012 janv; 37(1): 18-27.* — [20] KADZIELSKI JJ, BOT AGJ, RING D. The influence of job satisfaction, burnout, pain, and worker's compensation status on disability after finger injuries. *J Hand Surg Am 2012 sept; 37(9): 1812-19.*

[21] FINGER ME, GLÄSSEL A, ERHART P, GRADINGER F, KLIPSTEIN A, RIVIER G, SCHRÖER M, WENK C, GMÜNDER HP, STUCKI G, ESCORPIZO R. Identification of relevant ICF categories in vocational rehabilitation: a cross sectional study evaluating the clinical perspective. *J Occup Rehabil. 2011 juin; 21(2): 156-66.*

STRATÉGIE DE PRÉVENTION ET DEVENIR PROFESSIONNEL DE PATIENTS SOUFFRANT DE SYNDROME DU CANAL CARPIEN OU DE TÉNOSYNOVITE DE DE QUERVAIN

PAR

A. ROULET[1]

Depuis plus de 15 ans, les troubles musculosquelettiques (TMS) des membres supérieurs constituent en France la première maladie professionnelle reconnue et leur nombre est en constante augmentation. En 2011, 43 359 affections ont été indemnisées au titre du tableau n° 57 du Régime Général, soit 78,75 % de l'ensemble des maladies professionnelles reconnues au cours de l'année. Cette même année, 15 247 syndromes du canal carpien et 1608 tendinites des doigts ont été reconnus au titre des maladies professionnelles, dans le Régime Général. On estime que chez les salariés de 20 à 59 ans, 15 % des femmes et 11 % des hommes souffrent d'un des principaux TMS du membre supérieur [16]. Les localisations sont, par ordre décroissant, le poignet et la main, suivis de l'épaule et du coude [8], mais la plupart des salariés se plaignent souvent de douleurs étagées du membre supérieur. Compte tenu des répercussions possibles de ces affections sur le travail (arrêts de travail, absentéisme, handicap, inaptitude), la prévention des TMS a de nouveau été incluse dans le plan santé travail 2010-2014, parmi les 4 axes d'intervention majeurs à développer. Elle va également devenir une priorité pour les entreprises, étant donné leurs nouvelles obligations concernant la prévention de la pénibilité au travail (loi du 9 novembre 2010) impliquant la prise en compte des contraintes physiques telles que la manutention manuelle de charges, les postures pénibles et les gestes répétitifs. L'Institut national de recherche et de sécurité pour la prévention des accidents du travail et des maladies professionnelles (INRS) a édité depuis quelques années de nombreux documents de sensibilisation sur la prévention des TMS, à l'attention des chefs d'entreprise, des salariés et des préventeurs [11, 12, 13, 16].

PRÉVENTION EN MILIEU DE TRAVAIL DES ATTEINTES DU SYNDROME DU CANAL CARPIEN OU DE LA TÉNOSYNOVITE DE DE QUERVAIN

De nombreux facteurs sont associés à la survenue des TMS du membre supérieur. Ces pathologies résultent en effet de l'application de contraintes biomécaniques à des structures saines ou préalablement lésées, soutenues ou répétées

---

[1] Centre de consultation des pathologies professionnelles, CHRU Lapeyronie - 371, avenue du Doyen Gaston Giraud - 34295 Montpellier cedex 5, France

sur des périodes plus ou moins longues qui dépassent les capacités fonctionnelles de l'opérateur, associées à un état de stress. Les TMS du membre supérieur sont définis comme des maladies multifactorielles à composante professionnelle. Une relation dynamique a même pu être établie entre les différents facteurs de risque, parmi lesquels les facteurs professionnels biomécaniques, psychosociaux et organisationnels jouent un rôle prépondérant par rapport aux facteurs non professionnels [12].

La prévention en milieu de travail doit porter sur l'ensemble de ces facteurs de risque et plus particulièrement sur ceux dont l'implication a été fréquemment rapportée dans la littérature.

Tous **les facteurs de risque environnementaux** ont une influence sur l'apparition d'un TMS du membre supérieur, avec une implication plus ou moins importante en fonction du secteur d'activité. Ces facteurs sont souvent combinés et l'opérateur doit intégrer au cours de son activité professionnelle l'ensemble des contraintes simultanément.

Parmi *les facteurs de risque biomécaniques*, il a notamment été montré une relation évidente entre le syndrome du canal carpien et les gestes répétitifs, les efforts et les vibrations. Cette relation apparaît très évidente dans le cas de contraintes multiples. La relation semble moins évidente en ce qui concerne les positions articulaires extrêmes [3]. La sollicitation d'une articulation au-delà d'une certaine amplitude peut en effet avoir des effets délétères, c'est pourquoi il a été déterminé pour chaque articulation du membre supérieur des positions articulaires, les plus proches possible des conditions physiologiques de moindre inconfort, dénommées angles de confort. Par exemple, pour le poignet, il est recommandé des mouvements de flexion/extension compris entre -10° et +30° dans le plan sagittal. Il est souhaitable de respecter les positions articulaires de moindre inconfort de cette articulation, mais également celles des autres articulations du membre supérieur, afin d'obtenir une attitude sur le plan biomécanique la plus physiologique possible du membre supérieur [12].

La conférence de consensus SALTSA a également défini par zone anatomique des facteurs de risque spécifiques. Il s'agit pour le poignet des postures extrêmes plus de 2 heures, du maintien d'objets ou d'outils à pleine main ou pince des doigts plus de 4 heures. Les mouvements répétitifs du poignet ou des mains plus de 4 heures sont également considérés comme des facteurs de risque [19].

Les facteurs de risque biomécaniques impliqués dans la survenue de la ténosynovite de De Quervain ont été beaucoup moins étudiés que ceux du canal carpien. Le rôle de plusieurs facteurs a été évoqué : mouvements répétitifs de flexion-extension du pouce, maintien prolongé/répété du pouce en abduction et en extension associé à la déviation ulnaire du poignet, le travail manuel en force et la combinaison de ces facteurs [1], flexion répétée ou soutenue du poignet dans des postures extrêmes et mouvements répétés de torsion ou de vissage [22].

Il est maintenant établi que *les facteurs de risque psychosociaux* et le stress sont associés à la survenue de TMS du membre supérieur.

La charge de travail, la pression temporelle du travail, les exigences attentionnelles liées à la tâche, l'autocontrôle sur le travail, la participation, le degré de soutien social des collègues et de la hiérarchie et l'avenir professionnel sont des paramètres à prendre en compte [12]. Un stress important a été défini par la conférence de consensus SALTSA à partir du questionnaire de Karasek par une demande psychologique élevée, un faible soutien social et une faible latitude décisionnelle [17]. L'état de stress peut être à l'origine d'un travail rapide, intense, long, entraînant chez l'opérateur une négligence de sa posture et des réglages de son poste de travail et une diminution de la récupération fonctionnelle. De manière générale, l'insatisfaction au travail est un facteur important dans l'apparition des TMS du membre supérieur [12].

Parmi les principaux **facteurs de risque organisationnels**, on peut citer un manque d'autonomie, des interruptions fréquentes dans le déroulement du travail, une formation insuffisante par rapport aux exigences du travail ou encore un temps de récupération insuffisant avec moins de 10 minutes de pause toutes les 60 minutes pour les tâches très répétitives [17, 11].

Une démarche de prévention des TMS du membre supérieur est très bien expliquée dans le document édité par l'INRS : "Les troubles musculosquelettiques du membre supérieur (TMS-MS) : Guide pour les préventeurs" disponible sur le site internet de l'INRS [12]. Nous exposerons ici de manière très succincte cette démarche de prévention composée de deux phases : une phase de dépistage et une phase d'intervention [3, 12].

La phase de dépistage peut être réalisée par un préventeur sans compétence particulière en ergonomie; elle comporte notamment l'utilisation d'une check-list de l'OSHA *(Occupational Safety and Health Administration, Etats-Unis)* qui permet de déterminer au moyen d'un score la présence éventuelle de facteurs de risque de TMS au poste de travail [2]. Un entretien avec le médecin du travail de l'entreprise permet de prendre connaissance de l'existence éventuelle de cas de TMS du membre supérieur chez les opérateurs de l'entreprise. L'outil diagnostique SALTSA, dont l'objectif est le repérage précoce des TMS du membre supérieur chez les travailleurs, peut être utilisé par les médecins du travail au cours des consultations de santé au travail. Une série de vidéos, décrivant les manœuvres à effectuer dans le cadre du protocole européen d'examen clinique SALTSA est disponible sur le site de l'INRS [11]. Une évaluation du risque de TMS du membre supérieur est ensuite effectuée à partir des données recueillies avec la check-list de l'OSHA et l'entretien avec le médecin du travail.

Si les situations de travail sont jugées à risque de TMS, *une phase d'intervention* avec la réalisation d'une étude ergonomique est envisagée. La démarche ergonomique doit être réalisée par une personne compétente en ergonomie et expérimentée dans la prévention des TMS du membre supérieur.

Elle se décompose en trois étapes : mobiliser, investiguer et maîtriser ; elle a pour but de modifier les conditions de travail, ce qui implique la participation de tous les acteurs de l'entreprise et l'investissement de chacun au cours de l'une ou l'autre des étapes. Lors de l'étape de mobilisation, le chef d'entreprise et les membres du Comité d'Hygiène, de Sécurité et des Conditions de Travail sont les interlocuteurs à privilégier. Le but de cette étape est d'informer et d'expliquer l'intérêt d'une telle démarche dans leur entreprise, notamment de l'impact très probable sur la réduction du nombre de pathologies professionnelles, mais également sur l'amélioration de la qualité de vie au travail du personnel et de la qualité de la production [12].

L'étape d'investigation permet de connaître le fonctionnement de l'entreprise, d'étudier les postes de travail et les gestes des opérateurs pour chaque tâche effectuée. Le recueil de données sur la santé des opérateurs et l'existence de maladies professionnelles auprès du médecin et de l'infirmière du travail, sur le fonctionnement de l'entreprise et l'organisation du travail auprès de la direction des ressources humaines permettent de connaître les risques. Une analyse des situations de travail et une identification des facteurs de risque sont réalisées auprès des opérateurs. Afin de mener aux mieux ces étapes, un questionnaire élaboré par l'INRS est proposé aux salariés afin de connaître leurs caractéristiques générales, leurs plaintes (douleurs, gêne fonctionnelle), leur état de stress, leur perception des facteurs psychosociaux et leur ressenti du travail [7]. L'étude ergonomique des postes de travail prend en compte les actions successives dans l'activité de l'opérateur, la gestuelle, l'organisation du travail et l'environnement physique (éclairage, niveau sonore, température, vibrations, port de gants). L'investigation se termine par l'évaluation des facteurs de risque biomécaniques avec l'*Outil de Repérage et d'Evaluation des Gestes*, (OREGE) qui évalue séparément les trois facteurs de risque biomécaniques : l'effort, les positions articulaires extrêmes et la répétitivité [4].

La dernière étape de la phase d'intervention est la transformation des situations de travail à partir de la synthèse des données recueillies à l'étape précédente. Ces modifications peuvent concerner la conception des postes et des outils de travail, les relations sociales, l'organisation de l'entreprise, mais également parfois les fournisseurs.

La démarche de prévention est particulièrement lourde et adaptée plutôt à des entreprises de grande taille.

Depuis fin 2008, une méthode-outil d'aide à la prévention des TMS dans les petites entreprises, nommée VIDAR et destinée aux médecins du travail, est disponible sur demande à l'INRS. Il s'agit d'un dispositif simple, léger et participatif d'analyse du travail, adapté aux petites structures, qui repose sur l'auto-confrontation et associe un enregistrement vidéo de l'activité d'un opérateur et un logiciel visant à comprendre le travail et à mettre en évidence des facteurs de risque de TMS [5].

Actuellement, des dispositifs de métrologie biomécanique et des outils de simulation sont développés afin d'évaluer au mieux les facteurs de risque biomécaniques.

De nombreux partenaires extérieurs peuvent accompagner les entreprises dans leur démarche de prévention : services de santé au travail, services prévention des CARSAT, branches professionnelles ou syndicats professionnels, CGSS, réseau des ARACT ou consultants privés spécialisés en ergonomie...

En pratique, la prévention des TMS du membre supérieur repose d'une part sur la réduction des contraintes professionnelles et d'autre part sur l'information et l'entretien des capacités fonctionnelles des opérateurs [12, 17].

La réduction des sollicitations professionnelles nécessite d'agir sur la conception des outils, la conception des produits et des matériels nécessaires à leur fabrication, le poste de travail, l'organisation de la production et l'organisation du travail.

Ainsi, il est essentiel d'adapter les postes de travail dès leur conception et de pouvoir respecter les caractéristiques anthropométriques de chacun des opérateurs afin de réduire les contraintes posturales. Cette adaptation peut concerner les moyens de travail (machines, outils, approvisionnement, mobilier, moyens de manutention...) qui composent le poste, ainsi que l'agencement de celui-ci dans l'espace. Des normes AFNOR fournissent des recommandations sur les principes ergonomiques, les distances et les volumes de travail acceptables aux postes de travail. Il paraît essentiel d'y installer le maximum de matériel ajustable possible.

Les amplitudes articulaires de confort concernant les articulations du membre supérieur constituent un repère, l'idéal étant de favoriser la liberté posturale en éliminant les angles d'inconfort. L'INRS a édité sur son site internet un document interactif, sur les positions de travail à adopter en fonction des travaux exécutés (travaux de force, de précision ou de contact avec le public) et de la position de l'opérateur (assise, debout, assis-debout) afin d'adopter les positions les moins sollicitantes possibles [15]. Il est également recommandé d'alterner les différentes positions car il n'existe pas de posture idéale et la pénibilité croît avec l'immobilité. L'utilisation de matériel adaptable aux caractéristiques de chaque individu permet aux opérateurs d'alterner les positions de travail [14].

Il est également important de mettre à disposition des outils les plus ergonomiques possibles. Des outils légers, non vibrants, avec un manche ou une poignée adaptés à la prise manuelle et entrant en contact avec la plus grande surface possible de la paume de la main et des doigts et avec des angles de confort du poignet de manière à maintenir la main dans le prolongement de l'avant-bras sont préconisés.

Une modification de l'organisation du travail a pour but de diminuer la répétitivité des tâches, d'alterner des tâches répétitives et des tâches non répétitives. Les solutions possibles sont des récupérations de courte durée, moins de deux minutes, répétées dans le temps, les pauses, ainsi que les rotations rapides, au moins toutes les deux heures, des opérateurs à des postes moins pénibles, ou réellement différents du point de vue de leur contenu gestuel.

Il est également nécessaire d'adapter l'environnement physique : température, éclairage.

L'information et la formation des entreprises et des opérateurs font également partie de la prévention des TMS du membre supérieur. Elles permettent d'associer d'éventuels symptômes à l'activité professionnelle, de dépister précocement les situations à risque et de diminuer les répercussions socio-économiques. La formation technique des opérateurs peut permettre de réduire l'apparition des TMS en tenant compte des spécificités du travail par un apprentissage progressif des tâches.

Enfin, l'entretien *des capacités fonctionnelles de l'opérateur* par la pratique d'une activité physique régulière même légère, adaptée, peut permettre de combattre le stress et d'améliorer l'équilibre de vie des sujets.

DEVENIR PROFESSIONNEL DE PATIENTS SOUFFRANT D'UN SYNDROME DU CANAL CARPIEN OU D'UNE TÉNOSYNOVITE DE DE QUERVAIN

Le retour à l'emploi de personnes souffrant de pathologies du poignet et de la main est fréquent. Ces affections représentent environ 40 % des troubles musculosquelettiques du membre supérieur indemnisés au titre des maladies professionnelles dans le Régime Général pour l'année 2011.

Le syndrome du canal carpien représente, à lui seul, 28 % des pathologies reconnues d'origine professionnelle en 2011. Cette affection se manifeste initialement par des paresthésies nocturnes dans le territoire anatomique du nerf médian, des douleurs de même localisation ou ascendantes, avec parfois la présence de troubles vasomoteurs. Elle peut évoluer vers la permanence de ces symptômes, l'apparition d'une hypoesthésie, voire d'une anesthésie dans le territoire du nerf médian et d'une parésie puis d'une paralysie de l'opposition du pouce [10]. Parmi les séquelles possibles après chirurgie pour le canal carpien, les douleurs de la paume de la main sont les plus fréquentes, il s'agit, dans la plupart des cas, de douleurs péricicatricielles avec induration plus ou moins douloureuse de la paume sur le trajet du rétinaculum. Peuvent également être observées, une perte de la sensibilité des trois premiers doigts, une diminution de la force musculaire, une gêne sensorimotrice, une gêne cicatricielle ou encore une algodystrophie [9].

Deux études françaises se sont intéressées au devenir professionnel de salariés opérés du canal carpien [6, 21]. Elles concernaient chacune environ une centaine de salariés. Dans la première étude, la reprise du travail occasionnait des difficultés pour plus de 30 % des salariés opérés, bien qu'ils reprenaient majoritairement à leur ancien poste de travail tandis que dans la deuxième étude 66 % des salariés ont bénéficié d'une aptitude au poste sans réserve. A 3 ans, le nombre de perdus de vue était très important dans une étude (environ 40 %) et faible dans l'autre (3 %). Dans la première étude, 45 % des salariés ont conservé leur poste de travail initial, mais l'enquête mentionnait qu'au début du suivi, un autre trouble musculosquelettique du membre supérieur était associé dans 40 % des cas. Il n'est pas indiqué si le changement du poste de travail était à rapporter spécifiquement au syndrome du canal carpien. 75 % des salariés se considéraient guéris à 3 ans. Les séquelles retrouvées étaient des douleurs, des dysesthésies, une gêne sensorimotrice, une diminution de la force musculaire ou une cicatrice douloureuse. Dans la deuxième étude, 74 salariés ont conservé leur poste de travail initial et seulement 8 ont eu leur parcours professionnel impacté par le syndrome du canal carpien. L'association à d'éventuels autres troubles musculosquelettiques du membre supérieur n'a pas été recherchée dans ce travail, mais il n'est pas exclu que les salariés n'ayant pas repris leur activité professionnelle antérieure présentaient d'autres atteintes musculosquelettiques. Les principaux facteurs influençant la reprise du travail qui ont pu être identifiés dans la première étude étaient le niveau de satisfaction de la prise en charge chirurgicale, le type de prise en charge administrative de la pathologie, la notion de travail sous contrainte de temps [6].

Une étude menée dans les Pays-de-La-Loire avait montré que la présence d'au moins une intervention simultanée sur un autre trouble musculosquelettique du membre supérieur, le fait d'être en arrêt de travail pour maladie professionnelle, l'appartenance à la catégorie professionnelle des ouvriers et l'imputabilité par le patient de sa maladie à une cause professionnelle étaient des facteurs de mauvais pronostic de reprise du travail [23].

L'impact du syndrome du canal carpien sur le devenir professionnel apparaît modéré, les séquelles des syndromes du canal carpien opérés étant la plupart du temps peu invalidantes.

La ténosynovite de De Quervain touche les tendons du long abducteur et du court extenseur du pouce. Elle se manifeste par des douleurs permanentes du versant radial du poignet avec des irradiations possibles à l'avant-bras et au pouce, majorées lors des mouvements de préhension avec le pouce. Une guérison spontanée est possible, mais, dans la majorité des cas un traitement médical (repos, port d'orthèse, infiltrations de corticoïdes), voire chirurgical, dans les cas de douleur persistante, est nécessaire. La prise en charge des ténosynovites de De Quervain permet dans la plupart des cas d'obtenir une guérison [18, 20]. Les séquelles peuvent toutefois être très invalidantes, nécessitant un aménagement, voire un changement du poste de travail.

Aucune étude portant sur le devenir professionnel des personnes atteintes de cette pathologie, ni sur les facteurs influençant le retour au travail n'a été retrouvée dans la littérature.

Le médecin du travail, dans la démarche de maintien dans l'emploi d'un salarié, a un rôle d'interlocuteur privilégié entre les médecins assurant la prise en charge de la personne, les intervenants en milieu de travail et le médecin-conseil de l'assurance-maladie. Dans un premier temps, une concertation pluridisciplinaire médicale permet d'évaluer les aptitudes physiques et psychologiques du travailleur et de déterminer l'existence d'éventuelles restrictions d'aptitude à la reprise du travail. Elle repose sur les données de l'examen clinique, de l'évaluation de la capacité fonctionnelle, des explorations complémentaires et sur les caractéristiques du poste de travail. Dans un deuxième temps, l'étude du poste de travail occupé par le salarié permet d'envisager successivement les possibilités de retour au poste de travail initial, d'aménagement de ce poste, de changement de poste au sein de l'entreprise ou encore d'une réorientation professionnelle, avec les différents acteurs du maintien dans l'emploi au sein et à l'extérieur de l'entreprise. Dans un troisième temps, en cas d'échec de la réinsertion professionnelle, il est important de conseiller au mieux le travailleur sur les perspectives socio-économiques et de l'accompagner dans ses démarches.

* *
*

Les pathologies de la main et du poignet représentent plus de 30 % des pathologies reconnues d'origine professionnelle, mais il n'est pas rare que les opérateurs souffrent de douleurs étagées du membre supérieur. Il est important d'agir sur l'ensemble des facteurs de risque individuels, biomécaniques, psychosociaux et organisationnels des TMS du membre supérieur. La démarche de prévention de ces affections nécessite une approche globale et pluridisciplinaire du fonctionnement général de l'entreprise et de l'ensemble de ses postes de travail. Elle comporte une phase de dépistage et, si nécessaire, d'intervention sur les situations de travail. Elle doit s'adapter aux activités spécifiques de chaque entreprise et à la multiplicité des postes de travail et repose sur l'investissement de chaque acteur de l'entreprise et la collaboration du médecin du travail. De nombreux outils sont mis à la disposition des acteurs par l'INRS pour les aider dans cette démarche. Bien que le retour à l'emploi de travailleurs atteints d'une pathologie d'origine professionnelle de la main ou du poignet soit dans la plupart des cas favorable, il peut nécessiter une démarche pluridisciplinaire dans laquelle le médecin du travail a un rôle d'interlocuteur privilégié entre les médecins traitants (généraliste et spécialistes), le médecin-conseil, l'entreprise et les acteurs de maintien dans l'emploi.

RÉSUMÉ

Le nombre de pathologies de la main et du poignet d'origine professionnelle indemnisables au titre du tableau n° 57 du Régime Général de la Sécurité Sociale n'a cessé d'augmenter depuis plusieurs années. De nombreux facteurs de risque individuels, biomécaniques, psychosociaux ou organisationnels, souvent associés, sont susceptibles d'induire ces pathologies. Les grands principes de prévention, applicables à tous les TMS du membre supérieur, comportent successivement une phase de dépistage, puis une phase d'intervention sur les situations de travail. Ils doivent s'adapter aux activités spécifiques de chaque entreprise et à la multiplicité des postes de travail. La démarche ergonomique, visant à transformer les situations de travail, repose sur l'investissement de chaque acteur de l'entreprise et la collaboration du médecin du travail. Des partenaires extérieurs peuvent également être sollicités afin d'apporter leur expertise. Le maintien dans l'emploi de travailleurs souffrant de pathologies de la main ou du poignet d'origine professionnelle peut nécessiter une démarche pluridisciplinaire, afin d'évaluer les possibilités de retour au poste de travail initial, d'aménagement de ce poste, de changement de poste au sein de l'entreprise ou encore de réorientation professionnelle, dans laquelle le médecin du travail a un rôle d'interlocuteur privilégié entre les médecins traitants, le médecin-conseil, l'entreprise et les acteurs de maintien dans l'emploi.

BIBLIOGRAPHIE

[1] ANDREU JL, OTON T, SILVA-FERNANDEZ L, SANZ J. Hand pain other than carpal tunnel syndrome (CTS): the rôle of occupational factors. Best practice and research. *Clinical rheumatology 2011; 25: 31-42.* — [2] APTEL M. Un outil de dépistage : la check-list de l'OSHA. *Documents pour le médecin du travail, 2000; 83: 195-8.* — [3] APTEL M, GERLING A, CAIL F. Méthode de prévention. Généralités et principes. *Documents pour le médecin du travail, 2000; 83: 189-94.* — [4] APTEL M, LAHAYE S, GERLING A. Un outil d'évaluation des facteurs de risque biomécaniques : OREGE (Outil de Repérage et d'Evaluation des Gestes). *Documents pour le médecin du travail, 2000; 83: 217-23.* — [5] APTEL M, MOREL O, AUBLET-CUVELIER A, GUERRIER A, FORSMAN M. VIDAR Une méthode-outil d'aide à la prévention des TMS pour les petites entreprises. *Document pour le médecin du travail, 2008; 114: 221-31.* — [6] BARDOUILLET MC, GEY C, HAMONIC T, JORRY F. Devenir médico-professionnel des opérés du canal carpien. *Archives des maladies professionnelles 2003 ; 64: 83-8.* — [7] CAIL F, MOREL O, APTEL M. Un outil de recueil et d'analyse des facteurs de risque : le questionnaire TMS (nouvelle version). *Documents pour le médecin du travail, 2000; 83: 199-216.* — [8] Caisse Nationale d'Assurance Maladie des Travailleurs Salariés. Dénombrement des maladies professionnelles déclarées reconnues par le régime général de 2004 à 2007. *Etude 2009 – 0051v1- Mars 2009.* — [9] FICHE 29. Le syndrome du canal carpien. *Annales de chirurgie plastique esthétique 2009; 54: 282-3.* — [10] HAUTE AUTORITÉ DE SANTÉ. Rapport d'évaluation technologique. Chirurgie du syndrome du canal carpien : approche multidimensionnelle pour une décision pertinente. *Septembre 2012.*

[11] INRS. Démarche de prévention des TMS et outils pour l'action. *ED 6117, 2011.* — [12] INRS. Les troubles musculosquelettiques du membre supérieur (TMS-MS) Guide pour les préventeurs. *ED 957, 2009.* — [13] INRS. Passer commande d'une prestation ergonomique dans le cadre d'une action de prévention des troubles musculosquelettiques (TMS). *Guide à l'usage du chef d'entreprise. ED 865, 2010.* — [14] INRS. Prévention des risques liés aux positions de travail statiques. *ED 131, 2008.* — [15] INRS. Travailler assis ou debout - extrait du site www.inrs.fr. — [16] INRS. Vous avez dit TMS ? *ED 6094, 2011.* — [17] LASFARGUES G, ROQUELAURE Y, FOUQUET B, LECLERC A. Pathologie d'hypersollicitation périarticulaire des membres supérieurs. *Collection médecine du travail. Masson édition 2003.* — [18] LAULAN J, JEANNOU J, GOUPILLE P. Tendinopathies de la main et du poignet. *Revue du rhumatisme 2001; 68 :497-504.* — [19] MEYER JP, SLUITER J, REST K, FRINGS-DRESEN M, D. DELARUELLE D, PRIVET L, ROQUELAURE Y. Troubles musculosquelettiques du membre supérieur liés au travail. Consensus clinique pour le repérage des formes précoces de TMS. *Archives des maladies professionnelles et de l'environnement, 2002; 63: 32-45.* — [20] NGUYEN A, JOUSSE-JOULIN S, SARAUX A. Ténosynovite de De Quervain. *Revue du rhumatisme monographies 2012; 79 : 78-84.*

[21] PARIS M, PASQUIER C, LIBERT B. Salariés opérés du canal carpien : suivi professionnel pendant 3 ans. *Documents pour le Médecin du Travail 2010; 121: 63-75.* — [22] PETIT LE MANAC'HA, ROQUELAURE Y, HA C, BODIN J, MEYER G, BIGOT F, VEAUDOR M, DESCATHA A, GOLDBERG M, IMBERNON E. Risk factors for de Quervain's disease in a French working population. *Scandinavian journal of work, environment and health 2011; 37: 394-401.* — [23] PAROT-SCHINKEL E, ROQUELAURE Y, HA C, LECLERC A, CHASTANG JF, DESCATHA A, RAIMBEAU G, CHAISE F. Etude des facteurs associés au devenir professionnel après intervention chirurgicale pour un syndrome du canal carpien dans les Pays-de-La-Loire. *Bulletin épidémiologique hebdomadaire 2010; 5-6: 41-3.*

DYSTONIE DE LA MAIN EN CONTEXTE PROFESSIONNEL

PAR

B. FOUQUET[1], F. DOURY-PANCHOUT[1], J.C. METIVIER[2], J. LAULAN[3]

Parmi l'ensemble des dystonies, et en dehors des formes familiales, ou observées au cours d'affections neurologiques (dystonies primitives ou secondaires), les dystonies focales acquises représentent le groupe le plus fréquemment observé.

Trois formes méritent d'être abordées : des formes pouvant être considérées comme primitives et liées aux tâches, des formes secondaires à des neuropathies canalaires, des formes post-traumatiques, des formes secondaires à un syndrome algoneurodystrophique [18, 27].

Une dystonie focale est une contraction anormale, involontaire, incontrôlable volontairement, qui peut être observée à la main, au visage, au cou et plus rarement, aux membres inférieurs. Elle est dite focale car elle ne concerne soit qu'un muscle, soit qu'un petit nombre de muscles [3, 27]. Elle est le plus souvent liée à la réalisation d'une tâche spécifique. Il semble que les premiers cas rapportés aient concerné des personnes qui écrivaient (clerc de notaire), et cela dès le XVIIe siècle [4, 29, 30]. La première dystonie focale a donc pris le nom de la crampe des écrivains.

En dehors de l'activité professionnelle, son équivalent semble être la dystonie focale des musiciens, principalement observée chez des guitaristes ou des pianistes [34]. Cette dernière toucherait 1/200 à 1/500 musiciens.

La particularité de la dystonie focale est d'être primitivement spécifique à la tâche, secondairement, elle peut s'étendre à d'autres activités manuelles.

Anatomiquement, dans la dystonie, la main est normale. Toutes les autres activités de la main sont d'abord conservées.

La particularité du tableau clinique est d'être essentiellement liée à la répétitivité de la tâche, conduisant à une dystonie récurrente. Plus rarement, est observée une posture fixée, qui éventuellement peut apparaître tardivement dans l'évolution [10].

Les dystonies focales de la main font partie des troubles non spécifiques de la main au cours des activités professionnelles. Elles peuvent conduire à un état

[1] Fédération de Médecine Physique et de Réadaptation - Hôpital Trousseau CHU Tours - 37044 Tours Cedex 9 - fouquet@med.univ-tours.fr

[2] Fédération de Médecine Physique et de Réadaptation - CHIC Amboise-Château Renault - Hôpital Trousseau - 37044 Tours Cedex 9

[3] Service de Chirurgie Orthopédique et Traumatologique 1 - Hôpital Trousseau CHU Tours - 37044 Tours Cedex 9

d'incapacité sévère. Peu décrites dans la littérature, spécifiquement au cours du travail (en dehors des musiciens professionnels), elles méritent d'être connues. De plus, elles peuvent grever le pronostic fonctionnel de toute atteinte sensitive de la main dans un contexte traumatique ou chirurgical. Leur pronostic est plutôt défavorable, imposant le plus souvent une prise en charge pluridisciplinaire, précoce, évitant l'extension du processus dystonique à une forme locorégionale.

Nous aborderons successivement les dystonies focales spécifiques liées à la tâche, puis les dystonies post-traumatiques, les dystonies des neuropathies canalaires, les dystonies observées dans le cadre des syndromes régionaux douloureux complexes (algoneurodystrophie).

DYSTONIE FOCALE SPÉCIFIQUE LIÉE À LA TÂCHE

Les dystonies focales spécifiques (DFS) apparaissent le plus souvent entre 30 et 40 ans. Dans 10 à 20 % des cas, il existe un antécédent familial contrairement aux dystonies primitives où la transmission génétique est plutôt dominante.

Comme chez les musiciens, la dystonie focale peut être précédée par des signes prémonitoires avec une sensation de lourdeur, de tension du membre supérieur, une sensation de fatigue, un manque de dextérité de la main, parfois des phénomènes douloureux, des sensations bizarres, des mouvements fantomatiques [15, 28, 30]. Ces éléments sensitifs peuvent précéder, accompagner la survenue du trouble moteur.

L'atteinte motrice est caractérisée par la survenue à un moment précis, lors d'un geste précis, d'une activité incontrôlable de muscles autour de celui ou de ceux qui sont normalement activés lors du geste. Cette activité anormale peut se traduire par la co-contraction d'un antagoniste mais aussi de muscles adjacents, agonistes, qui réalisent le même geste, donnant à l'ensemble d'un doigt ou des doigts, un aspect figé au cours du geste. En essayant de bouger un doigt ou des doigts, le processus est renforcé, s'étendant à d'autres doigts, parfois au poignet, au coude et à l'ensemble du membre supérieur.

L'hyperactivité musculaire s'étend progressivement en proximal. Cette extension peut être observée au cours de l'histoire naturelle de la dystonie. On peut définir plusieurs formes selon la topographie [30] : des formes très focalisées à un seul segment (1 doigt), des formes segmentaires touchant 2 ou 3 doigts ; des dystonies régionales avec une atteinte du coude et l'épaule, des hémi-dystonies et des dystonies généralisées (2 à 3 % des cas).

Par ailleurs, l'évolution est caractérisée par la possibilité d'une extension à partir d'une tâche plus spécifique vers d'autres tâches, de moins en moins spécialisées, voire pour toutes les activités qui vont nécessiter l'emploi d'un ou des doigts concernés initialement [1, 4].

Les différentes formes anatomiques de la dystonie observées au cours de la crampe des écrivains rendent compte de cette possibilité d'évolutivité : flexion des doigts avec ou sans flexion du pouce ; extension des doigts avec ou sans extension du pouce ; extension du poignet, flexion du poignet et du coude, flexion du coude et abduction-élévation de l'épaule, l'importance de l'extension étant associée le plus souvent à une évolution plus longue, à un âge moyen plus élevé, à la présence de tremblement associé [7].

Les professions au cours desquelles ont été observées les dystonies focales liées à la tâche sont nombreuses : couturières, salariés du cuir, coiffeuses, télégraphistes, secrétaires, utilisation de pistolet mécanique [18, 26].

La physiopathologie de cette atteinte est complexe. On admet qu'interviennent des facteurs de risque ou déclenchant extrinsèques, un haut niveau des contraintes spatio-temporelles (la tâche impose sur un temps très court des mouvements rapides, alternatifs, des agonistes, des antagonistes, le tout sur un espace de déplacement de faible amplitude), une sensibilité de cette séquence motrice soit dans une contrainte de travail normale, soit sur une période de temps d'activité augmentée (pratique professionnelle anormale) [1].

À ces facteurs extrinsèques, se surajoutent des facteurs intrinsèques de survenue : le sexe masculin, le statut émotionnel (anxiété, perfectionnisme en lien avec la nécessité de réaliser une reproduction du geste précis, dans une contrainte de temps donnée), la présence d'une douleur locale (qui augmente les informations sensitives sur la région dysfonctionnelle motrice et majore l'hypervigilance), une éventuelle prédisposition génétique retrouvée dans 20 à 30 % des cas. Il existerait donc un endophénotype favorisant la survenue d'une dystonie motrice.

Les facteurs psycho-émotionnels ont longtemps été considérés comme déterminants. La crampe des écrivains a longtemps été considérée comme une forme de conversion névrotique hystérique, dite occupationnelle, cependant que d'autres mentionnaient la plus grande fréquence des troubles obsessionnels compulsifs ou de score plus élevé de phobie sociale ou de phobie spécifique [15].

En tout état de cause, il apparaît évident qu'il faut la conjonction d'un exercice ou d'une activité motrice paroxystique de haut niveau d'exécution et différents facteurs endogènes.

Expérimentalement, chez le primate, il est possible d'induire une dystonie focale par des mouvements répétitifs [2].

La clé de voûte du dysfonctionnement est la survenue de co-contrations [19], co-contractions qui concerneraient des muscles principalement antagonistes, cependant qu'une hyperactivité des agonistes, une extension de l'activité motrice à des muscles non engagés dans la tâche déterminée peut être observée. Cette hyperactivité peut débuter avant même la réalisation du geste à effectuer avec des spasmes dystoniques d'attention.

On admet que ces co-contractions sont liées à un défaut d'inhibition motrice, médullaire et centrale [3, 9, 16, 28].

Le système nerveux est composé d'un circuit excitateur et inhibiteur, en particulier dans la réalisation du geste. Le contrôle moteur est à la fois une commande excitatrice pour le mouvement désiré et une commande inhibitrice pour des mouvements non désirés, ce que l'on peut dénommer comme une inhibition latérale ou une inhibition de ce qui est autour du mouvement recherché.

La dystonie est directement en rapport avec une perte de l'inhibition réciproque médullaire, soit du fait d'anomalies dans les voies motrices descendantes, soit par anomalie d'intégration des afférences cutanées et musculaires sur le motoneurone et l'interneurone.

Au niveau central, ont été mis en évidence des déficits concernant les voies inhibitrices intra-corticales (hyper-excitabilité cortico-spinale motrice), un défaut d'inhibition interhémisphérique, un déficit d'inhibition de proximité (normalement dans la zone motrice corticale activée, l'activation volontaire d'une zone entraîne une inhibition des neurones activateurs des muscles de proximité), ce qui n'est pas le cas dans la dystonie focale spécifique.

Différentes anomalies peuvent être observées morphologiquement : une augmentation du volume du putamen, de la matière grise de l'aire motrice, des anomalies métaboliques variables des aires pré-motrices, une augmentation de l'activité métabolique dans le putamen, le cervelet, le thalamus, le cortex sensitivo-moteur, un retard à la baisse de perfusion du striatum en fin d'activité motrice [11].

Ces dysfonctions mises en évidence par l'imagerie fonctionnelle du cerveau, dans les différentes aires corticales et sous-corticales, sont associées à un déficit des voies dopaminergiques et sérotoninergiques sous-corticales.

A ces anomalies motrices, s'associent des anomalies de la représentation spatiale sensitive de la zone dystonique. Ainsi, il a été mis en évidence des anomalies de la discrimination spatiale, des perturbations de la graphesthésie dans la crampe des écrivains, des atteintes qui peuvent être homo ou controlatérales à l'atteinte motrice. Cette anomalie du traitement sensitif peut s'exprimer par la présence d'une zone gâchette antagoniste, inhibitrice, mais qui est plus souvent observée dans les dystonies cervicales et que dans celles de la main.

L'imagerie fonctionnelle médicale a montré une dédifférentiation de la région S1 du cortex sensitif, avec une sur-représentation de la main, une dédifférenciation des subdivisions de la main, un chevauchement des champs spécifiques de la main, une réorganisation de la région S2 et du cortex pariétal postérieur [3, 11]. Ces anomalies sont associées à des perturbations des processus de reconnaissance sensitive fine, spatiale et temporale, mais aussi à des perturbations de la représentation mentale du mouvement à effectuer, conduisant secondairement à une lenteur de réalisation du geste volontaire.

Pour certains, les anomalies des afférences sensitives agissent comme des facteurs d'induction du processus dystonique. Toute anomalie de la sensibilité qui conduit à une hyperstimulation de l'ensemble des aires motrices, couplée à une modification de la représentation de la sensibilité topographique de la main, peut conduire potentiellement à une dystonie [3].

Ces anomalies seraient communes aux dystonies primaires et secondaires. À l'origine du processus dystonique, serait alors présente une discordance entre le mouvement réalisé et le mouvement souhaité, entraînant une sensation d'inconfort [17].

L'importance des restructurations des aires corticales sensitives est liée à l'importance des troubles.

Si ces anomalies, sensitives et motrices, peuvent être controlatérales, cela traduit une sensibilité accrue à développer une dystonie focale, y compris controlatérale, chez ces sujets, phénomène lié à un endophénotype particulier.

DYSTONIE FOCALE POST-TRAUMATIQUE

Tout processus traumatique et douloureux conduisant à une modification de la cartographie cérébrale sensitive peut conduire à la survenue d'une dystonie. Dans notre expérience, ces troubles sont caractérisés soit par une posture spontanée (dystonie fixée), soit par le déclenchement au cours d'un mouvement élémentaire.

Il est classique de considérer que les dystonies post-traumatiques peuvent être liées soit à la tâche, soient fixées, c'est-à-dire que le doigt, ou les doigts ont une posture spontanée dystonique par co-activation agoniste-antagoniste.

Elles peuvent être localisées sur le site du traumatisme plus étendu (poignet, avant-bras) [12].

Les dystonies post-traumatiques s'intègrent dans les autres anomalies motrices observables après un traumatisme : tremblement, dyskinésie, bradykinésie, rigidité pseudo-parkinsonienne, myotonie segmentaire.

Les dystonies post-traumatiques peuvent avoir une double origine : soit une désorganisation franche de la motricité, soit une origine psychogène. Cette dernière hypothèse est retenue devant : son apparition brutale, la distractibilité du trouble moteur, la présence de certaine manifestation associée à type de trouble neurologique sensitif ou moteur de topographie incongrue, des plaintes multiples, des troubles du comportement et affectif sévères (conversion, Münchhausen, simulation) [22, 35].

NEUROPATHIE DE COMPRESSION ET DYSTONIE

A la différence des dystonies focales tâches spécifiques, des spasmes et des crampes peuvent être observées au cours des neuropathies compressives du membre supérieur en particulier du nerf cubital. Les perturbations du mouvement sont alors le plus souvent constantes, non-tâches spécifiques. Toutefois, une dystonie focale liée à la tâche peut être observée pour le 4e et le 5e doigt.

Dans la dystonie focale sur neuropathie, les fasciculations sont absentes de même que les phénomènes de tétanisation. Il n'y a pas de posture anormale liée à une contraction soutenue des antagonistes [8].

Au cours des dystonies focales des musiciens, il a été observé une prédominance des atteintes des 4e et 5e doigts. Deux hypothèses ont été soulevées : soit qu'il existait une neuropathie ulnaire surajoutée, soit que l'emploi de ces doigts dans la pratique musicale était rendu plus complexe depuis le XIXe siècle, conduisant à la mise en difficulté de certains musiciens [6].

Dans la littérature, il a été rapporté que 40 % des musiciens avaient une dystonie, avec une neuropathie ulnaire au coude [5]. La susceptibilité du nerf ulnaire et de ses racines nerveuses est assez surprenante car aucun cas de dystonie par lésion du nerf médian ne semble avoir été rapporté. En revanche, une dystonie de la main et des doigts, principalement des 4e et 5e doigts, en flexion, a été rapportée chez un patient ayant un syndrome de la traversée thoraco-brachiale [20].

DYSTONIE ET ALGONEURODYSTROPHIE

Des troubles moteurs multiples peuvent être observés au cours des algodystrophies (CRPS), en particulier de la main, avec une fréquence allant de 9 à 49 % [21, 23, 32]. Ces troubles moteurs sont : les tremblements (15 %), les myoclonies, une fatigabilité musculaire, une réduction de la mobilité volontaire, une dissociation de la motricité automatico-volontaire, des mouvements choréiques (2 %) [33], des spasmes musculaires (28 %), une hyper-réflectivité ostéotendineuse (10 %) [25], une négligence motrice.

L'apparition de la dystonie au cours du CRPS est le plus souvent progressive. Elle peut être localisée à la zone de CRPS, parfois elle survient après la disparition des douleurs ou apparaît avant les douleurs [24].

Elle peut toucher d'autres sites anatomiques, s'accompagner de troubles de la déglutition et de la salivation.

La dystonie peut être observée soit dès l'inspection en cas de dystonie "fixée", posture permanente, soit au cours du mouvement (dystonie intermittente). Des troubles moteurs sont parfois combinés, associant une dystonie intermittente et des myoclonies (11 % des cas), une dystonie et des tremblements (2 % des cas) [32].

Dans 65 % des cas, la dystonie apparaîtrait après la survenue du CRPS ; dans 26 % des cas, simultanément avec le CRPS. Paradoxalement, il semblerait exister une corrélation inverse entre l'intensité de la plainte douloureuse et la survenue des troubles moteurs. Parmi les facteurs de risque sont évoqués : l'âge, un antécédent de CRPS et de dystonie.

Les anomalies des réseaux sensitivo-moteurs observées dans les dystonies secondaires, tâches spécifiques, semblent être très proches de celles qui ont pu être observées au cours du CRPS : désinhibition du cortex moteur, chevauchement et désorganisation de la cartographie de la main, déficit d'intégration des informations visuelles et sensitives, dans le cortex pariétal postérieur [21], diminution de la connectivité des réseaux neuronaux entre le cortex ventro-médial préfrontal et les ganglions de la base. Enfin, au niveau médullaire, dans le CRPS, outre les anomalies sympathiques, il est admis la présence d'une désinhibition des programmes moteurs avec une hyper-excitabilité des voies cortico-spinales [25].

Comme dans les dystonies focales secondaires tâches dépendantes, primitives, il a été mis en évidence des anomalies sur les interneurones, associées à une exagération du réflexe d'étirement.

ASPECT THÉRAPEUTIQUE

Les principes de la prise en charge thérapeutique reposent sur le contrôle de la désinhibition, la restauration des troubles fonctionnels associés (composante déficitaire proprioceptive, syndrome d'exclusion fonctionnelle, hémi-négligence), détournement de l'attention, correction de l'hyper-vigilance, éventuellement associée à la composante anxieuse [9, 13, 25].

A ce jour, les dystonies fixées ne doivent pas faire l'objet d'immobilisation posturante qui sont maintenant abandonnées car elles peuvent être à l'origine d'une recrudescence de la dystonie [13].

La majorité des équipes utilise maintenant la reprogrammation motrice à partir du travail devant miroir, avec une reprogrammation visio-motrice. Les informations visuelles corrigent le feed-back anormal somatosensitif dans la représentation corticale sensitive. En outre, dans les dystonies associées à un état algique (post-traumatique, après CRPS), le travail devant miroir diminue l'hypervigilance et agit sur l'hypersensibilité.

Différents médicaments sont proposés : la lévodopa dans les dystonies fixées de l'enfant, ce qui n'est pas l'objet de notre exposé ; les anti-dopaminergiques ont été abandonnés ; les myorelaxants sont utiles dans les formes généralisées ce qui n'est pas le cas des dystonies focales.

Les injections de Xylocaïne ou de toxine botulique sont surtout employées en cas de dystonie fixée, en sachant que leur efficacité est limitée dans le temps [27].

Des techniques plus sophistiquées sont proposées comme la stimulation magnétique transcrânienne profonde [9]. Malheureusement, à ce jour, aucune thérapie n'a été validée et l'approche multifactorielle de rééducation motrice, sensitive, de thérapie de l'anxiété et du réapprentissage moteur du geste inducteur reste à démontrer dans la majorité des situations [9, 13].

* *
*

La survenue d'une dystonie au décours d'une activité professionnelle traduit la survenue d'une défaillance des systèmes de régulation sensitifs et moteurs neurologiques comme dans les CRPS.

De principe, quand elle touche les 4e et 5e doigts, il doit être recherché une compression dans les territoires du nerf cubital.

Ces dystonies doivent faire l'objet d'une prise en charge précoce, la réadaptation neuromotrice suivie d'une phase de réapprentissage du geste étant probablement à ce stade, plus efficace.

Leur évolution est souvent désespérante, ayant tendance à récidiver, traduisant une susceptibilité individuelle importante (endophénotype).

A ce jour, il n'existe aucun consensus sur l'approche thérapeutique. Une approche ergonomique du poste de travail d'activité gestuelle est sûrement impérative dans ces situations [18].

Au décours des traumatismes, quelle que soit leur intensité, ces dystonies imposent d'être dépistées précocement, conduisant à des modifications importantes de la prise en charge thérapeutique en particulier quand une immobilisation a été rendue nécessaire par le traumatisme.

RÉSUMÉ

La dystonie est un syndrome caractérisé par des contractions involontaires d'un muscle ou de plusieurs muscles, entraînant des mouvements et des postures anormales. La dystonie focale de la main est habituellement observée dans des tâches spécifiques comportant des mouvements répétitifs. Les formes les plus habituelles sont la crampe des écrivains et la crampe des musiciens. Toutefois, des dystonies peuvent être observées dans l'évolution d'un traumatisme de la main, dans les suites d'une algoneurodystrophie, parfois au décours d'une neuropathie cubitale. La dystonie peut être en lien avec des facteurs génétiques, psychologiques, des anomalies de la représentation sensitive de la main, des anomalies de la programmation motrice. Les traitements de la dystonie focale de la main reposent sur l'emploi combiné de la rééducation posturale, de bloc à la toxine botulique, des thérapies en miroir, des réentrainements progressifs du geste.

BIBLIOGRAPHIE

[1] ALTENMÜLLER E, JABUSCH HC. Focal hand dystonia in musicians: phenomenology, etiology, and psychological trigger factors. *J Hand Ther. 2009; 22(2): 144-54.* — [2] BARR AE, BARBE MF, CLARK BO. Work-related musculo-skeletal disorders of the hand and wrist: epidemiology, pathophysiology and sensori-motor changes. *J Orthop Sports Phys Ther 2004; 34(10): 610-27.* — [3] BREAFIELD XO, BLOOD AJ, LI Y, HALLETT M, HANSON PI, STANDAERT DG. The pathophysiological basis of dystonia. *Nat Rev Neurosci 2008; 9(3): 227-34.* — [4] BYL NN. Diagnosis and management of focal hand dystonia in a rheumatology practice. *Curr Opin Rheumatol. 2012; 24(2): 222-31.* — [5] CHARNESS ME, ROSS MH, SHEFNER JM. Ulnar neuropathy and dystonic flexionb of the fourth and fifth digit: clinical correlation in musicians. *Muscle Nerve 1996; 19: 431-7.* — [6] CONTI AM, PULMAN S, FRUCHT SJ. The hand that has forgotten its cunning: lessons from musician's hand dystonia. *Mouv Dis 2008; 23(10): 1398-406.* — [7] DAS CP, PRABHAKAR S, TRUONG D. Clinical profile of various sub-types of writer's cramp. *Parkinsonism Relat Dis 2007; 13: 421-4.* — [8] GOLDMAN SB, BRININGER TL, ANTCZAK A. Clinical relevance of neuromuscular findings and abnormal movement patterns: a comparison between focal hand dystonia and upper extremity entrapment neuropathies. *J Hand Ther. 2009; 22(2): 115-23.* — [9] HALLETT M, PISANI A. Neurophysiology of dystonia: the role of inhibition. *Neurobiol Dis 2011; 42(2): 177-84.* — [10] HALLETT M. Pathophysiology of writer's cramp. *Hum Mov Sci 2006; 25: 454-63.*

[11] HINKLEY LBN, WEBSTER RL, BYLL NN, NAGARAJAN SS. Neuroimaging characteristics of patients with focal hand dystonia. *J Hand Ther 2009; 22(2): 125-35.* — [12] JANKOVIC J. Can peripheral trauma induce dystonia and other movement disorders? *Mov Dis 2001; 16: 7-12.* — [13] JANKOVIC J. Treatment of dystonia. *Lancet Neurol 2006; 5: 864-72.* — [14] JANKOVIC J, VAN DER LINDEN C. Dystonia and tremor induced by peripheral trauma: predisposing factors. *J Neurol Neursurg Psy 1988; 51: 1512-9.* — [15] LIE-NEMETH TJ. Focal hand dystonia in musicians. *Phys Med Rehabil Clin N Am 2006; 17: 781-7.* — [16] LIN PT, HALLETT M. The pathophysiology of focal hand dystonia. *J Hand Ther 2009; 22(2): 109-14.* — [17] Mc CABE CJ, BLAKE DR. Evidence for a mismatch between the Brain's movement control system and the sensory system as an explanation for some related disorders. *Curr Pain Head Rep 2007; 11: 104-8.* — [18] POTTER P. Task specific focal hand dystonia: understanding the enigma and current concepts. *Work. 2012; 41(1): 61-8.* — [19] QUARTALONE A, RIZZO V, MORGANTE F. Clinical features of dystonia: a pathophysiological revisitation. *Curr Opin Neurol 2008; 21: 484-90.* — [20] QUARTALONE A, GIRLANDA P, RISITANO BG, PICCIOLO G, SINICOPI S, NICALOSI C. Focal hand dystonia in a patient with thoracic outlet syndrome. *J Neurol Neurosurg Psy 1998; 62: 272-4.*

[21] RAJA SN. Motor dysfunction in CRPS and its treatment. *Pain 2009; 143: 3-4.* — [22] REICH SJ. Psychogenic movement disorders. *Semin Neurol 2006; 26(3): 289-96.* — [23] SCHOTT GD. Peripherally triggered CRPS and dystonia. *Pain 2007; 130: 203-7.* — [24] SCHWARTZMAN RJ. Pathophysiology of complex regional pain syndrome. *Expert Rev Neurol Ther 2006; 6(5): 669-81.* — [25] SCHWARTZMAN RJ, KERRIGAN J. The movement disorders of reflex sympathetic dystrophy. *Neurology 1990; 40(1): 57-61.* — [26] SITBURANA O. Task specific focal hand dystonia in a professionnal pistol shooter. *Clin Neurol Neurosurg 2008; 110: 420-6.* — [27] TARSY D, SIMON DK. Current concepts: dystonia. *N Engl J Med 2006; 355(8): 818-29.* — [28] TINAZZI M, ROSSO T, FIASCHI A. Role of the somato-sensory system in primary dystonia. *Mov Dis 2003; 18(6) 605-22.* — [29] TORRES-RUSSOTTO D, PERLMUTTER JS. Task specific dystonia. *Ann N Y Acad Sci 2008; 1142: 179-99.* — [30] TORRES-RUSSOTTO D, PERLMUTTER JS. Task specific dystonia of the hand and upper extremity. *J Hand Surg 2008; 33A: 1657-8.*

[31] VANDENA I, THIRKANNAD S. Focal hand dystonia in a patient with ulnar nerve neuropathy at the elbow. *Hand 2010; 5: 453-7.* — [32] VAN RIJN MA, MARINUS J, PUTTER H, VAN HILTEN JJ. Onset and progression of dystonia in complex regional pain syndrome. *Pain 2007; 130: 287-93.* — [33] VERDUGO RJ, OCHOA JL. Abnormal movements in complex regional pain syndrome. *Pain Med 2010; 11: 1274-7.* — [34] WATSON AHD. What can studying musicians tell us about motor control of the hand. J *Anat 2006; 208: 527-42.* — [35] WILLIAMS DT, FORD B, FAHN S. Phenomelogy and psychopathology related to psychogenic movement disorders. *Behav Neurol Mov Dis 1995; 65: 231-57.*

Impression & brochage sepec - France
Numéro d'impression : 06942130271 - Dépôt légal : mars 2013
IMPRIM'VERT®